普通高等教育"十一五"国家级规划教材
普通高等教育精品教材

供高专、高职临床医学、护理、涉外护理、助产、药学、中药、卫生保健、口腔、检验、美容、康复、社区医学、眼视光、中西医结合、影像等专业使用

病 理 学

（第三版）

主　编　丁运良　任玉波
副主编　郭家林　居来提·托合提　王志红　杨美玲
编　者　（以姓氏笔画为序）
　　　　丁运良　商丘医学高等专科学校
　　　　王见遐　承德护理职业学院
　　　　王志红　兴安职业技术学院
　　　　牛春红　山西大同大学医学院
　　　　朱崇先　聊城职业技术学院
　　　　任玉波　聊城市人民医院
　　　　齐贵胜　聊城职业技术学院
　　　　杨明亮　大连大学职业技术学院
　　　　杨美玲　宁夏医科大学高职学院
　　　　张可丽　江西医学院上饶分院
　　　　张朝霞　山西医科大学汾阳学院
　　　　阿提古丽·买买提尼牙孜　新疆维吾尔医学专科学校
　　　　郑景璋　台州学院医学院
　　　　居来提·托合提　新疆维吾尔医学专科学校
　　　　赵江波　四川中医药高等专科学校
　　　　秦　皓　贵阳护理职业学院
　　　　郭家林　遵义医药高等专科学校
　　　　章晓红　江西医学院上饶分院

科学出版社
北　京

· 版权所有　侵权必究 ·

举报电话：010-64030229；010-64034315；13501151303（打假办）

内 容 简 介

本书为"面向21世纪全国卫生职业教育系列教改教材"之一，也是教育部"十一五"国家级规划教材和普通高等教育精品教材之一。本书涵盖病理生理学内容，为了方便教学，在编写时，病理学和病理生理学知识紧密结合，融为一体，而章内容相当独立，以适应不同学制、不同专业、不同院校、师资状况不同的教学需要。本教材共25章，前15章为总论部分，重点叙述疾病的基本形态、功能、代谢变化；后10章为各论部分，主要叙述常见病、多发病的病因、发病机制、病理变化、病理临床联系、结局等。

为便于学习，交给学生一个"学习包"，每章都有学习目标、考点、链接、案例及目标检测。书后附有实践模块，最后附有选择题答案。全书配有230余幅彩图，使内容更加丰富、生动、形象。

本书主要供高专、高职临床医学、护理、助产、检验、药剂、卫生保健、康复、口腔、影像等专业的教学使用，也可作为在职人员的培训教材。

图书在版编目(CIP)数据

病理学 / 丁运良，任玉波主编．—3版．—北京：科学出版社，2012.4
普通高等教育"十一五"国家级规划教材·普通高等教育精品教材
ISBN 978-7-03-033764-1

Ⅰ.病… Ⅱ.①丁… ②任… Ⅲ.病理学-医学院校-教材 Ⅳ.R36

中国版本图书馆 CIP 数据核字(2012)第 038700 号

责任编辑：许贵强 / 责任校对：邹慧卿
责任印制：刘士平 / 封面设计：范璧合

版权所有，违者必究。未经本社许可，数字图书馆不得使用

科 学 出 版 社 出版
北京东黄城根北街16号
邮政编码：100717
http://www.sciencep.com

天时彩色印刷有限公司 印刷

科学出版社发行　各地新华书店经销
*
2003 年 8 月第 一 版　　开本：850×1168 1/16
2012 年 3 月第 三 版　　印张：13
2014 年 6 月第十八次印刷　字数：418 000

定价：49.00 元
（如有印装质量问题，我社负责调换）

前　言

　　根据国家技能型紧缺人才培养的需要,由科学出版社组织编写了《病理学》。本书在科学出版社 2007 年出版的第二版《病理学》和《病理生理学》基础上,保留原教材的优点,并对在使用中存在不足进行修改,以利于广大师生教与学,以至于使新教材更加完善。本次编写仍然力争教材精选内容、层次分明、图文并茂、通俗易懂,突出体现"三基"(基本知识、基本理论、基本实践技能)、"三特"(特定对象、特定要求、特定限制)和"五性"(思想性、科学性、启发性、先进性、实用性)。以培养高等实用型技术人才为根本任务,以适应社会需要为目标。本教材不仅适用于普通高专高职临床医学、护理、助产、检验、药剂、卫生保健、康复、口腔、影像等相关专业的教学使用,也可作为在职人员的培训教材。

　　《病理学》共 25 章,涵盖病理学和病理生理学内容。为了利于教学,在编写时,两者紧密结合,融为一体,而章内容相当独立,以适应不同学制、不同专业、不同院校、师资状况不同的教学需要。前 15 章为总论部分,重点叙述疾病的基本形态、功能、代谢变化;后 10 章为各论部分,主要叙述常见病、多发病的病因、发病机制、病理变化、病理临床联系、结局等。为便于学习,每章都有学习目标、考点、链接、案例、小结及目标检测。为了交给学生一个"学习包",教材后有英汉专业词对照和参考文献。书后附有实践模块,最后附有选择题答案。全书配有 230 余幅彩图,使内容更加丰富、生动、形象。在内容上强调职业需求,尽量将行业领域中新知识、新技术、新方法、新思想等编写在教材内。根据各自教学计划和教学大纲要求,结合本校实际情况,对教材中的内容及章节顺序灵活运用,选用必修内容,以适应本专业需要,多余者则为自修内容。

　　在编写过程中,各位编者认真负责、团结协作和精益求精的工作态度,并得到了各编者所在院校领导、同仁大力支持,参考并吸收了高等医学院校有关教材的新知识,在此一并致谢。同时,感谢《病理学》和《病理生理学》上一版的编委茅幼霞、裴素霞、陈历国、杨德兴、张艺文、张麦秀、易慧智、肖凤、陈振文、郭世芳、孙秀义、邢国荣、张景义、张玲、王建中、张俊毅等老师所做的工作。

　　尽管本书的编写皆为具有多年教学、临床病理诊断经验和有多次编写卫生部和教育部规划教材经历的专家、教授。但是,限于时间紧迫,水平和经验所限,不当或不足之处,敬请广大教师、学生在使用过程中提出意见和建议,以利于再版时修改完善。

编　者

2011 年 12 月

目　　录

绪　　论

📖考点：病理学的概念

病理学是研究疾病的原因、发生机制、病理变化（形态、功能、代谢）和经过的一门医学基础学科。在临床医疗实践中，正确认识疾病的本质及发生、发展规律，才能为疾病的诊断和防治提供科学的理论基础。

一、病理学的教学内容

本书分25章，1～15章为总论内容，包括细胞组织的适应、损伤与修复、局部血液循环障碍、休克、缺氧、炎症、肿瘤等，为不同疾病的共同病理变化。第16～25章为各论内容，如呼吸系统疾病（慢性支气管炎、肺炎等）、心血管系统疾病（动脉粥样硬化、高血压等）、消化系统疾病（肝硬化、消化性溃疡病等）、泌尿系统疾病（肾小球肾炎、肾盂肾炎等）、传染病（结核病、淋病等）和心功能不全、呼吸功能不全等，阐述了各系统常见疾病的特殊规律。总论和各论之间，既有共性和个性关系，又有着十分密切的内在联系，学习时应互相参考，不可偏废。

链接 >>>

病理学家魏尔啸

19世纪中叶，德国病理学家魏尔啸（R. Virchow，1821～1902）利用显微镜研究了人体病变器官和组织，发现了组织和细胞的形态变化，首创了细胞病理学。他认为细胞的结构改变和细胞的功能障碍是一切疾病的基础。

二、病理学在医学中的地位

病理学是基础医学和临床医学之间的桥梁。基础医学的许多学科（解剖学、组织学和胚胎学、生理学、生物化学、病原微生物学和免疫学等）是认识疾病病因和发病机制的基础，有助于理解患病机体形态、功能和代谢的变化；病理学所揭示的疾病发生、发展规律，又是临床医学（内科学、外科学、妇科学、产科学、儿科学、中医学、危急重症监护等）的重要基础，可

为临床认识疾病本质、解释临床症状、判断预后提供理论依据，具有承前启后的作用。此外，病理学的研究方法（活体组织检查、尸体解剖等）可直接对疾病做出诊断，作为指导治疗和判断预后的依据。

三、病理学的主要研究方法

1. 尸体解剖检查　简称尸检（autopsy），即对死者遗体进行病理解剖，观察器官、组织的大体形态和组织学改变，对疾病作出诊断，查明死亡原因。它可帮助临床验证诊断，总结经验，提高医疗水平，发现新的疾病。

2. 活体组织检查　简称活检（biopsy），即对活体局部组织采用切取、钳取、粗针穿刺、细针吸取、搔刮等方法进行取材检查。其目的是对疾病作出诊断；协助临床医生选择最佳的手术治疗方案；定期活检可了解病情变化，判断疗效；还可采用组织化学和细胞化学等方法进行更深入的研究。它是临床上最常用的一种病理形态学诊断方法，对疾病的正确诊断起着不可替代的作用。

3. 细胞学检查　即采集病变处的细胞，制成细胞学涂片，进行光镜观察，做出细胞病理学诊断。常用的有妇科宫颈涂片诊断早期子宫颈癌，痰涂片诊断早期肺癌，胸腹水离心涂片诊断有无转移癌，尿离心涂片诊断泌尿道肿瘤等。其他还有脑脊液离心涂片、食管拉网、各种内镜刷片等。该方法操作简便，几乎无痛苦，费用低，诊断准确快速，对普查和发现早期癌具有重要意义。

4. 动物实验　即在实验动物身上复制人类疾病的动物模型，并通过疾病的模型复制过程研究疾病的病因、发病机制、病理变化和经过，可根据研究的需要，进行任何方式的观察研究。例如，可在疾病的不同时期进行活检，观察疾病不同阶段的病理变化及其发生发展过程；可观察药物或其他因素对疾病的影响。此外，还可开展一些在人体上不能进行的研究，如致癌物质的致癌作用和癌变过程的研究等。

5. 组织培养和细胞培养　即采用组织培养和细胞培养技术，通过对离体组织、细胞生存条件的改变，观察其形态和功能代谢的变化。该技术对于肿瘤细胞的生长、细胞癌变、病毒复制、染色体变异以及组织损伤后细胞生长调节等方面的研究有重要意义。

📖考点：病理学的主要研究方法

四、病理学的观察方法和新技术的应用

随着学科间的相互渗透和新技术的应用,极大地推动了传统病理学的发展,但形态学观察方法仍不失为基本的观察方法。目前,病理学的观察方法和技术应用主要有大体观察、组织和细胞学观察、超微结构观察、组织化学观察、免疫组织(细胞)化学观察、流式细胞术、分子生物学技术、图像分析技术等。

目 标 检 测

1. 病理学最主要的研究内容是(   )
   A. 病因学　　　　　B. 发病学
   C. 病理变化　　　　D. 病理临床联系
   E. 转归

2. 病理学的医学地位不包括(   )
   A. 基础学科　　　　B. 桥梁学科
   C. 医技学科　　　　D. 临床学科
   E. 诊断学科

3. 病理学重点研究(   )
   A. 形态、功能、代谢变化　　B. 功能、代谢变化
   C. 病理变化　　　　D. 病理学变化
   E. 解剖学变化

4. 病理学最基本的研究方法是(   )
   A. 尸检　　　　　　B. 活检
   C. 细胞学检查　　　D. 动物实验
   E. 免疫组化检查

5. 确诊肿瘤最常用的病理学研究方法是(   )
   A. 尸检　　　　　　B. 活检
   C. 细胞学检查　　　D. 动物实验
   E. 免疫组化检查

(任玉波　张朝霞)

第1章 疾病概论

掌握健康、亚健康、疾病的概念。
理解疾病发生的原因、条件与经过。
了解疾病发生的共同规律。

一、健康、亚健康和疾病

1. 健康（health） 世界卫生组织（World Health Organization，WHO）的定义为：健康不仅仅是没有疾病或疼痛，而且是一种躯体上、精神上和社会适应上处于完好的状态。即认为，健康包括躯体健康、心理健康、社会适应良好和道德健康。健康观念使医学模式从单一的生物医学模式演变为生物-心理-社会医学模式。它既考虑到人的自然属性，又考虑到人的社会属性，从而摆脱了人们对健康的片面认识。

☞考点：健康的概念

2. 亚健康（sub health） 即指机体介于健康与疾病之间的状态，故又有"次健康""第三状态""中间状态""游移状态""灰色状态"等名称。世界卫生组织将机体无器质性病变，但是有一些功能改变的状态称为"第三状态"，我国称为"亚健康状态"。据世界卫生组织最新公布的一项预测性调查表明：按照健康的定义，经过严格的统计学分析，全世界真正健康（第一状态）的人口只有5%，亚健康（第三状态）人口总的比例已经上升到了75%。"亚健康状态"处理得当，则身体可向健康状态发展；反之，则向疾病方向转化（第二状态）。

链接 ▶▶▶

健康教育

健康教育是一门研究传播保健知识和技术，影响个体和群体行为，消除危险因素，预防疾病，促进健康的科学。

3. 疾病（disease） 是指机体在一定病因的作用下，自稳调节发生紊乱而导致的异常生命活动过程。表现为疾病过程中体内一系列功能、代谢和形态的异常变化，而这些变化又可使机体各器官之间、系统之间以及使机体与外界环境之间的协调关系发生障碍，从而引起各种症状（患者主观上的异常感觉，如头痛、恶心、畏寒、不适等）、体征（疾病的客观表现，如肝脾大、心脏杂音、肺部啰音、神经反射异常等）和行为异常，特别是对环境适应能力和劳动能力的减弱甚至丧失。

☞考点：疾病的概念

链接 ▶▶▶

自稳态

体内生理过程是在维持内环境的稳定。而疾病过程是机体内环境平衡的紊乱。将疾病过程看做是机体内稳态的破坏，是用整体观点取代了局部定位观点，这是疾病认识史上的一大进步。

二、病因学

病因学（etiology）是研究疾病发生的原因和条件的科学。

（一）疾病发生的原因

疾病发生的原因简称病因，也可称致病因素。病因是指能引起某一疾病的特定因素，并决定该疾病的特异性。病因分类很多，一般可分为以下几类。

☞考点：病因的概念

1. 生物性因素 是最常见和重要的一个因素，包括病原微生物（如细菌、病毒、真菌、立克次体、衣原体、支原体、螺旋体等）和人体寄生虫（如原虫、蠕虫等）。生物性因素作用机体能否引起疾病，取决于病原微生物的侵袭力、毒力、进入机体的数量以及机体的免疫力。侵袭力指病原微生物侵入机体并在体内扩散蔓延的能力。

☞考点：生物性因素作用机体能否引起疾病的相关因素

2. 化学性因素 是指有机或无机化学物质，作用机体后可造成化学性损伤或中毒，如强酸、强碱、有机磷农药、汞、砷等。

3. 物理性因素 是指各种机械力、温度、气压、电流、噪声、电离辐射等因素作用于机体引起的疾病，如骨折、冻伤、电击伤等。

4. 营养性因素 是指机体代谢所需的各种营养物质，包括维持生命活动的基本物质（如氧、水等），各种营养素（如糖、脂肪、蛋白质、维生素、无机盐等），某些微量元素（如锌、碘等）以及纤维素等，这些物质的缺乏或过多均可引起相应的疾病，如肥胖症、佝偻病、甲状腺肿、缺铁性贫血等。

5. 遗传性因素 ①遗传性疾病是指由于亲代生殖细胞中遗传物质基因突变或染色体畸变而引起后代患病，如血友病、白化病、21-三体综合征（先天愚型)、色盲等。②遗传易感性疾病是指某些家族人员具有易患某种疾病的倾向性,需与环境因素相互作用才引起的疾病,如糖尿病、高血压、精神分裂症等。

💡考点:遗传性疾病和遗传易感性的概念

> **链接** »»»
>
> **疾病新概念——基因病**
>
> 人类疾病的发生都直接或间接与基因有关,分三大类。
>
> 单基因病:由单个基因缺陷引发。多数表现为显性,如家族性肠息肉、地中海贫血等。少数表现为隐性,如白化病、侏儒症等。有一些致病基因位于性染色体上,如血友病、蚕豆病等。
>
> 多基因病:多个缺损基因之间可相互作用,为主者形成疾病,也可能受环境的影响,因此该类疾病的发病机制比较复杂,如高血压、冠心病、恶性肿瘤、糖尿病、哮喘和精神病等。
>
> 获得性基因病:由微生物感染引起,如肝炎、艾滋病等。
>
> 基因病的概念,在理论上和实际应用上都具有重要意义。从基因水平研究和阐明疾病的机制,可为临床诊治、预防和新药开发提供理论基础。

6. 先天性因素　是指能够损害胚胎发育的因素。由先天性因素引起的疾病称为先天性疾病,如先天性心脏病、无脑儿等。

7. 免疫性因素　免疫性因素引起的疾病有:①变态反应性疾病,如过敏性休克、荨麻疹等;②自身免疫性疾病,如类风湿关节炎、全身性红斑狼疮等;③免疫缺陷病,如艾滋病等。

💡考点:免疫性因素引起的疾病

8. 精神、心理、社会因素　引起疾病的原因很多,疾病的发生又与人们所处的社会环境、社会关系、社会活动息息相关。社会、心理、精神因素引起的疾病越来越受到重视,这些因素都直接或间接影响着疾病的发生和发展,因此重视这些因素对机体的影响也是防治疾病的一个重要措施。

(二)疾病发生的条件

疾病发生的条件是指在病因作用于机体的前提下,影响疾病发生发展的因素。它们本身虽然不能引起疾病,但可加强病因作用或促进疾病的发生。

三、发 病 学

发病学(pathogenesis)是研究疾病发生、发展过程中的一般规律和共同机制。主要体现在以下四个方面。

(一)自稳调节紊乱

疾病时,由于致病因素对机体的损害作用,使自稳调节的某一些方面发生紊乱,引起相应的功能障碍。例如,某些原因所致的胰岛素分泌不足,血糖升高,出现糖代谢紊乱,引起糖尿病。

(二)因果转化规律

在疾病的发展过程中,一种致病原因作用机体后,机体产生一定的变化(果),这些变化在一定的条件下又会成为原因引起另一些变化(果),原因和结果相互作用,使疾病不断地发展变化。由于因果相互转化和交替,即使原始病因已不存在,上述的因果转化仍可推动疾病过程不断发展(图1-1)。因此,正确认识各种病理现象之间的因果联系,就能掌握疾病的发展趋向和发病的主导环节,从而采取有效的治疗。

💡考点:因果转化规律的意义

图 1-1　外伤大出血时因果转化

(三)损伤和抗损伤反应

损伤与抗损伤反应始终贯穿于疾病的过程中,两者间相互联系又相互斗争,推动疾病的发展和转归。损伤是指致病因素引起的机体形态、结构的改变,如组织细胞坏死、血管破裂出血等。抗损伤是机体对损伤所发生的防御、代偿适应反应。一般情况下,损伤对机体有害,抗损伤对机体有利,如血管破裂出血可引起血管收缩、心率加快,都是机体对损伤所发生的抗损伤反应。但如果这种反应持续时间较长,也会转化为损伤。因此,应正确认识疾病过程中损伤与抗损伤的关系,积极治疗,促进疾病的好转痊愈。

(四)局部与整体互相影响

在疾病过程中,局部与整体反应互相影响。例如,疖和痈是一种皮肤局部炎症病变,病情严重时可引起发热、白细胞增多等全身性表现。

四、疾病的经过

由于致病因素造成机体的损伤和机体抗损伤反应,促进疾病不断发展和变化,构成了疾病的不同阶段,一般分为四期。

1. 潜伏期　是指从致病因素作用于机体开始到机体出现最早症状之前的阶段。不同疾病的潜伏期长短不一,短者数小时、数天,长则数月、数年不等。

在潜伏期内,患者没有自觉症状,故临床上不易发现。

2. 前驱期 是指从机体出现最早期症状开始到出现该疾病典型症状之前的阶段。临床上可出现低热、全身不适、乏力、食欲不振等非特异性症状。认识此期的特点,有助于对疾病的早期诊断、早期治疗。

3. 症状明显期 是指相继出现疾病的典型症状和体征的时期。临床上常以此作为疾病诊断和鉴别诊断的重要依据,及时对患者进行治疗和护理。

4. 转归期 是指疾病过程的最后阶段,疾病的最后结局取决于机体损伤和抗损伤反应及是否得到及时、合理的治疗。

☞考点:疾病发生发展过程中四期的概念

(1) 完全康复(complete recovery):是指致病因素消除,发生疾病时所产生的损伤性变化消失,功能代谢恢复正常。

(2) 不完全康复(incomplete recovery):是指致病因素引起的损伤性变化得到控制,主要症状、体征消失,但细胞结构和机能代谢没有完全恢复,或留有后遗症,机体通过代偿机制来维持相对正常的生命活动。当机体免疫力下降或外界环境剧烈变化时,机体可因代偿失调而使疾病复发。如心瓣膜病引起的心力衰竭,经过有效治疗,患者主要症状消失,但当某种原因或诱因导致心脏负荷加重时,心力衰竭可再次发作。

☞考点:完全康复和不完全康复的概念

(3) 死亡(death):是指生命活动的终结,也是生命的必然规律。长期以来,人们一直把永久性的"心跳停止""呼吸消失"作为死亡的标准。根据传统的观念,死亡包括濒死期(中枢神经系统脑干以上的部分处于深度抑制状态)、临床死亡期(患者心跳和呼吸完全停止)和生物学死亡期(各细胞器官功能代谢完全停止)。

近年来,随着复苏技术的普及与提高、器官移植的开展,对死亡有了新的认识。目前认为,死亡是指机体作为一个整体的功能永久性停止,但并不意味各器官组织同时死亡,因此提出了脑死亡的概念。脑死亡(brain death)是指脑干或脑干以上全脑功能的永久性丧失。脑死亡的确立可帮助医务人员判断死亡时间和确定终止复苏抢救的界限,为器官移植创造了良好的时机和合法的依据。脑死亡的标准:①不可逆性深昏迷,无自主性肌肉活动,对外界刺激毫无反应,脊髓反射可存在;②呼吸心跳停止,自主呼吸停止可作为临床脑死亡的首要指标;③瞳孔散大或固定;④脑干神经反射消失(如瞳孔反射、角膜反射、咳嗽反射及吞咽反射等)消失;⑤脑电波消失;⑥脑血液循环完全停止。脑死亡的人捐献的器官质量很高,移植效果较好。目前,世界上已有80余个国家和地区承认了脑死亡标准。

☞考点:脑死亡的概念

链接 ▶▶▶

脑死亡与植物人

脑死亡有别于"植物人","植物人"只是由于大脑皮质受到严重损害或处于突然抑制状态,患者可以自主呼吸;而脑死亡则无自主呼吸,是永久的、不可逆性的。

目 标 检 测

1. 有关健康的正确提法是( )
   A. 不生病就是健康
   B. 健康是指体格健全
   C. 健康是指精神上的完全良好状态
   D. 健康是指社会适应能力的完全良好状态
   E. 健康不仅是指没有疾病或疼痛,在躯体、心理和社会行为的完全良好状态

2. 下述哪项属于患者的症状( )
   A. 体温升高 B. 胸痛 C. 白细胞升高
   D. 腹水 E. 肝大

3. 病因学研究的内容是( )
   A. 与疾病发生相关的环境因素
   B. 与疾病发生密切相关的危险因素
   C. 疾病时自稳调节紊乱的规律
   D. 疾病发生的原因与条件
   E. 疾病转归的规律

4. 下述哪项不属于生物性致病因素( )
   A. 病毒 B. 细菌 C. 四氯化碳
   D. 立克次体 E. 疟原虫

5. 关于损伤与抗损伤规律,说法错误的是( )
   A. 两者的斗争贯穿于疾病的始终,为疾病各种临床表现的基础
   B. 两者力量的对抗决定着疾病发展的方向
   C. 两者相互联系、相互斗争、相互转化
   D. 是推动疾病发展的基本动力
   E. 往往损伤因素战胜抗损伤因素

6. 进行复苏的关键时期是( )
   A. 濒死期 B. 临床死亡期 C. 生物学死亡期
   D. 脑死亡期 E. 转归期

7. 死亡的概念是指( )
   A. 呼吸、心跳停止、各种反射消失
   B. 组织器官生命活动的终结
   C. 机体作为一个整体的机能的永久性停止
   D. 脑干以上中枢神经系统处于深度抑制状态
   E. 重要生命器官发生不可逆性损伤

8. 死亡的标志( )
   A. 心跳停止 B. 自主呼吸停止
   C. 神经反射消失 D. 脑死亡
   E. 瞳孔散大或固定

(秦 皓)

第2章 细胞、组织的适应、损伤与修复

📖 学习目标

掌握萎缩、肥大、增生、化生、变性、坏死、肉芽组织的概念,坏死的基本病变和类型,肉芽组织的结构特点。

理解萎缩、肥大、化生的原因和分类。细胞水肿、脂肪变性、玻璃样变性的病变特点,创伤愈合的基本过程、愈合类型、再生的类型、各组织的再生能力。

了解萎缩、肥大、增生、化生、变性、坏死的结局。

机体受有害因素刺激强度、持续时间长短及受害机体反应性的不同,细胞和组织的损伤程度也不同。若有害因子作用轻微,持续短暂,细胞、组织和器官表现为适应;若有害因子作用超过了细胞和组织的适应能力,则可能引起损伤。较轻的细胞损伤是可逆的,即变性,但如果有害因子很强或持续存在,则导致不可逆性损伤,即细胞死亡。

链接 ▶▶▶

哪些因素可引起细胞和组织损伤?

常见因素有缺氧(动脉血流受阻、严重贫血等),物理因素(高温、低温、电流、放射线等),化学因素(药物、自由基等),生物因素(病毒、细菌、真菌、寄生虫等),免疫因素(变态反应、免疫缺陷等),遗传因素。

第1节 细胞、组织的适应

适应(adaptation)是指细胞、组织或器官耐受内、外环境的各种刺激得以存活而在代谢、功能和结构上发生非损伤性应答反应的过程,其形态上表现为萎缩、肥大、增生和化生,涉及细胞数目、细胞体积或细胞分化的改变。适应实质上是介于正常和损伤之间的一种状态。

☞考点:适应的概念及类型

一、萎缩

萎缩(atrophy)是指发育正常的细胞、组织或器官的体积缩小,组织或器官的萎缩可伴发实质细胞数量的减少。萎缩和发育不全及未发育不同,后两者是指器官或组织未发育至正常大小,或处于根本未发育的状态。

☞考点:萎缩的概念

1. 原因和分类 萎缩分为生理性和病理性。生理性萎缩是指随着人的生长发育和衰老过程自然发生的萎缩,如青春期后的胸腺萎缩,妇女绝经期后的卵巢、子宫、乳腺的萎缩,老年人全身脏器不同程度的萎缩。病理性萎缩按其发生原因及分类如下。

(1)营养不良性萎缩:分为全身性和局部性。慢性消耗性疾病,如恶性肿瘤晚期、严重结核病、严重贫血、长期饥饿等引起全身肌肉萎缩;局部营养不良性萎缩见于局部缺血,如动脉粥样硬化使血管腔狭窄,血流减少而引起心、脑、肾等器官的萎缩。

(2)去神经性萎缩:因运动神经元或轴突损害引起的效应器萎缩,如脊髓灰质炎患者,因脊髓前角运动神经细胞损伤,它所支配的肌肉发生萎缩。

(3)压迫性萎缩:器官或组织长期受压迫所致的萎缩,如输尿管阻塞引起肾盂积水,导致肾实质受压而萎缩(图2-1),侧脑室积水导致脑实质受压而萎缩。

案例 2-1

患者,男,40岁。右腰部不适1年余,发现腹部肿块3天入院。体检发现右上腹肿块,有波动感。B超:右肾体积增大,肾皮质变薄。X线静脉尿路造影示严重的肾盂积水,对侧肾脏功能尚好,行患肾切除术。病理检查:肾脏体积20cm×15cm×10cm,肾皮质变薄,肾盂扩张呈囊性,其内充满淡黄色混浊液体。

问题:

肾皮质萎缩的原因是什么?分析肾皮质萎缩的机制。

(4)失用性萎缩:器官、组织因长期工作负荷减少和功能代谢低下所致,如骨折后石膏固定的患肢或久卧不动时的肌肉萎缩和骨质疏松。

(5)内分泌性萎缩:如垂体肿瘤或缺血坏死等致垂体功能不足时,可发生甲状腺、肾上腺、性腺甚至全身脏器萎缩(Simmonds 综合征)。

某种萎缩可由多种因素所致,如骨折后肌肉的萎缩,可能是营养性、失用性、神经性,甚至是压迫性(石膏固定过紧时)等因素共同作用的结果。

☞考点:萎缩的分类及举例

2. 病理变化 肉眼观,萎缩器官体积缩小,重量减轻,被膜皱缩,色泽变深。萎缩心脏的冠状动脉迂

曲呈蛇行状;萎缩大脑的脑回变窄,脑沟变深(图2-2)。压迫性萎缩的肾体积增大,外形不规则,切面肾盂扩张,肾实质变薄。镜下,细胞体积变小,胞质减少,胞质内可见脂褐素颗粒。在萎缩的肝细胞及神经细胞,脂褐素位于核周,萎缩的心肌细胞,脂褐素位于核两端。

☞考点:萎缩的病理变化

图 2-1 肾压迫性萎缩

肾盂、肾盏内见多个结石,肾实质受压萎缩

正常人大脑

——脑回变窄

——脑沟加深加宽

——体积变小

老年性脑萎缩

图 2-2 正常人大脑与脑萎缩比较

链 接

脂褐素是什么?

脂褐素(lipofuscin)是一种蓄积于细胞质内的黄褐色微细颗粒,其中脂质含量占50%。常见于萎缩脏器,使其颜色加深呈褐色,所以又称褐色萎缩。

3. 后果 萎缩一般是可复性的,但若病因长期不能消除,萎缩细胞最终可死亡,如肾和脑的压迫性萎缩。因此,萎缩既是一种适应,又是一种损伤。

☞考点:萎缩的双重性

二、肥 大

肥大(hypertrophy)是指细胞、组织或器官体积增大。肥大组织或器官的功能常增强,合成代谢旺盛。再生能力差的细胞,如心肌、骨骼肌,常为单纯性实质细胞体积增大而数量不增加。再生能力强的组织,如肾小管、乳腺、前列腺等,其实质细胞体积增大的同时常伴细胞数量增多。按其发生原因可分类如下。

1. 代偿性肥大 多因器官和组织的工作负荷增加而引起,如运动员的骨骼肌肥大,高血压患者的左心室壁肥大(图2-3)等。

2. 替代性肥大 多见于双侧脏器,如一侧肾脏损坏或切除后,对侧肾脏肥大。

3. 内分泌性肥大 内分泌激素作用于靶细胞引起的肥大,如妊娠期的子宫和哺乳期乳腺的生理性肥大。

☞考点:肥大的分类及举例

图 2-3 左心室向心性肥大

心室壁增厚,乳头肌增粗,心室无扩张

三、增 生

增生(hyperplasia)是指器官或组织内实质细胞数目增多,常导致组织或器官的体积增大。按其发生原因可分类如下。

1. 生理性增生 如女性青春期的乳腺发育、子宫内膜的周期性增生及妊娠期的子宫。

2. 病理性增生 雌激素过多时,子宫内膜和乳腺的过度增生。甲状腺功能亢进时,甲状腺滤泡上皮过度增生。肝叶被切除后,残存肝细胞分裂增生,最后恢复原有肝脏的正常重量(代偿性增生)。

肥大和增生是两种不同的病理过程,但引起细胞、组织、器官的肥大和增生的原因,往往十分类同,因此两者常相伴存在。

☞考点:增生的分类及举例

四、化 生

化生(metaplasia)是指一种分化成熟的细胞类型被另一种分化成熟的细胞类型所取代的过程。化生并不是由一种分化成熟的细胞直接转变成另一种分化成熟的细胞,而是由该处具有多向分化潜能的干细胞(上皮组织的储备细胞和间叶组织中的未分化间质细胞)分化而来,因此化生只出现在具有增生能力的细胞。化生通常只发生在同源细胞之间,如上皮细胞之间或间叶细胞之间。以下为常见的化生类型。

1. 鳞状上皮化生 如慢性宫颈炎时,宫颈管的柱状上皮发生鳞状上皮化生(简称鳞化)。长期吸烟及慢性支气管炎时,气管、支气管的假复层纤毛柱状上皮鳞化(图2-4)等。

图2-4 支气管纤毛柱状上皮发生鳞状上皮化生

2. 肠上皮化生 慢性萎缩性胃炎时,部分胃黏膜上皮转变为含有潘氏细胞或杯状细胞的小肠或大肠上皮组织(图2-5)。胃黏膜的肠化与胃癌的发生有一定相关性。

3. 间叶组织的化生 纤维结缔组织可化生为骨、软骨或脂肪组织等,如骨化性肌炎时骨组织的形成。

化生对机体利弊兼有,如支气管黏膜上皮的鳞化

图2-5 胃黏膜上皮发生肠上皮化生

增强了局部抗御有害因子刺激的能力,但却削弱了局部黏膜的自净能力。更为重要的是,若引起化生的因素持续存在,可能发生细胞恶变。

☞考点:化生的概念及分类和对机体的影响

第2节 细胞、组织的损伤

一、变 性

变性(degeneration)是指在各种致病因子的作用下,细胞和组织发生了物质代谢障碍,这种障碍引起细胞内或细胞外间质出现某些异常物质,或原有正常物质积聚过多的现象。变性的细胞和组织往往功能下降。

☞考点:变性的概念

(一)细胞水肿

细胞水肿(cellular swelling)是指水、钠在细胞内过多积聚所致的细胞肿胀。主要发生在肝、肾、心等实质性脏器的实质细胞。

☞考点:细胞水肿的概念

1. 原因 缺氧、感染、中毒等因素使线粒体受损,生物氧化功能降低,ATP生成减少,细胞膜钠泵障碍,使水和钠在细胞内过多积聚。凡是能引起细胞液体和离子内稳态变化的损害,都可导致细胞水肿。

2. 病理变化 肉眼观,病变脏器体积肿大,包膜紧张,切面隆起,边缘外翻,颜色苍白而无光泽,似沸水里煮过。光镜下,病变细胞体积增大,胞质内布满红染的细小颗粒状物,称为颗粒变性。电镜证实为肿胀的线粒体和内质网。若进一步发展,细胞更趋肿大,胞质疏松、淡染,称为水样变性。最严重时,整个细胞高度膨胀,圆而透亮,称气球样变(图2-6),如病

1. 正常细胞　2. 颗粒变性　3. 水样变性　4. 气球样变
　　　　　　　　（轻度）　　　（中度）　　　（重度）

图 2-6　细胞水肿各阶段病变的发展过程

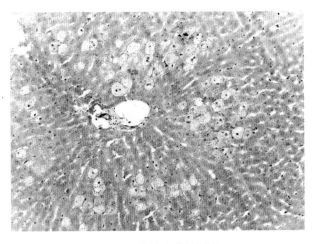

图 2-7　急性病毒性肝炎
肝细胞水肿

毒性肝炎（图 2-7）。

☞考点：细胞水肿的病理变化

3. 临床意义　细胞水肿是细胞轻度损伤后的早期病变。常见于病毒性肝炎、病毒性心肌炎及高热时的肾小管上皮。

（二）脂肪变性

脂肪变性（fatty degeneration）是指正常不含脂滴的细胞出现了脂滴，或含有少量脂滴的细胞（饱食后的肝细胞）脂滴增多。常见于肝、心、肾等实质性脏器的实质细胞，其中以肝脏为最多见。

☞考点：脂肪变性的概念及好发部位

1. 病因　感染、中毒（乙醇、四氯化碳）、缺氧、营养缺乏（蛋氨酸、胆碱、磷脂）等因素，可使脂肪吸收过多、氧化障碍、脂蛋白合成障碍，从而导致脂肪变性。

链　接 >>>

肝脂肪变性的机制

肝脏是脂质代谢主要场所。在肝脏内进行氧化、合成、转运等代谢过程，任何环节发生障碍，都可能导致肝脂肪变性。其机制归纳如下：①进入肝脏的脂肪酸过多，超过肝细胞的氧化利用和合成脂蛋白能力，如摄入过多、糖尿病等；②脂肪酸氧化障碍，如缺氧、ATP 生成不足等；③脂蛋白合成障碍，如营养缺乏、中毒等，可破坏粗面内质网的结构或抑制酶的活性从而导致脂蛋白合成障碍。

2. 病理变化　脂肪变性的细胞体积增大，胞质内充满大小不等的脂滴。石蜡切片中，脂滴被乙醇、二甲苯等有机溶剂溶解，表现为大小不等境界清楚的空泡，严重时可融合为一个大空泡，细胞核可被挤压而偏于一侧，状似脂肪细胞（图 2-8）。在冰冻切片中，脂滴可被苏丹黑染成橘红色，被锇酸染成黑色。如肝脏重度脂肪变性称为脂肪肝（图 2-9），肉眼观，肝脏体积均匀性肿大，边缘钝，包膜紧张，色淡黄，质软，相对密度减轻。切面有油腻感，正常肝纹理消失，实质隆起，间质下陷。慢性肝淤血时，小叶中央区缺氧严重，故脂肪变性首先发生在该区；磷中毒常是在小叶周边带；严重的中毒和传染病时则常累及全部肝细胞。心肌脂肪变常累及左心室内膜下和乳头肌部位，脂肪变的黄色条纹与未受侵及的暗红色心肌相间排列，构成状似虎皮的斑纹，故有"虎斑心"之称。这种分布可能与乳头肌内的血管分布有关。黄色条纹相当于血管末梢分布区，因缺血、缺氧程度重，病变明显。而近血管供应区则缺氧程度轻，病变轻或无病变。

☞考点：脂肪变性的病理变化

当您需要：对"脂肪变性"作明确诊断时，有三种脂肪染色方法可以帮助您。

1. 在石蜡切片中：显示大小不等的空泡，或融合为一个大空泡，细胞核被挤在一侧

2. 胞浆内脂滴被苏丹Ⅲ染料染成橘红色 →

3. 胞浆内脂滴被锇酸染成黑色（电镜）→

图 2-8　肝脂肪变性肝细胞内脂滴特点

图 2-9 肝脂肪变性

3. 临床意义 轻度脂肪变性是可复性的,脂肪变性如加重或持续,肝细胞可发生坏死,并刺激纤维组织增生,导致肝硬化。

（三）玻璃样变性

玻璃样变性(hyaline degeneration)是指在细胞内或间质中出现半透明状蛋白质蓄积,又称透明变性。纯属形态学命名,HE 染色呈现嗜伊红均质状,常见类型有三种。

1. 血管壁玻璃样变性 常见于良性高血压的细动脉,尤其是肾、脑、脾及视网膜的细动脉,由于细动脉持续痉挛,使内膜通透性增大,血管腔内血浆蛋白渗入内膜沉积于血管壁。病变使血管壁增厚变硬、弹性降低、管腔狭窄甚至闭塞(图2-10)。

图 2-10 脾中央动脉玻璃样变性

2. 结缔组织玻璃样变性 常见于瘢痕组织、动脉粥样硬化斑块、肾小球纤维化、浆膜粘连、血栓或坏死组织的机化等。肉眼观,病变组织灰白、质韧、半透明,弹性消失(图2-11)。镜下观,胶原纤维增粗、融合,形成均匀、红染的条索状或片状结构。

3. 细胞内玻璃样变性 为多种原因引起细胞质内出现大小不等、均质红染的圆形小体。如肾小

图 2-11 结缔组织玻璃样变性（瘢痕）

管上皮细胞内的玻璃样小滴(肾脏疾病时,有大量蛋白自肾小球毛细血管漏出,经肾小管上皮细胞吞饮,在胞质内融合而成);酒精性肝病时肝细胞内中间丝前角蛋白变性,形成 Mallory 小体;浆细胞质内粗面内质网中免疫球蛋白的积聚形成 Russell 小体。

☞考点:玻璃样变性的概念及类型,Mallory 小体、Russell 小体的概念

二、细胞死亡

细胞死亡(cell death)是指细胞因遭受严重损伤累及细胞核时呈现代谢、结构和功能障碍,发生不可逆性变化,包括坏死和凋亡两大类。

☞考点:细胞死亡的概念及分类

（一）坏死

坏死(necrosis)是指活体内局部组织、细胞的死亡。坏死细胞的质膜崩解、结构自溶,并引发周围组织的炎症反应,导致组织自溶(坏死细胞被中性粒细胞释放的溶酶体酶消化)。

☞考点:坏死的概念

1. 原因 主要包括:①局部缺血;②生物、理化因素(高温、强酸);③由可复性损伤(细胞水肿、脂肪沉积)逐渐发展来。

2. 病理变化 细胞死亡数小时后,镜下才能观察到坏死的形态特征。细胞核的改变是坏死的主要形态学标志。

（1）细胞核的变化:①核固缩,由于细胞核染色质 DNA 浓聚、皱缩,使核缩小,核膜皱缩,嗜碱性增强;②核碎裂,核膜破裂,核染色质崩解成小片;③核溶解,在 DNA 酶和蛋白酶的作用下,染色质中的 DNA 和核蛋白被分解,核淡染,见核的轮廓(图2-12)。核固缩、核碎裂、核溶解并不一定是一个循序渐进的过程。

1. 正常细胞

2. 核固缩

3. 核碎裂

4. 核溶解

图 2-12　细胞坏死核的形态变化

（2）细胞质和细胞膜的变化：因细胞质内嗜碱性核糖体减少或解体，故对嗜碱性染料的亲和力下降而与嗜酸性染料的结合力增强，细胞质嗜酸性增强而红染。细胞质内的细胞器崩解呈颗粒状。最后细胞膜崩解，细胞内容物溢出，引起周围组织的炎症反应。

（3）间质的变化：实质细胞坏死后，细胞外基质也逐渐崩解液化。最终死亡细胞与崩解的间质融合成一片无结构、红染的颗粒状或液状物。

坏死的大体形态学变化：浑浊无光泽，颜色苍白；失去弹性；无血管搏动，切开无新鲜血液流出；无运动功能，无感觉。

☞考点:坏死的病理变化和大体形态特点

链　接 »»»

细胞坏死的早期信号

由于坏死时细胞膜通透性增加，胞质中的一些酶可释放到血液中，使血液中该酶活性升高，初期即可检出，比电镜下的变化还要，可为临床诊断细胞坏死的参考指标。如心肌梗死时，血液肌酸磷酸激酶、乳酸脱氢酶升高；肝细胞坏死时，血液天冬氨酸氨基转移酶、丙氨酸氨基转移酶升高；胰腺坏死时，血液淀粉酶升高等。

3. 坏死的类型　根据坏死的原因和特点，分类如下。

☞考点:坏死的类型

（1）凝固性坏死（coagulative necrosis）：以组织坏死后蛋白质变性凝固占优势。常见于含蛋白质丰富的实质性器官，如脾、肾、心等。肉眼观，坏死组织呈灰白或土黄色，质实而干燥，边缘有暗红色充血、出血带，与健康组织有明显的分界。镜下观，坏死细胞的微细结构消失，但仍可见组织结构的轮廓（肾小球、脾索）残影（图 2-13）。

☞考点:凝固性坏死的好发部位及特点

干酪样坏死（caseous necrosis）是彻底的凝固性坏死，是结核病的特征性病变。镜下，坏死部位原有组织轮廓完全消失，呈现一片红染无结构的颗粒状物质。肉眼观坏死呈白色或微黄，质松软，细腻，似奶酪，因而得名。

☞考点:干酪样坏死的本质及好发疾病

（2）液化性坏死（liquefactive necrosis）：细胞坏死后以酶性消化、水解占优势，坏死组织溶解呈液态。常见于含脂质多、蛋白质少的器官（脑和脊髓）或蛋白水解酶多的器官（胰腺组织）。化脓、脂肪坏死、脑软化都属于液化性坏死。

脂肪坏死（fat necrosis）常见于急性胰腺炎。受损胰腺组织的胰脂酶外溢，使胰腺自身和胰周脂肪组织消化分解为甘油和脂肪酸，甘油很快被机体吸收，而脂肪酸与钙结合成钙皂。肉眼观，为质硬的白色斑点或小结节。镜下，组织轮廓模糊，嗜碱性颗粒性物质散在分布。

☞考点:哪些坏死属于液化性坏死

（3）坏疽（gangrene）：是指局部组织坏死后继发腐败菌感染。根据坏死的原因、条件及形态特点不同，坏疽可分三种类型。

图 2-13　肾凝固性坏死

a. 肉眼观，肾凝固性坏死灶，土黄色，与周围组织分界清；b. 镜下观，坏死细胞的微细结构消失，组织结构的轮廓（如肾小管、肾小球）残影

1) 干性坏疽(dry gangrene):发生在动脉阻塞、静脉畅通的四肢末端。多见于血栓闭塞性脉管炎、严重糖尿病、重度动脉粥样硬化及肢体冻伤的患者。由于静脉回流畅通,加上水分蒸发,患肢干燥、皱缩、色黑(这是由于坏死组织经腐败菌分解而产生硫化氢,硫化氢与红细胞破坏后游离出来的铁离子结合产生硫化亚铁所致)、与正常组织分界清楚(图2-14),腐败变化较轻。

2) 湿性坏疽(moist gangrene):多见于与外界相通的内脏器官如肺、肠、子宫、胆囊、阑尾等;也可发生于动、静脉均阻塞的体表组织。因局部水分多,腐败菌易于繁殖,局部肿胀明显,污黑或灰绿色,与正常组织分界不清(图2-15)。坏死组织经腐败菌分解产生有恶臭的分泌物如吲哚、粪臭素等;毒性产物及细菌毒素吸收过多,全身中毒症状重。

图 2-14 下肢的干性坏疽

图 2-15 肠湿性坏疽

3) 气性坏疽(gas gangrene):系深达肌肉的开放性创伤伴厌氧菌(如产气荚膜杆菌、恶性水肿杆菌、腐败弧菌等)感染。细菌分解坏死组织,产生大量气体,使坏死区肿胀,呈蜂窝状,按之有捻发感。细菌随气体的扩展而播散,病变发展迅速,中毒症状极严重。

☞考点:坏疽的概念及类型

╱╱╱ **案例 2-2**

患者,女,67岁。左侧趾末端麻木一个月,逐渐加重,感觉消失,局部皮肤干燥皱缩,呈黑褐色,无光泽。17年前发现患糖尿病,7年前发现患动脉硬化和冠心病。

问题:

左侧趾病变应为哪种坏疽?请分析左侧趾坏疽的发生机制。

三种类型坏疽的病变特点归纳(图2-16)。

坏疽类型
- 干性坏疽 { 部位:动脉阻塞、静脉畅通的四肢末端 / 病变:局部干燥、皱、黑、与正常组织界清、中毒症状轻
- 湿性坏疽 { 部位:通外界的内脏器官,如肠、肺、子宫、阑尾、胆囊 / 病变:局部湿肿、黑或灰绿、恶臭、界不清、中毒症状重
- 气性坏疽 { 部位:深部肌肉的开放性创伤 / 病变:局部蜂窝状,大量气体,捻发感,中毒症状重

图 2-16 三种类型坏疽的好发部位、病变特点

☞考点:三种类型坏疽的病变特点

(4) 纤维素样坏死(fibrinoid necrosis):发生于结缔组织和血管壁,常见于风湿病、肾小球肾炎、类风湿关节炎、系统性红斑狼疮、结节性动脉炎等。镜下观,病变结缔组织或小血管为强嗜酸性的颗粒状、束状或丝状无结构红染物质,与纤维素染色性质相似。纤维素样坏死的机制可能与胶原纤维肿胀崩解、免疫复合物沉积以及纤维蛋白渗出有关。

☞考点:坏死的结局

4. 坏死的结局 组织坏死后,在体内成为异物,刺激机体产生以下反应。

(1) 溶解吸收:较小范围的坏死组织,可被坏死组织本身或周围渗出的中性粒细胞释放的各种水解酶分解、液化,经淋巴管、毛细血管吸收。不能吸收的组织碎片则由巨噬细胞吞噬清除。小的坏死灶溶解吸收后,常通过修复使功能和形态结构部分恢复。大的坏死灶溶解后不易完全吸收,可形成囊腔。

(2) 分离排出:较大范围的坏死组织难以完全溶解吸收时,其周围出现炎症反应,渗出的中性粒细胞将局部坏死组织溶解、液化,与健康组织分离,通过各种途径排出体外。表皮、黏膜的浅表性坏死性缺损称糜烂(erosion),深者称溃疡(ulcer);肾、肺等器官的坏死物液化后,可通过自然管道(如输尿道、支气管)排出,残留的空腔称空洞(cavity);组织坏死后形成的只开口于皮肤黏膜表面的深在性盲管,成为窦道(sinus);连接两个内脏器官或从内脏器官通向体表的具有两端开口的通道样缺损,称为瘘管(fistula)。

☞考点:组织坏死后形成的缺损

（3）机化（organization）：新生肉芽组织长入并取代坏死组织、血栓、脓液、异物的过程称机化。

考点：机化的概念

（4）包裹（encapsulation）：若坏死灶太大，不能完全机化，则由增生的肉芽组织将其包绕，并与健康组织分隔开，这一过程称包裹。

（5）钙化（calcification）：坏死组织若未被及时清除，则日后可有钙盐或其他矿物质沉积称为钙化。当钙盐在组织中沉积到一定量时，肉眼观，颗粒状或团块状坚硬的质块，触之有砂粒感或硬石感。镜下观，钙化物呈不规则颗粒或团块状，苏木素染成蓝色，硝酸银染成黑色。因机体对钙盐难以吸收而长期存在，可刺激周围纤维组织增生将其包裹，X 线检查显示不透光的高密度阴影。

链 接 >>

钙化的类型

骨与牙之外的部位有固体的钙盐（磷酸钙、碳酸钙）沉积，称病理性钙化。分以下两类。

1. 营养不良性钙化 是指钙盐沉积于变性、坏死组织、血栓、寄生虫和虫卵、动脉粥样硬化的纤维斑块等。

2. 转移性钙化 由于全身性钙、磷代谢失调引起，血钙或血磷升高，钙沉积在肾小管基膜、胃黏膜上皮、肺泡壁等处。见于甲状旁腺功能亢进、骨肿瘤的骨质严重破坏等。

（二）凋亡

凋亡（apoptosis）是指在基因调控下活体内个别细胞的程序性死亡，以凋亡小体形成为特点，不伴有细胞自溶和急性炎症反应。

考点：凋亡的概念

电镜观，凋亡细胞出现细胞皱缩，胞质致密，核染色质浓缩、边集，而后胞核裂解，胞质生出芽突并脱落，形成含有核碎片和细胞器的膜包被凋亡小体。凋亡细胞的质膜和细胞器膜多是完整的。凋亡小体迅即在局部被巨噬细胞和相邻的其他细胞（如上皮细胞）吞噬、降解。光镜观，凋亡小体多呈圆形或卵圆形，大小不等，胞质浓缩，强嗜酸性，可有可无固缩深染的核碎片，故又称之为嗜酸性小体（图 2-17）。

细胞凋亡具有重要的生物学意义：①生理过程中，如胚胎时期器官发生过程中，肢端部分细胞凋亡而形成指、趾，机体在发育过程中衰老和突变细胞的清除；②病理过程中，如某些病毒感染（病毒性肝炎中的嗜酸性小体），某些激素依赖性器官因激素的退化而器官萎缩，高温、射线、缺氧、抗癌药的作用及移植物抗宿主反应。凋亡对维持机体正常生理功能和自稳定具有重要作用。

图 2-17 瘤细胞凋亡
箭头所指细胞皱缩，胞质浓缩强嗜酸性，核固缩深染

第 3 节 损伤的修复

修复（repair）是指机体部分细胞和组织损伤后，机体对组织缺损进行修补、恢复的过程。包括两种形式：①由损伤周围的同种细胞分裂增生来完成修补恢复的过程，称为再生。如果完全恢复了原组织的结构及功能，则称为完全再生。②由纤维结缔组织来修复，称为纤维性修复，以后形成瘢痕，故也称瘢痕性修复，属不完全再生。在多数情况下，由于有多种组织发生损伤，故上述两种修复过程常同时存在。

考点：修复和再生的概念，修复的方式

一、再 生

（一）再生的类型

再生可分为生理性再生和病理性再生。生理性再生见于表皮脱落由基底细胞再生、补充；血细胞的更新；月经期子宫内膜脱落后又被新生内膜代替等。病理性再生是指细胞、组织在缺损后发生的再生，分以下两种形式。

1. 完全性再生 是指受损组织或细胞完全由结构和功能相同的组织或细胞修补，见于受损轻、再生能力强的组织。

2. 不完全性再生 缺损的组织或细胞不能完全由结构和功能相同的组织来修补，而是由结缔组织来替代，最终在损伤处形成瘢痕，又称瘢痕性修复。

（二）各种细胞的再生能力

按其再生能力的强弱分三类。

1. 不稳定细胞（labile cells） 又称持续分裂细胞。这类细胞总在不断地有丝分裂，以代替衰亡或破坏的细胞，见于表皮细胞，呼吸道、消化道和泌尿生殖器官的黏膜被覆上皮，淋巴及造血细胞，间皮细胞等。

2. 稳定细胞（stable cells） 又称静止细胞。这类细胞在正常状况下不表现出再生能力，而受到损伤

后,则表现出其较强的再生能力。见于各种腺体或腺样器官的实质细胞(肝、内分泌腺、汗腺、涎腺、皮脂腺及肾小管上皮细胞等)及成纤维细胞、血管内皮细胞、骨膜细胞、骨细胞、脂肪细胞、成纤维细胞等。平滑肌细胞属稳定细胞,但再生能力较弱。

3. 永久性细胞(permanent cells) 又称非分裂细胞。属于这类细胞的有神经细胞、骨骼肌细胞和心肌细胞,受损后一般由瘢痕组织取代。神经纤维受损在神经细胞存活的前提下,如果再生的轴突不能到达远端,常与增生的结缔组织一起卷曲成团,形成所谓创伤性神经瘤,伴有顽固性疼痛。

☞考点:细胞的再生能力强弱分类及概念

（三）各种组织的再生方式

1. 被覆上皮的再生 鳞状上皮受损后,其创缘或底部的基底层细胞分裂、增生,向缺损中心迁移,先形成单层上皮,以后逐渐增生分化为鳞状上皮。黏膜,如胃肠黏膜上皮也可以同样方式修复,新生的黏膜上皮起初为立方形,最后形成柱状上皮。

2. 腺上皮的再生 腺体缺损而基膜完整性未被破坏,可有残存细胞分裂补充,可以恢复原来腺体结构;如腺体结构(包括基膜)完全破坏,再生就难以实现。肝细胞再生情况取决于肝小叶网状支架的完整性。若网状支架完整,再生的肝细胞可沿支架延伸而恢复原来的结构;若网状支架塌陷,网状纤维转化为胶原纤维,炎症刺激所致大量纤维组织增生,最后形成肝硬化。

3. 血管的再生

(1) 毛细血管的再生:毛细血管的再生是以生芽的方式完成。首先在受损处血管内皮细胞分裂增生形成突起的幼芽,随着内皮细胞向前移动形成实心细胞索,数小时后便可出现管腔,形成新生的毛细血管,进而彼此吻合构成毛细血管网(图1-18)。增生的内皮细胞分化成熟时还分泌IV型胶原、层粘连蛋白和纤维连接蛋白,形成基膜的基板;周围的成纤维细胞分泌III型胶原及基质,组成基膜的网板,本身则成为血管外皮细胞,至此毛细血管的构筑逐渐完成。新生毛细血管基膜不完整,内皮细胞间空隙较大,故通透性较高。为适应功能需要,这些毛细血管还会不断改建,有些管壁增厚发展为小动脉或小静脉。

(2) 大血管的修复:如果较大的血管断裂,需施行断端缝合,然后其内皮细胞分裂增生恢复原来内膜结构,但离断的肌层由结缔组织增生来实现。

☞考点:毛细血管再生的方式

4. 纤维组织的再生 由于损伤的刺激,局部幼稚的成纤维细胞分裂、增生。成纤维细胞可由局部静止的纤维细胞转变而来,或由未分化的间叶细胞分化而来。幼稚的成纤维细胞体积肥大,胞核圆,胞质两

图 2-18 毛细血管再生模式图
1. 基膜溶解;2. 细胞移动与趋化;3. 细胞再生;4. 内腔形成、成熟、生长抑制;5. 细胞间空隙增大致毛细血管通透性增加

端突起或呈星状,胞浆略嗜碱性。当成纤维细胞停止分裂后,便开始合成并分泌前胶原蛋白,在细胞周围形成胶原纤维。完成修复后,成纤维细胞转变为长梭形、胞质少、胞核纤细的纤维细胞(图2-19)。

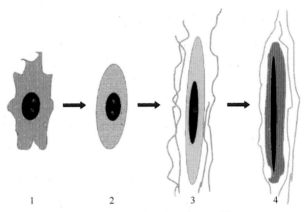

图 2-19 成纤维细胞的来源及结局
1. 原始间叶细胞、静止的纤维细胞;2. 成纤维细胞;3. 分泌前胶原蛋白并于细胞周围形成胶原纤维,细胞逐渐成熟;4. 纤维细胞

///▶ **案例 2-3**

患者,男,50 岁。胃病史 10 年余,近 1 个月自觉胃胀,有时呕吐,进食及饮水后加重。体检:上腹部轻压痛,叩诊有振水音。胃镜:胃窦距幽门 3cm 处有一直径 1.5cm 的溃疡。临床诊断:胃溃疡,幽门狭窄。

问题:
胃溃疡缺损的修复是以何种类型修复为主?分析幽门狭窄发生的机制。

二、肉芽组织

肉芽组织(granulation tissue)由新生毛细血管和增生的成纤维细胞构成,并伴有多少不等的炎细胞浸润。肉眼观,鲜红色、颗粒状、湿润、柔嫩的组织,似鲜嫩的肉芽。

☞考点:肉芽组织的概念

（一）肉芽组织的结构

肉芽组织形成初期，成纤维细胞和毛细血管内皮细胞增生活跃，间质疏松、水肿，并有多少不等的巨噬细胞、中性粒细胞和淋巴细胞浸润。新生毛细血管为实心条索，继而出现管腔，并开始有血液通过(图 2-20)。肉眼观，正常肉芽组织表面呈颗粒状、鲜红色、湿润、柔嫩、触之易出血。早期无神经纤维，故无痛觉。不良肉芽组织色苍白、水肿状，松弛无弹性，表面颗粒不匀，不易出血，分泌物多甚至有脓。1 周后，成纤维细胞向细胞外分泌大量胶原蛋白和基质；2 周后，肉芽组织逐渐成熟，表现为间质水肿消退，炎细胞减少，毛细血管部分闭塞，部分改建成为小动脉或小静脉，数量减少，成纤维细胞产生越来越多胶原纤维，然后变为纤维细胞。最后肉芽组织转变为主要由胶原纤维组成的、结构致密的瘢痕组织肉芽组织。

☞考点：肉芽组织的结构；不良肉芽组织的形态特点

图 2-20　肉芽组织(镜下观)
毛细血管增生，间质水肿，炎细胞浸润，表面覆盖炎性渗出物

（二）肉芽组织的功能

肉芽组织的功能主要是：①填补创口及其他组织缺损；②抗感染、保护创面；③机化或包裹血凝块、坏死组织、炎性渗出物及其他异物。只有当血凝块、坏死物被肉芽组织完全机化后，才能给伤口愈合创造良好的条件。

☞考点：肉芽组织的功能

三、创 伤 愈 合

创伤愈合(wound healing)是指因外力作用引起的组织离断或缺损后的愈复过程，包括各种组织的再生、肉芽组织增生和瘢痕形成。以皮肤创伤愈合为例分述如下。

（一）创伤愈合的基本过程

1. 创伤早期的变化　创口局部组织坏死和出血，数小时内创口及其周围出现不同程度炎症反应，如充血、浆液渗出、中性粒细胞等炎症细胞浸润，局部红肿。渗出物的纤维蛋白原和血液很快可凝固形成凝块，有的凝块表面干燥形成痂皮，起着填充和保护的作用。

2. 创口收缩　2～3 天后，创缘皮肤和皮下组织向中央移动，创口迅速缩小，直到 14 天左右停止。其意义在于缩小创面，以利于创口愈合。伤口收缩是由伤口边缘新生的肌纤维母细胞的牵拉作用引起的。

3. 肉芽组织增生和瘢痕形成　从第 3 天开始创口边缘及底部长出肉芽组织，填平创口。肉芽组织中没有神经，故无感觉。从第 5～6 天开始成纤维细胞产生胶原纤维，其后 1 周，胶原纤维形成活跃，以后缓慢，逐渐开始形成瘢痕组织，至伤后 1 个月瘢痕完全形成。

4. 表皮再生　伤后 24 小时内，创口边缘的基底层细胞开始分裂增生，向创面中心或痂皮下迁移，逐渐形成单层上皮，覆盖在肉芽组织表面。当这些细胞相互接触时，则迁移停止，开始增生并分化成复层鳞状上皮。若肉芽组织感染或异物刺激生长过度，高出表面，会影响上皮覆盖，临床常需要将其切除。若伤口过大(超过 20cm)，再生上皮难以将其覆盖，往往需要进行植皮。

（二）创伤愈合的类型

1. 一期愈合(healing by first intention)　主要见于组织缺损小、无感染、创缘整齐或可严密缝合的创口，其中仅有少量血凝块，炎症反应很轻，故在一周内可拆线，只形成少量瘢痕组织，几乎不影响功能(图 2-21)。

A.创缘整齐，组织破坏少　　B.经缝合，创缘对合严　　C.表皮再生，少量肉芽组织长入　　D.愈合后形成线状瘢痕，炎性反应轻

图 2-21　创伤一期愈合过程(模式图)

A.创口大，创缘不齐 B.创口收缩，炎性反应重 C.较多肉芽组织生长，填补创口 D.愈合后瘢痕大

图 2-22 创伤二期愈合过程（模式图）

2. 二期愈合（healing by second intention） 见于缺损较大、创缘不齐、无法整齐对合或伴明显感染的伤口。与一期愈合相比，二期愈合伤口的特点为：①控制感染、清除坏死组织后，健康的肉芽组织才能生长；②伤口过大，伤口收缩明显，长出多量的肉芽组织才足以填满伤口；③所需时间长，形成的瘢痕大，常影响组织和器官的外形或功能（图 2-22）。

☞考点：一期愈合与二期愈合的区别

3. 痂下愈合 伤口表面的渗出物、血液和坏死组织凝固、干燥形成硬痂，在痂下进行愈合的过程。上皮再生完成后，硬痂脱落。痂皮对创口具有一定保护作用，但痂下渗出物较多时，它会影响渗出物排出，对愈合不利。

（三）影响创伤愈合的因素

伤口愈合过程与组织损伤程度、组织再生能力、有无坏死及感染等有关，包括全身和局部因素。

1. 全身因素

（1）年龄因素：儿童和青少年的组织再生能力强，愈合快；老年人则相反，这与老年人组织再生能力差、血管硬化、血供减少有关。

（2）营养状况：蛋白质、维生素及微量元素对组织再生均起重要作用。例如，①含硫氨基酸（胱氨酸、甲硫氨酸）缺乏，使伤口中肉芽组织和胶原形成不良；②氨基酸（脯氨酸和赖氨酸）经过羟化，才能形成前胶原分子，维生素 C 具有催化羟化酶的作用，当维生素 C 缺乏时，前胶原分子难以形成，从而影响胶原纤维的形成；③微量元素锌的缺乏也会影响愈合。

（3）药物影响：肾上腺皮质激素和促肾上腺皮质激素能抑制炎症过程，抑制肉芽组织生长和胶原合成、加速胶原分解。抗癌药中的细胞毒药物也可延缓愈合。

（4）某些疾病影响：糖尿病、心力衰竭、尿毒症、肝硬化及某些免疫缺陷病对愈合不利。

2. 局部因素

（1）局部血液循环：局部血液循环是组织得到氧和营养、坏死物质得以吸收和排出的重要保证。如局部血液供应不足或静脉血液回流不畅则可导致该处伤口愈合迟缓，见于局部有静脉曲张、动脉粥样硬化病变或伤口包扎、缝合过紧时。

（2）感染：局部感染对细胞再生十分不利。①细菌产生的毒素和酶能加重局部损伤，进一步使伤口组织坏死、胶原断裂、基质溶解；②感染伤口产生大量渗出物，增加了局部张力，使伤口范围扩大，甚至裂开。只有避免和控制感染后，才能使愈合顺利进行。

（3）异物：伤口内存有异物（如丝线、纱布、金属碎屑、泥沙等）及多量坏死和出血时，常难以吸收、机化，妨碍愈合，易于感染。这种情况下，需施行外科清创术以清除异物、坏死组织和细菌，在确保没有严重感染时，再缝合伤口，促进愈合。

（4）神经支配：失去神经支配的组织会影响细胞再生，如麻风引起的溃疡不易愈合。因此，对有神经损伤的伤口要进行缝合和处理，以促进神经纤维再生。清创时也应注意勿伤及神经，植物神经的损伤会影响血管的舒缩而使局部血液循环发生变化，对再生不利。

目 标 检 测

1. 下列关于各类萎缩的搭配中哪项是错误的（　　）
   A. 晚期结核病、消化系统恶性肿瘤、长期饥饿：全身营养不良性萎缩
   B. 脊髓灰质炎患者：神经性萎缩
   C. 骨折后长期石膏固定引起患肢变细：失用性萎缩
   D. 绝经期后的卵巢、子宫变小：生理性萎缩
   E. 肾动脉硬化症引起肾萎缩：压迫性萎缩

2. 下列哪些器官最易发生脂肪变性（　　）
   A. 肠、肝、脾　　　　　　　B. 肝、肾、心
   C. 心、脑、肺　　　　　　　D. 脾、心、肝
   E. 肠、脾、脑

3. 血管壁的玻璃样变性主要发生于哪一类血管（　　）
   A. 大动脉　　　　　　　　　B. 大静脉
   C. 毛细血管　　　　　　　　D. 细动脉
   E. 小静脉

4. 细胞坏死的主要形态学标志是（　　）
   A. 细胞质的改变　　　B. 细胞核的改变
   C. 细胞膜的改变　　　D. 间质的改变
   E. 基质的改变

5. 干酪样坏死属于（　　）
   A. 干性坏疽　　　　　B. 液化性坏死
   C. 凝固性坏死　　　　D. 败血性梗死
   E. 湿性坏疽

6. 大脑的坏死常为（　　）
   A. 液化性坏死　　　　B. 坏疽
   C. 凝固性坏死　　　　D. 干酪样坏死
   E. 贫血性梗死

7. 下列哪种组织或细胞缺乏再生能力（　　）
   A. 神经细胞　　　　　B. 皮肤组织
   C. 淋巴细胞、造血细胞　D. 黏膜上皮
   E. 肾小管上皮

8. 全身营养不良时,下列哪项首先发生萎缩（　　）
   A. 肝　　　　　　　　B. 肺
   C. 心　　　　　　　　D. 肌肉
   E. 脂肪

9. 下列哪种组织再生能力最强（　　）
   A. 神经组织　　　　　B. 肌肉
   C. 骨　　　　　　　　D. 软骨
   E. 上皮

10. 下列容易发生液化性坏死的是（　　）
    A. 脑　　　　　　　　B. 肺
    C. 心　　　　　　　　D. 肾
    E. 脾

11. 坏疽与其他坏死的区别为（　　）
    A. 病变部位　　　　　B. 静脉回流情况
    C. 腐败菌感染　　　　D. 动脉堵塞
    E. 治疗情况

12. 细胞肿胀时,镜下见到的红染颗粒为（　　）
    A. 溶酶体　　　　　　B. 线粒体
    C. 核糖体　　　　　　D. 高尔基体
    E. 微粒体

13. 湿性坏疽多发生在（　　）
    A. 肺　　　　　　　　B. 肝
    C. 肾　　　　　　　　D. 脑
    E. 心

14. 化生常发生于（　　）
    A. 上皮组织　　　　　B. 神经组织
    C. 平滑肌组织　　　　D. 骨骼肌
    E. 结缔组织

15. 较大范围的坏死、继发腐败菌感染使坏死组织呈黑色者称为（　　）
    A. 坏疽　　　　　　　B. 凝固性坏死
    C. 变性　　　　　　　D. 凋亡
    E. 液化性坏死

16. 细胞肿胀主要发生于（　　）

A. 心、肝、肾　　　　B. 脾、肺、肾
C. 心、脾、肺　　　　D. 肝、脾、肾
E. 心、肺、肝

17. 虎斑心是指（　　）
    A. 心肌脂肪变性　　　B. 心肌细胞肿胀
    C. 心肌细胞萎缩　　　D. 心肌间质脂肪增多
    E. 心肌梗死

18. 下列哪项是违背坏死的规律（　　）
    A. 溶解　　　　　　　B. 吸收
    C. 脱落排除　　　　　D. 机化
    E. 恢复正常

19. 引起脑萎缩的最常见原因是（　　）
    A. 脑水肿　　　　　　B. 脑外伤
    C. 脑动脉粥样硬化　　D. 脑脓肿
    E. 脑结核

20. 患者,女,17 岁。食欲差,厌食油腻,肝大伴肝区疼痛,临床诊断为急性黄疸型肝炎。此时患者肝脏最可能出现病变为（　　）
    A. 肝细胞气球样变　　B. 肝细胞脂肪变性
    C. 肝细胞透明变　　　D. 肝细胞碎屑坏死
    E. 以上都不是

21. 患儿,男,9 岁。因车祸致左小腿横断型断裂伤,经及时抢救行断肢再植术后,左小腿功能恢复尚好。试问在行此种断肢再植术后,能够完全再生的组织是（　　）
    A. 皮肤　　　　　　　B. 神经
    C. 肌肉　　　　　　　D. 大静脉
    E. 大动脉

22. 患者,男,40 岁。经常胃痛,钡餐造影发现幽门区有一约 1.5cm 的缺损,临床诊断为慢性胃溃疡。光镜下溃疡处可能见到下列何种主要病变（　　）
    A. 病变区有肉芽组织长入
    B. 病变区有血管增生
    C. 病变区有骨化
    D. 病变区有钙化
    E. 病变区有平滑肌增生

23. 患者,男,55 岁。头昏、眼花渐进性加重 10 年,现出现全身水肿,血压 24/18kPa,该患者全身血管会出现何种病变（　　）
    A. 大动脉硬化　　　　B. 中动脉硬化
    C. 细动脉硬化,透明变性　D. 小动脉黏液变性
    E. 以上都不是

24. 患者,男,32 岁。2 年前患大叶性肺炎,现体检摄 X 线片发现右肺限局性实变,诊断为肺肉质变,这种病变属于（　　）
    A. 增生　　　　　　　B. 再生
    C. 化生　　　　　　　D. 机化
    E. 以上都不是

（张朝霞）

第 3 章　局部血液循环障碍

📖 **学习目标**

　　掌握淤血、血栓形成、栓塞、梗死的概念;淤血的病理变化及其后果;血栓形成的条件;梗死的类型及其病理变化。

　　理解血栓的类型、结局以及对机体的影响;梗死的原因。

　　了解血栓形成的过程;梗死对机体的影响。

　　血液循环障碍可分为全身性和局部性两类。全身血液循环障碍见于心力衰竭、休克等;局部血液循环障碍常表现为充血、淤血、出血、血栓形成、栓塞、梗死等。两者之间既有区别又有联系。本章着重介绍局部血液循环障碍。

第 1 节　充血和淤血

一、充　　血

　　充血(hyperemia)是指由于动脉输入血量增多,导致器官或局部组织小动脉和毛细血管内血量多于正常(图 3-1)。

📖考点:充血的概念

图 3-1　动脉性充血模式图

　　1. 充血类型　可分为生理性充血和病理性充血。

　　(1)生理性充血:是为适应组织、器官生理上的需要或者生理代谢增强所致,如进食后胃肠道黏膜充血,运动时骨骼肌充血等。

　　(2)病理性充血:常见①炎症性充血,见于局部炎症早期,致炎因子刺激引起神经轴突反射及炎性介质的释放,致使局部细动脉扩张充血。②侧支性充血,是由于局部组织缺血、缺氧,代谢不全、产物堆积,刺激血管运动神经,导致缺血组织周围的吻合支动脉扩张充血。这种充血常具有代偿意义,可不同程度地改善局部组织的血液供应。③减压后充血,是指局部组织或器官长期受压,当压力突然解除时,受压处细动脉发生反射性扩张而致局部充血,可见于绷带包扎的肢体或大量腹水压迫腹腔内器官。

链接 »»

为什么不能快速抽出大量腹水?

　　快速抽出大量腹水,可使腹腔内细动脉反射性血管扩张而致局部充血,造成有效循环血量不足,甚至反射性地引起脑缺血而致患者昏厥。

　　2. 病理变化　动脉性充血的组织、器官内的小动脉和毛细血管扩张,含血量增多,致使局部器官体积增大、重量增加,颜色淡红或鲜红,因代谢增强,局部温度升高,功能增强。

　　3. 后果　多数情况下原因消除后,局部血量恢复正常,对机体无不良的后果。但严重的脑充血有时会引起头痛、头晕等,甚至可在原有血管病变(动脉硬化、脑血管畸形等)的基础上,导致血管破裂出血。

二、淤　　血

　　淤血(congestion)是指由于静脉回流受阻,导致器官或局部组织小静脉和毛细血管内血液多于正常(图 3-2)。

图 3-2　淤血模式图

　　1. 原因

　　(1)静脉受压:静脉受压后管腔变狭窄或闭塞,静脉血液回流受阻,导致器官或组织淤血,如妊娠后期子宫压迫髂静脉引起下肢淤血、水肿,肿瘤、炎症包块及绷带过紧压迫局部静脉引起相应器官或组织的淤血等。

（2）静脉管腔阻塞：静脉内血栓形成或静脉炎可致管腔狭窄，在机体未能建立有效的侧支循环时可发生局部组织或器官淤血。

（3）静脉血液坠积：躯体下垂部位的静脉血液回流困难，如长期卧床患者贴近床侧肺脏的静脉性淤血和久立所致的下肢静脉曲张。

（4）心力衰竭：左心衰竭导致肺淤血，右心衰竭导致体循环脏器淤血。

☞考点：淤血的概念、原因

2. 病理变化　肉眼观，淤血器官呈暗紫红色，体积增大，包膜紧张，重量增加，切面常有血性液体流出。镜下观，组织内小静脉、细静脉及毛细血管扩张，管腔内充满大量红细胞，伴有不同程度组织水肿及出血。因血流淤滞，血管扩张，散热增加，局部温度较低。

链接 »»

发　绀

发绀是指动脉血氧分压降低，氧合血红蛋白减少，还原血红蛋白增加超过 50g/L 时，皮肤、黏膜呈现蓝紫色的现象。

3. 后果　淤血比充血多见，其对机体的影响取决于淤血发生的速度、程度、部位、持续时间以及侧支循环建立状况等因素。

（1）淤血性水肿：由于静脉压升高，使毛细血管内流体静压升高，组织间液回流减少，以及由于组织的缺氧、营养物质供应不足和中间代谢产物堆积，血管壁通透性增高，使血管内的液体漏出，潴留于组织间隙形成组织水肿或潴留于浆膜腔形成积液。

（2）淤血性出血：由于淤血时组织的严重缺氧，使血管壁的通透性明显增高，红细胞从管壁漏出，发生淤血性出血，在皮肤、黏膜可形成淤点或淤斑。

（3）实质细胞萎缩、变性及坏死：由于淤血的器官和组织严重缺氧，代谢障碍，引起局部组织实质细胞发生萎缩、变性，甚至坏死。

（4）淤血性硬化：由于长期淤血，实质细胞萎缩、消失，间质纤维组织增生以及组织内原有的网状纤维可以融合变成胶原纤维，器官逐渐变硬，最终形成淤血性硬化。

☞考点：静脉性充血的病理变化、后果

4. 常见重要脏器淤血

（1）肺淤血：多见于左心衰竭时。肉眼观，淤血时肺体积增大，重量增加，质地较实，呈暗红色。切面可见淡红色或暗红色血性液体流出。镜下观，肺泡壁增厚，肺小静脉及肺泡壁毛细血管高度扩张充血，部

分肺泡腔内可见漏出液、数量不等的红细胞。在肺泡腔内和肺间质内，巨噬细胞吞噬了红细胞在胞质内形成含铁血黄素，称为含铁血黄素细胞，又称心衰细胞（图 3-3）。慢性肺淤血会引起肺间质的纤维组织增生及网状纤维胶原化，导致肺硬化，肉眼呈棕褐色，称为肺褐色硬化。临床上，患者常出现明显的气促、缺氧、发绀和咳粉红色泡沫痰等症状。

图 3-3　慢性肺淤血

（2）肝淤血：多见于右心衰竭时，肝脏血液不能充分回流右心而淤积在肝内。肝脏体积增大，重量增加，包膜紧张，暗红色。急性肝淤血时，肝小叶中央静脉及其周围的肝窦扩张充满红细胞，小叶中央带的部分肝细胞出现脂肪变性，而小叶周边带的肝细胞血管含氧量较好，细胞变性不明显。慢性肝淤血时，镜下可见肝小叶中央静脉及其周围的肝窦高度扩张淤血呈暗红色，小叶中央带的肝细胞发生变性、萎缩甚至消失（图 3-4），小叶周边带的肝细胞可发生脂肪变性（黄色）使肝脏切面呈红黄相间的槟榔样的条纹，故称槟榔肝。长期慢性肝淤血，由于结缔组织增生，可形成淤血性肝硬化。

☞考点：慢性肝淤血、慢性肺淤血的病理特点

图 3-4　慢性肝淤血

第 2 节　血 栓 形 成

血栓形成 (thrombosis) 是指在活体的心、血管腔内，血液发生凝固或血液中某些有形成分析出、凝集，形成固体质块的过程。所形成的固体质块，称为血栓 (thrombus)。

📖考点：血栓形成的概念

一、血栓形成的条件和机制

（一）心血管内膜损伤

内皮细胞变性、坏死及脱落，暴露出内皮下胶原纤维，损伤的内皮细胞改变了细胞表面的膜电荷，使得血小板易于黏附在其表面；受损内皮细胞释出的 ADP 与血小板膜上的 ADP 受体结合，促进血小板黏附。黏附的血小板又可释放出内源性 ADP，促使更多的血小板黏附及凝集，并使血小板发生释放反应，释放出多种促凝物质，促进凝血过程。另一方面，内皮下胶原纤维暴露，使Ⅻ因子活化，启动内源性凝血系统；损伤的内皮释放组织因子，可启动外源性凝血系统，从而在损伤的局部发生血液凝固，形成血栓。多见于风湿性心内膜炎、细菌性心内膜炎、动脉或静脉内膜炎、动脉粥样硬化和心肌梗死等疾病。缺氧、休克、败血症和细菌内毒素等引起的广泛性内膜损伤，全身的微循环内形成大量微血栓，形成弥散性血管内凝血 (DIC)。

（二）血流状态的改变

正常血流内，红细胞和白细胞处在血流的中轴（轴流），其外周是血小板，最外一层为血浆（边流），这样血液的有形成分与血管壁分开，血小板不易与内膜接触。当血流减慢或产生旋涡可导致：①血流的轴流和边流紊乱，血小板进入边流，增加了接触、黏附内膜的机会；②被激活的凝血因子不易被冲走或稀释，在局部的浓度升高，易凝血，利于血栓形成；③引起内皮细胞损伤，可激活内源性和外源性凝血过程。

血流缓慢是血栓形成的重要因素。据统计，静脉血栓比动脉多 4 倍，下肢静脉血栓比上肢静脉多 3 倍。在二尖瓣狭窄时，左心房内血流缓慢并有涡流形成，左心房及左心耳内易形成血栓。在手术后、心力衰竭、久病卧床或静脉曲张患者的静脉血管内均易形成血栓。

（三）血液凝固性增高

血液凝固性增高是指血小板或凝血因子增多，纤溶系统活性降低，血液处于高凝状态。多见于某些肿瘤（肺癌、肾癌、胰腺癌、前列腺癌等）及胎盘早剥的患者，因有大量组织因子释放入血，激活外源性凝血系统，而导致静脉内血栓形成。严重创伤、大面积烧伤、产后或大手术后，由于严重失血，大量血浆丧失，血液浓缩、黏稠度增加，同时纤维蛋白原、凝血酶原以及凝血因子Ⅻ、Ⅶ等的含量增多，此时，血液中补充了大量幼稚的血小板，其黏性大，易发生凝集形成血栓。

血栓形成往往是多种因素综合作用的结果，但常以某种因素为主。例如，手术后髂静脉内血栓形成，可与手术创伤出血导致组织因子释放，血小板、纤维蛋白原等凝血因子增多，血液凝固性增高或手术后卧床致血流缓慢有关。

📖考点：血栓形成的条件

二、血栓形成的过程、类型及血栓的形态

血栓形成是血小板黏集和血液凝固的过程。心脏、动脉或静脉内的血栓均以血小板黏附于内膜下裸露的胶原开始，是血栓形成的第一步。以延续性血栓为例，叙述血栓形成的过程。血小板黏附于损伤的内膜上并发生变形，释放出内源性 ADP、合成血栓素 A_2，两者共同作用于血流中的血小板，彼此黏集、堆积形成小丘，小丘不断增大，互相吻合形成珊瑚状血小板小梁，许多中性粒细胞黏附其表面。崩解的血小板和中性粒细胞释放凝血因子，使凝血过程加速，并在血小板梁之间有纤维蛋白网形成，其网眼内含有大量红细胞。血栓逐渐增大完全阻塞管腔，局部血流停滞，血液则迅速发生凝固，形成暗红色凝血块（图 3-5）。血栓可分为以下几种类型。

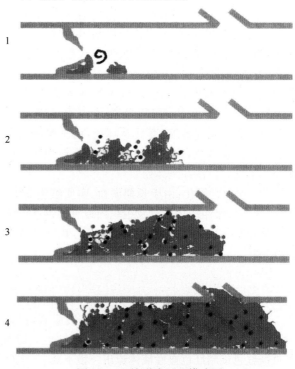

图 3-5　血栓形成过程模式图

1. 白色血栓（pale thrombus）　即血栓头部，主要由血小板和少量纤维素构成。由血小板黏附于受损内皮表面，聚集并逐渐增大而形成。肉眼观，血栓呈灰白色，质硬，与管壁黏着紧密不易脱落。多发生于血流较快的心瓣膜、动脉内或静脉性血栓的起始部。

2. 混合血栓（mixed thrombus）　即延续性血栓的体部，由血小板小梁、黏附在小梁上的中性粒细胞、纤维蛋白及红细胞构成。肉眼观，血栓呈灰白和红褐色相间的层状结构，称混合血栓。常见于动脉瘤、室壁瘤内的附壁血栓。

3. 红色血栓（red thrombus）　延续性血栓的尾部，由纤维蛋白和红细胞构成。肉眼观，呈暗红色，新鲜时湿润，有一定的弹性，与血管壁无粘连，与死后血凝块相似。陈旧的红色血栓由于水分被吸收，变得干燥、易碎、失去弹性，并易于脱落造成栓塞。主要见于静脉。

4. 透明血栓（hyaline thrombus）　又称微血栓，主要由纤维蛋白构成，这种血栓发生于微循环血管内，只能在显微镜下看到，见于弥散性血管内凝血。

◎考点：血栓的类型

三、血栓的结局

（一）溶解、吸收

血栓内的纤维蛋白溶解酶的激活及白细胞崩解后释放溶蛋白酶，使血栓发生溶解。小的新鲜的血栓可完全溶解吸收。

（二）软化、脱落

较大的血栓，发生部分软化，在血流冲击下，整个血栓或血栓的一部分，可脱落形成血栓栓子，随血流运行至他处，引起血管阻塞。

（三）机化、再通

血栓形成后，若纤溶酶系统活力不足，由血管壁长出新生的肉芽组织逐渐替代血栓，此过程称血栓机化。机化的血栓和血管壁紧密相连，不易脱落。在血栓机化同时，由于水分被吸收，血栓干燥收缩或部分溶解，使血栓内或血栓与血管壁之间出现裂隙，此后内皮细胞通过再生覆盖裂隙表面形成新的管腔，并可使血流重新流通。这种使已阻塞的血管重新恢复血流的过程，称再通（图3-6）。

（四）钙化

若血栓未溶解吸收或机化，钙盐可在血栓内沉积，使血栓部分或全部钙化成坚硬的质块，成为静脉石或动脉石。

◎考点：血栓的结局

图 3-6　血栓机化与再通

四、血栓对机体的影响

血栓形成对机体有积极的防御性意义，对破裂的血管起止血作用，如胃溃疡、肺结核空洞时有血栓形成，避免大出血。但血栓形成也可造成不利影响。

1. 阻塞血管　动脉阻塞引起局部组织和细胞的萎缩、变性和坏死。静脉阻塞及侧支循环建立不良，则引起局部淤血、水肿和出血等。

2. 栓塞血栓　整个或部分血栓软化、脱落，形成栓子，随血流运行阻塞相应口径的血管腔引起栓塞。栓子内含有细菌，则可引起栓塞组织的败血性梗死或脓肿形成。

3. 心脏瓣膜变形　心脏瓣膜血栓，若反复机化可引起瓣膜增厚、皱缩、粘连、变硬，从而造成瓣口狭窄或关闭不全。

4. 出血　见于DIC，微循环内广泛的微血栓形成，可引起全身广泛出血和休克。

案例 3-1

患者，男，30岁。不慎从高处跌下，会阴部骑跨在岩石上，导致会阴部皮肤软组织撕裂，尿道受损，耻骨骨折，紧急手术、抗感染治疗。术后第10天患者去厕所时，突然发生气促、发绀、休克，抢救无效死亡。尸检：右肺主动脉主干见一长约8cm的混合血栓，与管壁无粘连，髂总静脉内见一长约4cm的血栓，下端向髂内静脉延伸约15cm。肝、肾正常，颅内未见出血。

问题：

简述患者猝死的原因、血栓形成的条件和机制、肺动脉栓塞的血栓来源及途径。

第3节　栓　塞

栓塞（embolism）是指在循环血液中出现不溶于血液的异常物质，随着血液流动，阻塞血管管腔的现象。阻塞血管的物质,称栓子。栓子可以是固体、液体或气体。最常见的是血栓栓子,此外还有脂肪滴、气体、细菌团、癌细胞和羊水等。

考点:栓塞的概念

一、栓子的运行途径

栓子运行的途径一般与血流方向一致(图3-7),但也有例外情况。

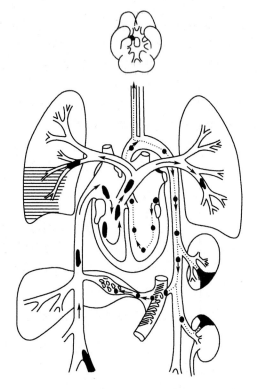

图 3-7　栓子运行途径与栓塞模式图

1. 来自左心和体循环动脉系统的栓子　沿动脉血流运行,阻塞各器官口径相应大小的动脉分支而引起栓塞。常见于脑、脾、肾、下肢等处。

2. 来自右心和体循环静脉系统的栓子　沿血流方向常阻塞肺动脉主干或其分支,形成栓塞。某些体积小而富于弹性的栓子(脂肪滴),可通过肺泡壁毛细血管进入体循环动脉系统,引起动脉分支的栓塞。

3. 来自肠系膜静脉或脾静脉的栓子　可引起肝内门静脉分支的栓塞。

4. 交叉性栓塞来自右心或腔静脉系统的栓子　在右心压力升高时,通过先天性房(室)间隔缺损到达左心,再随动脉血流引起相应分支的栓塞。

5. 逆行性栓塞　罕见于下腔静脉内的血栓,在胸腹腔压力急剧升高(剧烈咳嗽、呕吐等)时,可逆血流方向运行,栓塞肝静脉、肾静脉、股静脉等分支。

二、栓塞的类型及对机体的影响

栓塞对机体的影响,因栓子的种类、大小、栓塞的部位以及侧支循环建立情况而异。

(一)血栓栓塞

血栓栓塞由血栓脱落引起的栓塞,是最常见的一种。一般在下述情况下易发生血栓栓塞:①静脉内血栓,静脉分支延伸而进入静脉主干,血栓易在此折断;②新形成的红色血栓尚未机化时较易脱落;③按摩肢体或长期卧床后初次活动时,血栓易脱落。

1. 肺动脉栓塞　肺动脉栓塞的血栓栓子,90%以上来自下肢深静脉,特别是腘静脉、股静脉和髂静脉。如果栓子较小,且阻塞肺动脉的少数小分支,一般不产生严重后果。在肺有严重淤血时,侧支循环不能充分发挥作用,引起梗死。来自下肢深静脉或右心附壁血栓栓子,因体积较大,栓塞于肺动脉主干或其大分支,或多个小的血栓栓子,广泛阻塞多数肺动脉分支时,患者可突然出现呼吸困难、发绀、休克,甚至猝死,称肺动脉栓塞综合征。

2. 体循环动脉栓塞　多见于脾、肾、脑、心及下肢。若栓塞动脉分支小,又能建立足够侧支循环,可无严重后果。若栓塞动脉大分支,侧支循环建立不足,局部可发生梗死,如心肌梗死、脑梗死而导致严重后果,甚至危及生命。

(二)脂肪栓塞

脂肪栓塞(fat embolism)是指循环血流中出现的脂肪滴阻塞于小血管。多见于长骨粉碎性骨折或脂肪组织严重挫伤时,可致脂肪细胞破裂而释放出无数脂滴,脂滴通过破裂的静脉进入血流,引起脂肪栓塞。另外,当血脂过高或强烈的精神刺激时,可导致血液内呈悬乳状态的血脂游离并相互融合成脂滴而引起栓塞。常见于肺、脑和肾等器官。少量脂滴,可由巨噬细胞吞噬或被血中的脂酶分解清除,对机体无影响;若进入肺动脉的脂肪量达 9~20g,或脂滴直径大于 20μm 时,但严重的脂肪栓塞可致患者死亡。

案例 3-2

患者,男,34 岁。因左股骨多发性粉碎性闭合性骨折,送往医院,途中患者突然面色青紫、呼吸困难,口吐白沫死亡。

问题:

患者死因是什么?其机制如何?

(三)气体栓塞

气体栓塞(gas embolism)是指大量气体迅速进入血流,或溶解于血液中的气体迅速游离出来,阻塞血管或心腔。少量气体入血,可溶解于血液内,不会发生栓塞。大量气体(大于 100ml)迅速入血,随血流到右心后,气体和血液因心脏的搏动而形成大气泡,此时血液变成可压缩的气、液混合物,造成严重的血液循环障碍。常见的有空气栓塞和氮气栓塞。

1. 空气栓塞　多见于锁骨下静脉、颈静脉和胸腔内大静脉的损伤或手术时，分娩、人流及胎盘早剥时，以及医疗意外如空气造影、加压输血时，气体不慎入血。

发生机制：①近心脏的血管，负压较高，空气被吸入血流；②子宫收缩，宫腔内高压，空气可被压入开放的子宫静脉随血流到达右心。

2. 氮气栓塞　是指从高气压环境急速转入低气压环境时，溶解于血液中的气体迅速游离所引起的气体栓塞，又称为减压病。主要见于潜水员从深海迅速浮出水面或飞行员从低空快速升入高空而机舱又未密封时。本病是由于在体外大气压骤然降低情况下，原来溶解于血液中的氧气、二氧化碳和氮气很快被释放出来，形成气泡。其中氧气和二氧化碳可以再溶于体内，而氮气溶解较慢，可在血液或组织中形成小气泡或相互融合成大气泡，阻塞血管引起广泛栓塞，引起缺血和梗死；组织内的气泡，常引起局部症状，如关节和肌肉疼痛等。

（四）羊水栓塞

羊水栓塞是指羊水进入母体血液循环造成栓塞，是分娩过程中严重的并发症。分娩或胎盘早剥，尤其是胎头阻塞产道口时，如果羊膜破裂，强烈宫缩使宫腔内压增高，羊水被挤入破裂的子宫静脉窦，经母体右心而进入肺动脉，引起肺动脉分支及肺泡壁毛细血管栓塞。少数羊水可以通过肺循环到左心腔，在心、肾、脑、肝、脾等器官形成栓塞。羊水栓塞除可导致器官血液循环阻塞外，羊水中的胎儿代谢产物可引起过敏性休克和反射性血管痉挛，因羊水具有凝血致活酶的作用，还易引起DIC。羊水栓塞的产妇往往突然出现呼吸困难、发绀、休克，甚至在分娩过程中或分娩后突然死亡。

> ◢◢◢ 案例 3-3
>
> 　　患者，女，27岁。第一胎，妊娠40周零3天，头位，上午10时出现规律宫缩，胎心弱，下午4时破水，羊水混浊。行会阴侧切、助产，胎儿娩出后10分钟胎盘自然娩出。之后患者突然出现头昏、胸闷、呼吸困难及口唇发绀。经抢救无效，于下午6时死亡。
>
> **问题：**
>
> 　　患者死因是什么？指出诊断依据。尸体解剖有哪些病理变化？

（五）其他栓塞

含大量细菌栓子或细菌团，侵入血管或淋巴管内，不仅阻塞管腔引起栓塞，还可引起炎症的扩散，多见于细菌性心内膜炎及脓毒血症。寄生虫及虫卵栓子，可引起局部病变。恶性肿瘤细胞栓子，侵入血管内，形成瘤细胞栓子，可形成转移瘤。

☞考点：各种类型栓塞的特点

第4节　梗　死

梗死（infarct）是指由于血流阻断而导致机体局部组织缺氧、坏死。梗死主要由动脉阻塞引起，但静脉阻塞使局部血流停滞，也可引起梗死。

☞考点：梗死的概念

一、梗死形成的原因和条件

（一）梗死形成的原因

1. 动脉栓塞　常引起肾、脾和肺梗死。

2. 血栓形成　冠状动脉和脑动脉粥样硬化继发血栓形成，可导致心肌梗死和脑梗死等。

3. 动脉受压闭塞　如肠扭转、肠套叠时局部肠系膜动、静脉常同时受压，而引起肠梗死。

4. 动脉痉挛　冠状动脉、脑动脉粥样硬化时，动脉管腔狭窄，此时如果再发生持续性痉挛，则可引起心肌梗死和脑梗死。

（二）梗死形成的条件

实质性器官的动脉吻合支较少或不明显，如脾动脉、肾动脉、脑动脉等。肺和肠具有双重血液供应，在一般情况下不易发生梗死，但在严重淤血的基础上或动静脉同时受阻时，则发生梗死。

二、梗死的类型及病变

根据梗死灶内含血量多少，梗死分为贫血性梗死和出血性梗死两种类型。

（一）贫血性梗死

贫血性梗死（anemic infarct）多发生于组织致密，侧支循环不丰富的实质器官，如心、肾、脾、脑。当这些器官的动脉血流阻断后，供血区内及其邻近的动脉分支发生反射性痉挛，将血液从该区挤压出去，该区的组织细胞因缺血而变性、坏死，组织崩解、局部渗透压升高，挤压间质内小血管，使该区呈贫血状态。故梗死区内缺血液呈灰白色或灰黄色。

梗死灶的形状取决于该器官的血管分布，脾、肾的血管呈树枝状分布，其梗死灶呈圆锥形，切面呈扇形或楔形，其尖端位于血管阻塞部位，底边指向该器官的表面；心冠状动脉分支不规则，故心肌梗死灶形状亦不规则或地图状。肠系膜血管呈扇形分布，梗死灶呈节段状。

1. 肾及脾梗死　肉眼观，肾及脾梗死的早期，梗死区略隆起于表面，界限不清，颜色较正常组织暗。几天后成为边界清楚的灰白或黄色圆锥形或切面为楔形的梗死灶。镜下观，早期仍可辨认组织结构的轮廓，梗死灶周围可见充血、出血带，有时还可见到炎症带,其中有多量中性粒细胞浸润(图3-8)。如时间较长,则梗死区呈无结构的颗粒状,充血、出血带消失,周围有肉芽组织生长,最后可完全机化变成瘢痕。

图3-8　肾贫血性梗死

2.脑梗死　坏死的脑组织呈液化性坏死,形成囊腔,周围被神经胶质包围。镜下观,神经细胞、轴突及髓鞘坏死崩解。早期梗死灶周围有中性粒细胞浸润,以后由巨噬细胞取代,小胶质细胞增生,小胶质胞吞噬梗死脑组织释放脂质,体积变大,胞质呈网格状或泡沫状,称为格子细胞。晚期,梗死灶周围有较多的胶质细胞及肉芽组织包围,小的梗死灶可逐渐机化形成胶质瘢痕,而较大的梗死灶周围增生的胶质细胞可构成囊腔壁,囊腔可长期存留。

(二)出血性梗死

出血性梗死(hemorrhagic infarct)是在梗死灶内有大量的出血,呈暗红色。出血性梗死的形成,除动脉阻塞原因外,与下列条件有关:①严重的静脉淤血,使静脉和毛细血管内压增高,侧支循环难以克服局部淤血的阻力;②具有双重血供或吻合支侧支丰富的器官(肺、肠);③组织疏松,梗死发生后,血液不能被挤出梗死灶,而导致弥漫性出血现象。

1.肺出血性梗死　多发生在已有严重淤血的基础上,梗死灶常位于肺下叶外周部,尤以肋膈角处多见。肉眼观,梗死灶呈锥形,切面为楔形,其尖端指向肺门或血管堵塞处,底边位于胸膜面,胸膜面常可有一层纤维蛋白性渗出物。早期梗死灶因弥漫性出血而呈暗红色(图3-9),质较实,略向表面隆起。镜下观,梗死灶内充满红细胞,肺泡壁结构不清,周围未坏死的肺组织内,多有弥漫性淤血水肿现象。晚期由于病灶内红细胞崩解,肉芽组织长入,病灶变成灰白色,表面局部下陷。

2.肠梗死　在肠扭转、肠套叠、肠绞窄性疝时,因静脉受压而发生高度淤血,继而动脉受压发生出血性梗死。多发生于小肠,通常只累及某一肠段。肉眼

图3-9　肺出血性梗死

观,梗死的肠壁因弥漫性出血而呈紫红色,因淤血水肿及出血,肠壁增厚,质脆弱,易破裂;肠腔内充满混浊的暗红色液体,浆膜面可有纤维蛋白性渗出物。镜下观,肠壁各层组织坏死及弥漫性出血。此外,梗死灶内如有大量细菌生长,引起急性炎症反应,称败血性梗死,主要是由于带菌栓子阻塞血管引起。

☞考点:贫血性梗死与出血性梗死的比较

/// 案例 3-4

患儿,男,10岁。突发剧烈腹痛伴恶心呕吐1天。术中见肠管扩张,肠套叠,肠管暗红,局部发黑坏死。
问题:
肠管的病变是什么?其机制如何?

三、梗死对机体的影响和结局

梗死对机体的影响取决于发生梗死灶的部位和大小。脾梗死区表面纤维蛋白性渗出物,呼吸时可出现腹膜的摩擦音及刺痛感;肾梗死可有肾区疼痛,或血尿;脑梗死轻者可出现局部肌肉麻痹及肢体偏瘫,严重者可发生昏迷,甚至死亡;心肌梗死可影响心脏功能,严重者可致心功能不全;肺梗死灶小者可无严重影响,患者可有咳嗽、胸痛及咯血。较大区域梗死可引起呼吸困难,甚至呼吸功能不全;局部肠壁梗死后,肠蠕动消失,引起腹胀、呕吐等肠梗死症状,如不及时处理,肠内容物及细菌等可经坏死的肠壁进入腹腔,引起弥漫性腹膜炎。

梗死形成后,病灶周围发生炎症反应,小的梗死可被肉芽组织完全取代机化,日后变为瘢痕;大的梗死灶不能完全机化时,则由肉芽组织和日后转变成的瘢痕组织包裹,病灶内坏死组织可钙化;较大的脑梗死灶则中心液化成囊腔,周围由增生的胶质瘢痕包裹。

目标检测

1. "心衰细胞"是指(　　)
   - A. 心力衰竭时的心肌细胞
   - B. 心力衰竭时肺泡腔的泡沫细胞
   - C. 心力衰竭时肺内吞噬炭末的巨噬细胞
   - D. 慢性肺淤血时,肺内含有含铁血黄素的巨噬细胞
   - E. 肺纤维化时,肺内吞噬矽尘的巨噬细胞

2. 风湿性心内膜炎瓣膜闭锁缘血栓的主要成分是(　　)
   - A. 血小板和纤维素
   - B. 毛细血管和成纤维细胞
   - C. 血小板和白细胞
   - D. 血小板和内皮细胞
   - E. 血小板和成纤维细胞

3. 下列哪些因素与血栓形成无关(　　)
   - A. 心血管内膜损伤
   - B. 血流缓慢及不规则
   - C. 纤维蛋白溶解酶增加
   - D. 严重创伤或大出血
   - E. 白细胞黏附血管壁

4. 血凝块随血流运行,阻塞某处血管腔的过程称为(　　)
   - A. 血栓形成
   - B. 血栓栓塞
   - C. 梗死
   - D. 血栓栓子
   - E. 血栓阻塞

5. 颈静脉或锁骨下静脉因创伤发生破裂时,可引起(　　)栓塞
   - A. 氮气
   - B. 空气
   - C. 血栓
   - D. 脂肪
   - E. 细菌团

6. 引起肺动脉栓塞的栓子可来自(　　)
   - A. 股静脉及下肢深静脉
   - B. 右心房
   - C. 左心房
   - D. 主动脉
   - E. 门静脉

7. 心肌梗死灶的病变属于(　　)
   - A. 干性坏疽
   - B. 液化性坏死
   - C. 凝固性坏死
   - D. 脂肪坏死
   - E. 桥接坏死

8. 引起肺淤血、肺水肿的常见原因是(　　)
   - A. 肝硬变
   - B. 肺心病
   - C. 左心衰
   - D. 右心衰
   - E. 肠梗死

9. 慢性肝淤血病变的叙述,哪项是错误的(　　)
   - A. 肝细胞大片坏死
   - B. 肝细胞萎缩
   - C. 肝细胞脂肪变性
   - D. 肝窦扩张
   - E. 中央静脉扩张

10. 股静脉血栓脱落后最可能栓塞的部位是(　　)
    - A. 脑
    - B. 肠
    - C. 肺
    - D. 肝
    - E. 肾

11. 潜水员从深水中过快的升至水面可导致(　　)
    - A. 脂肪栓塞
    - B. 细菌栓塞
    - C. 空气栓塞
    - D. 氮气栓塞
    - E. 细胞栓塞

12. 最常见的栓塞为(　　)
    - A. 气体栓塞
    - B. 血栓栓塞
    - C. 脂肪栓塞
    - D. 羊水栓塞
    - E. 细菌栓塞

13. 下列哪项不是体循环淤血的表现(　　)
    - A. 颈静脉怒张
    - B. 肝脾淤血
    - C. 下肢水肿
    - D. 肺淤血
    - E. 下肢淤血

14. 长管状骨骨折时可能引起的栓塞是(　　)
    - A. 血栓栓塞
    - B. 空气栓塞
    - C. 细胞栓塞
    - D. 脂肪栓塞
    - E. 细菌栓塞

15. 心肌梗死大体改变是(　　)
    - A. 锥体形
    - B. 楔形
    - C. 圆形
    - D. 不规则形
    - E. 扇面形

（杨美玲）

第4章 水、电解质代谢紊乱

掌握脱水、高渗性脱水、低渗性脱水、等渗性脱水的概念、原因及对机体的影响。

理解低钾血症、高钾血症的概念、原因及对机体的影响。

了解水中毒、盐中毒、低镁血症、高镁血症的概念、原因及对机体的影响。

机体新陈代谢等生命活动依赖于水、电解质的相对恒定。水、电解质代谢紊乱,往往导致机体代谢和器官、组织、细胞功能障碍,甚至危害生命。

第1节 水、钠代谢紊乱

临床上,水、钠代谢紊乱比较常见。根据水、钠在体内减少或增多,分两大类:水、钠在体内减少(脱水)和水、钠在体内增多(水中毒、水肿和盐中毒)。本章主要叙述脱水、水中毒、盐中毒,水肿将在第5章详细叙述。

一、脱　水

脱水(dehydration)是指由多种原因引起的体液容量明显减少。脱水往往既有水的丢失,也有电解质的丢失,使细胞外液渗透压的改变不相同。根据细胞外液渗透压的变化可将脱水分为高渗性、等渗性和低渗性三种类型(表4-1)。

(一)高渗性脱水

高渗性脱水(hypertonic dehydration)是指失水多于失钠,血清 Na^+ 浓度>150mmol/L,血浆渗透压>310mmol/L。

1. 原因及机制

(1)水摄入不足:主要见于①水源断绝,如沙漠

迷路及航海时出现的水源断绝;②渴感障碍,如昏迷或精神病渴感丧失者;③饮水障碍,如口腔、咽喉及食管疾患所致吞咽困难,严重恶心、呕吐等。

(2)水丢失过多:①经呼吸道丢失,如癔症和代谢性酸中毒等,都会使呼吸道黏膜不显性蒸发加强,由于其损失的都是不含电解质的水分,故易引起高渗性脱水;②经皮肤丢失,见于高温作业或大量出汗而得不到水补充时(汗液一般为低渗液,含钠较少,所以钠的丢失相对较水少);③经肾脏丢失,常见于尿崩症患者,由于下丘脑下部-神经垂体系统对 ADH 的合成与分泌不足或肾脏对 ADH 反应低下,肾脏重吸收水分减少,排出大量低渗尿。此外,反复静脉注射甘露醇、呋塞米或高渗葡萄糖液,可因肾小管液渗透压增高,从而引起渗透性利尿,使水分大量丧失。糖尿病患者尿糖增高,亦可导致渗透性利尿;④经胃肠丢失,部分婴幼儿腹泻时排泄,大量钠浓度低的低渗性水样便,造成失水大于失钠。

2. 对机体的影响

(1)口渴:由于细胞外液渗透压增高,通过渗透压感受器可反射性刺激口渴中枢,引起口渴。此外,由于细胞内的水分向细胞外转移,使细胞内液减少,进而导致涎腺分泌抑制,口腔及咽喉干燥,亦可引起口渴。

(2)细胞内、外液的变化:高渗性脱水的患者细胞外液容量减少,但由于细胞外液渗透压增高,导致水分从细胞内向渗透压较高的细胞外转移,一方面可使细胞外液容量相对得到了补充,特别是有助于循环血量的恢复,但另一方面势必引起细胞内液容量减少,出现细胞脱水(图4-1)。

表4-1　脱水类型及其主要特征

类型	高渗性脱水	低渗性脱水	等渗性脱水
血清 Na^+(mmol/L)	>150	<130	130~150
血浆渗透压(mmol/L)	>310	<280	280~310
水、钠丢失比例	失水>失钠	失钠>失水	水、钠成比例丢失
脱水部位	细胞内液为主	细胞外液为主	细胞内、外液均丧失
主要临床表现	口渴、脱水热等	脱水征,血压下降	兼有高、低渗性脱水表现

图 4-1 高渗性脱水示意图

(3) 尿液的变化:因细胞外液呈高渗状态,反射性引起 ADH 分泌增加,肾小管对水的重吸收增多,从而出现尿量减少和尿相对密度增高。

(4) 脱水热:严重脱水患者,尤其是小儿,由于细胞内液容量减少,使皮肤蒸发的水分减少,散热功能受到影响,从而导致体温升高,临床上称脱水热。

(5) 中枢神经系统功能障碍:因细胞外液渗透压增高,使渗透压相对较低的细胞内液中水向细胞外液转移,致使细胞脱水。当脑细胞严重脱水时,可引起烦躁、嗜睡、肌肉抽搐、昏迷等神经精神症状,重者甚至死亡。

☞考点:高渗性脱水的特征、原因、对机体的影响

◢◢◢ 案例 4-1

某成年男性患者,既往有胃溃疡病史,近 10 天来因频繁呕吐而入院。患者自诉虽口渴严重,但一饮便吐。体查:体温、呼吸、脉搏正常,血压 120/76mmHg。血清钠 165mmol/L,尿量约 900ml/天,X 线钡餐检查发现有幽门梗阻。

问题:

患者发生了何种脱水? 依据是什么?

(二) 低渗性脱水

低渗性脱水(hypotonic dehydration),是指失钠大于失水,血清 Na^+ 浓度 <130mmol/L,血浆渗透压 <280mmol/L。

1. 原因及机制

(1) 肾外性体液丢失:①大量消化液的丢失,最常见的原因,见于严重呕吐、腹泻、胃肠道引流等丢失大量体液;②液体在第三间隙积聚,如胸膜炎形成大量胸水,腹膜炎、胰腺炎形成大量腹水等;③经皮肤丢失,如大面积烧伤,由于毛细血管壁通透性增高,大量血浆自创面渗出而造成体液丢失,如果只补充水分,也可引起低渗性脱水。

(2) 肾性体液丢失:①长期大量使用呋塞米、利尿酸和噻嗪类利尿剂,由于抑制了肾小管对 Na^+ 的重吸收,大量 Na^+ 从尿中丢失;②肾脏病变,急性肾衰竭多尿期,一方面由于肾小管的损伤其功能尚未完全恢复,因而对 Na^+ 和水的重吸收减少,另一方面由于肾小管中尿素等溶质增多引起渗透性利尿;③肾上腺皮质功能不全,因醛固酮分泌减少,使肾小管对 Na^+ 重吸收减少,Na^+ 从尿中排出增多。

2. 对机体的影响

(1) 细胞外液显著减少,引起外周循环衰竭:低渗性脱水时,由于失钠多于失水,细胞外液渗透压降低,一方面导致 ADH 分泌减少,肾小管对水的重吸收减少,早期患者可排出较多的低渗尿,使细胞外液容量进一步减少,并使细胞外液渗透压得到一定程度的恢复。另一方面则可引起细胞外液向渗透压相对较高的细胞内转移,从而使细胞外液更加明显减少。结果导致:①血容量减少,严重时可发生低血容量性休克;②组织间液减少,低渗性脱水时组织间液减少比血浆减少更为突出。这是因为血容量减少,使血液浓缩,血浆渗透压相对增高,促使一部分组织间液进入血管内补充血容量,结果使组织间液进一步减少(图4-2)。患者出现一系列组织脱水的体征,表现为皮肤弹性降低、眼窝凹陷和婴儿囟门内陷等。

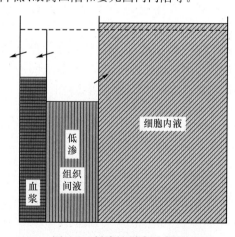

图 4-2 低渗性脱水示意图

(2) 细胞内液变化:低渗性脱水因细胞外液低渗,水分向细胞内转移,导致细胞内液渗透压降低和容量增加。个别严重病例,可因细胞内水分增多导致脑水肿、颅内高压,引起头晕、惊厥、昏迷等中枢神经系统功能紊乱的表现。

(3) 尿变化。①尿量:早期因细胞外液渗透压呈低渗状态,ADH 分泌减少,肾小管对水的重吸收减弱,尿量无明显减少。晚期由于血浆容量显著减少,通过容量感受器,反射性地引起 ADH 分泌增多,肾小管对水的重吸收加强,尿量减少。②尿钠:低渗性脱水由于血容量减少,以及血钠浓度降低,可导致醛固酮分泌增多,肾小管对钠的重吸收增多,因此尿中钠极少甚至无钠。

☞考点:低渗性脱水的特征、原因、对机体的影响

案例 4-2

患者,男,38 岁。因呕吐、腹泻伴发热 3 天入院。体格检查:体温 38.4℃,呼吸 18 次/分,脉搏 82 次/分,血压 90/50mmHg,精神委靡,两眼窝轻度凹陷,皮肤弹性欠佳,四肢肌张力减退,腱反射消失。血清钠 115mmol/L,血清钾 2.9mmol/L,尿量约 800ml/天。

问题:

患者发生了何种水、电解质代谢紊乱?依据是什么?

(三) 等渗性脱水

等渗性脱水(isotonic dehydration)是在钠与水等比例丢失,血清 Na^+ 浓度为 130～150mmol/L,血浆渗透压为 280～310mmol/L。

1. **原因及机制** ①大量等渗消化液的丢失,如剧烈呕吐、腹泻、各种瘘管引流等;②大面积烧伤,因大量血浆在烧伤部位渗出而导致水钠丢失;③反复大量排放腹水、胸水,因为大量排放腹水、胸水后,细胞外液将会大量向胸、腹腔转移,而使细胞外液减少,发生等渗性脱水。

2. **对机体的影响**

(1) 细胞内液量变化不大:等渗性脱水由于细胞外液渗透压仍在正常范围,所以细胞内、外间水分的转移相当,细胞内液量变化不大。

(2) 细胞外液量减少:等渗性脱水主要是细胞外液大量丢失,导致细胞外液量减少,组织间液和血容量均减少,血液浓缩,循环血量降低(图 4-3)。

图 4-3 等渗性脱水示意图

(3) 尿的变化:等渗性脱水时,因血容量减少,一方面通过肾素-血管紧张素-醛固酮系统使醛固酮分泌增加;另一方面通过容量感受器使 ADH 分泌增多。醛固酮和 ADH 促使肾脏对 Na^+、水重吸收增强,可使细胞外液容量得到部分补充。患者表现尿量减少,尿内 Na^+ 明显减少。

(4) 患者通常兼有低渗性脱水的部分症状,如血压下降,严重者可导致休克等;同时还兼有高渗性脱

水的部分症状,如口渴、体温升高等。

等渗性脱水患者,如未及时补液,由于经皮肤的不断蒸发和肺呼吸等途径不断丢失水分,细胞外液渗透压就会逐渐升高而转变为高渗性脱水。反之,如果只注意补充水分而忽视补充钠盐,则可使等渗性脱水转变为低渗性脱水。

☞考点:等渗性脱水的特征、原因、对机体的影响

二、高容量性低钠血症(水中毒)

高容量性低钠血症(hypervolemic hyponatremia)是指各种原因引起的血清 Na^+ 浓度<130mmol/L,血浆渗透压<280mmol/L,导致细胞内、外容量均增多,并呈低渗状态。但体内钠总量可正常或增多,又称水中毒(water intoxication)。

1. **原因及机制** ①水摄入过多:在用无盐水灌肠、精神性饮水过量、持续大量饮水以及静脉过多过快输入不含盐或含盐少的液体而超过肾脏排水能力时,则可使体液总量明显增多。②水的排出减少:常见于急性肾衰竭、ADH 分泌增多时,各种应激反应(如大手术、创伤、失血及强烈精神刺激等)以及 ADH 分泌异常增多症,均可使 ADH 分泌增多。

在肾脏泌尿功能正常时,不易发生水中毒,因此水中毒最常发生于输液不当的急性肾衰竭患者。这一情况在临床上必须要引起高度重视。

链接 >>>

ADH 分泌异常增多症见于哪些情况?

常见于:①某些恶性肿瘤,如肺燕麦细胞癌、胰腺癌、淋巴肉瘤等,体内分泌 ADH 或 ADH 样物质增多;②中枢神经系统疾病患者,如脑肿瘤、脑脓肿、脑出血等,刺激体内 ADH 的合成和分泌增加;③严重肺结核和肺炎,可使 ADH 释放增多;④有效循环血量减少,通过容量感受器的作用刺激 ADH 分泌。

2. **对机体的影响** ①细胞外液量过多,血钠被稀释;②细胞水肿,由于细胞外液低渗,水分向渗透压相对较高的细胞内转移而引起细胞水肿(图 4-4);③中枢神经系统症状,由于脑细胞水肿,引起颅内压增高,可出现各种神经精神症状,如恶心、呕吐、头痛、嗜睡、躁动、惊厥,甚至昏迷等。严重患者颅内压过高,可引起脑疝,出现呼吸、心搏骤停。

☞考点:水中毒的概念及对机体的主要影响

三、高容量性高钠血症(盐中毒)

高容量性高钠血症(hypervolemic hypernatremia)是指各种原因引起盐摄入过多,导致机体血容量和血

图 4-4　水中毒示意图

钠均增高,又称**盐中毒**。

1. 原因及机制　①医源性盐摄入过多,临床上在治疗低渗性或等渗性脱水时,没有严格控制高渗溶液的输入,导致医源性盐摄入过多;②原发性钠潴留,在醛固酮持续超常分泌(原发性醛固酮增多症和 Cushing 综合征等)时,使远曲小管对钠、水的重吸收增加,体内钠总量和血钠含量增加,同时伴细胞外液量的增加。

2. 对机体的影响　细胞外液高渗使液体由细胞内向细胞外转移,导致细胞脱水,严重者引起中枢神经系统的功能障碍。

☞考点:盐中毒的概念及对机体的主要影响

第 2 节　钾代谢紊乱

钾的代谢紊乱主要指细胞外液中钾离子浓度的异常变化,包括低钾血症和高钾血症。

一、低钾血症

低钾血症(hyperkalemia)是指血清 K^+ 浓度低于 3.5mmol/L。缺钾是指细胞内钾和机体总钾量的缺失。低钾血症与缺钾都可发生,但不一定同时发生,或者说低钾血症患者体内不一定缺钾。血钾浓度的高低与体内总钾量的多少不可混淆。

(一)原因和机制

1. 钾摄入不足　主要见于长期不能进食的患者,如消化道梗阻、昏迷和手术后长期禁食等。由于钾的摄入明显不足,而肾仍在继续排钾,故可发生低钾血症。

2. 钾的丢失过多

(1)经消化道丢失:消化液大量丢失是低钾血症的最常见原因(消化液的钾含量均比血清高)。故消化液大量丢失容易导致低钾血症。常见于频繁呕吐、腹泻、胃肠引流等。

(2)经肾脏丢失:钾经过肾随尿液大量丢失,这也是临床上引起低钾血症的常见原因。①长期大量使用利尿剂,如噻嗪类以及依他尼酸、呋塞米等使钾从尿中排出增多;②醛固酮分泌过多,见于原发性和继发性醛固酮增多症,肾对钾排出增多;③肾脏疾病,如急性肾衰竭多尿期,由于原尿中尿素等溶质分子增多引起渗透性利尿,可使肾排钾增多。

(3)经皮肤丢失:大量出汗亦可引起钾的大量丢失,如高温作业或炎热环境下的剧烈体力活动。

3. 钾在体内分布异常　钾自细胞外向细胞内转移,引起低钾血症,但此时体内的总钾量并未减少,只是钾在体内分布异常。可见于:①糖原合成增多,如大剂量应用胰岛素,血 K^+ 随葡萄糖大量进入细胞内以合成糖原,因而血钾降低。②家族性周期性麻痹,发病突然,四肢或双下肢肌肉麻痹的疾病。患者发作时细胞外液 K^+ 移入细胞内,可引起低钾血症。③急性碱中毒,由于细胞外液 pH 增高,细胞内的 H^+ 外移,同时细胞外的 K^+ 进入细胞内,以维持电中性,因而引起低钾血症。

(二)对机体的影响

低钾血症对机体的影响大小与血钾降低的程度和速度密切相关。一般来说,起病快,症状比较明显;起病慢,缺钾虽较重,但症状不一定显著。

1. 对神经、肌肉的影响　急性低钾血症,由于细胞外液钾含量急剧降低,细胞内液 K^+ 浓度/细胞外液 K^+ 浓度比值增大,引起细胞内 K^+ 外流增加,导致静息电位与阈电位差距增大,肌细胞处于超极化状态,兴奋性降低。患者表现全身软弱无力、腱反射减弱或消失,以四肢最明显,严重者可出现弛缓性瘫痪,甚至呼吸肌麻痹,这是低钾血症患者死亡的主要原因。

慢性低钾血症,由于血钾降低发生比较缓慢,细胞内的 K^+ 可缓慢地向细胞外移出,使细胞内、外 K^+ 浓度梯度变化不大,膜电位无明显变化,肌细胞的兴奋性变化不大,临床症状不明显。

2. 对心肌的影响　常可引起心律失常,如窦性心动过速、房性或室性期前收缩、阵发性房性心动过速、房室传导阻滞等,严重时还可发生室颤,危及生命。发生机制是:①心肌兴奋性增高;②心肌自律性增高;③心肌收缩性增强;④心肌传导性降低,心电图可表现为 ST 段压低、T 波低平增宽和出现 U 波等。

> **链接** ▶▶▶
> **低钾血症时,心电图的改变与心肌电生理的关系**
> 主要表现:①ST 段压低。 低钾血症使膜对 K^+ 的通透性下降,出现 Ca^{2+} 内向电流相对增大,使 ST 段不能回到基线而下移。 ②T 波低平增宽。 低钾血症造成膜对 K^+ 的通透性下降,使该过程延缓,导致 T 波降低、平坦。 ③U 波出现。 低钾血症对浦肯野纤维的影响大于对心室肌的影响,使浦肯野纤维的复极化过程延长,大于心室肌的复极化过程,则浦肯野纤维的复极化过程得以显现,出现 U 波。

3. 对肾脏的影响 慢性低钾血症时,由于肾远曲小管和集合管上皮细胞受损,对 ADH 的反应性降低,肾脏对尿的浓缩功能减弱,患者可出现持久性的多尿或低渗尿,甚至发生肾性尿崩症。

4. 对消化系统的影响 低钾时,由于平滑肌的兴奋性降低,胃肠器官运动减弱,患者常有厌食、消化不良、恶心呕吐、便秘等,严重者可导致腹胀甚至麻痹性肠梗阻。

5. 对酸碱平衡的影响 低钾血症时,细胞内 K^+ 外移,而细胞外 H^+ 内移,导致细胞内酸中毒,细胞外碱中毒。同时,肾脏由于 K^+-Na^+ 交换作用减弱,H^+-Na^+ 交换增强,尿排 H^+ 增多,结果一方面加重了细胞外液碱中毒,另一方面肾脏因排出的 H^+ 增多,而使尿呈酸性,称反常性酸性尿。

☞考点:低钾血症的概念、原因及对机体的主要影响

二、高钾血症

高钾血症(hyperkalemia)是指血清 K^+ 浓度高于 5.5mmol/L。临床上出现假性高钾血症,是指血清钾浓度增高,而实际在体内总钾量并不增高。

(一)原因和机制

1. 肾排 K^+ 减少 是引起高钾血症的主要原因,可见于:①肾脏疾病,各种原因引起的急性肾功能不全的少尿期,慢性肾衰竭的晚期,由于尿少等原因,肾排 K^+ 减少,可引起高钾血症;②醛固酮缺乏,在慢性肾上腺皮质功能减退时,由于肾上腺皮质激素尤其是醛固酮分泌减少,以致肾远曲小管和集合管排 K^+ 功能降低,可引起高钾血症;③保钾利尿剂应用,如螺内酯能竞争性地对抗醛固酮的保钠排钾作用,使 K^+ 排出减少。氨苯蝶啶能抑制肾远曲小管和集合管对 K^+ 的分泌,导致 K^+ 潴留。

2. 钾摄入过多 临床上主要见于肾功能不全者因静脉快速输入钾盐,而导致血钾升高。如:①治疗低钾血症时,输入 K^+ 浓度过高,速度过快;②静脉输入大剂量青霉素钾盐;③大量输入库存血(库存血红细胞中的 K^+ 部分释出,库存越久,释出越多,血 K^+ 越高)。

3. 钾分布异常 主要见于:①组织大量破坏、大量溶血,如挤压综合征、大面积烧伤、血型不合的输血,细胞内 K^+ 大量逸出;②酸中毒,细胞外液 H^+ 浓度增高,过多的 H^+ 流入细胞内而细胞内的 K^+ 则移至细胞外,引起高钾血症;③严重缺氧,由于细胞缺氧ATP生成不足,导致细胞膜 Na^+-K^+ ATP 酶功能障碍,影响细胞外 K^+ 向细胞内转运;④高钾性周期性麻痹,一种少见的常染色体显性遗传病,发病时除出现肌麻痹外并伴有血钾升高;⑤胰岛素缺乏,常见于糖尿病,患者因胰岛素分泌不足而使 K^+ 进入细胞减少,

伴有酮症酸中毒时,H^+ 大量进入细胞内,细胞内的 K^+ 移至细胞外,导致高钾血症。

(二)对机体的影响

1. 对神经、肌肉的影响 在急性高钾血症时,由于血钾急速升高,细胞内 K^+ 浓度改变不大,故细胞内外 K^+ 浓度梯度减少而使 K^+ 外流减少,导致静息电位降低,静息电位和阈电位的差距缩小,以至较小的刺激即可引起动作电位,故轻度高钾血症时神经、肌肉的兴奋性增高。患者表现为轻度肌肉震颤、手足感觉异常、腹痛、腹泻等。但严重的高钾血症神经、肌肉的兴奋性则降低,出现肌无力、麻痹。慢性高钾血症时,由于血清钾缓慢潴留,细胞外过多的 K^+ 逐渐移入细胞内,故神经肌肉症状不明显。

2. 对心脏的影响 高钾血症对患者最大的危害是对心脏的毒性作用,可引起各种心律失常,最严重时可出现室颤和心搏骤停。其影响:①心肌兴奋性先增高后降低,最终使心肌兴奋性明显降低,甚至消失;②心肌传导性降低;③心肌自律性降低;④心肌收缩性减弱。心电图的主要变化有 T 波高耸,P-R 间期延长,P 波、QRS 波增宽和 Q-T 间期缩短。

3. 对酸碱平衡的影响 高钾血症时,一方面由于细胞外 K^+ 浓度增高使部分 K^+ 进入细胞内,为了维持体液的电中性,H^+ 从细胞内移向细胞外,使细胞外液 H^+ 浓度增高,导致细胞内碱中毒和细胞外酸中毒。另一方面,肾小管上皮细胞也同样发生 K^+ 内移和 H^+ 外移,使肾小管上皮细胞内 K^+ 含量增多,H^+ 含量减少,导致肾小管上皮细胞 K^+-Na^+ 交换增强,H^+-Na^+ 交换减弱,尿排 H^+ 减少,此时血浆虽呈酸性,但尿液却呈碱性,故称反常性碱性尿。

☞考点:高钾血症的概念、原因及对机体的主要影响

案例 4-3

患儿,男,15 个月。因腹泻、呕吐 4 天入院。每天腹泻 6~8 次,水样便,呕吐 4 次,不能进食,每日补 5% 葡萄糖溶液 1000ml,尿量减少。体检:精神委靡,体温 37.5℃(肛),脉搏 150 次/分,呼吸 55 次/分,血压 86/50mmHg,皮肤弹性减退,两眼凹陷,前囟下陷,腹胀,肠鸣音减弱,膝反射迟钝。实验室检查:血清 Na^+ 125mmol/L,血清 K^+ 3.2mmol/L。

问题:

患儿发生了何种水、电解质代谢紊乱?为什么?

第 3 节 镁代谢紊乱

镁是人体必需的重要元素之一,在体液阳离子中,其含量仅次于钠、钾、钙,居第 4 位,在细胞内仅次于钾。人体内的镁总量约为 20~28g。60%~65%存

在于骨骼,27%存在于骨骼肌,6%～7%存在于其他软组织中。血清镁占 0.3%,正常血清镁的含量为 0.75～1.25mmol/L。血清镁的存在形式是游离镁,与碳酸氢根、磷酸根、枸橼酸根等阴离子结合为复合镁,与白蛋白结合的蛋白结合镁。

镁的主要生理功能为:①维持酶的活性,参与糖、脂肪、蛋白质、核酸等代谢和许多生命活动过程;②稳定细胞内 DNA、RNA 和核糖体;③维持可兴奋细胞的兴奋性,影响细胞膜及离子转运。

大部分食物中均含有镁。镁摄入后主要在小肠吸收,其吸收受钙、氨基酸和纤维等因素的影响。体内镁的平衡主要依赖于肾及肠道调节。镁的摄入不足或排出过多,均可引起镁代谢紊乱。根据细胞外液中镁浓度的异常,分为低镁血症和高镁血症。

一、低镁血症

低镁血症(hypomagnesemia)是指血清镁含量低于 0.75mmol/L。

1. 原因与机制　①摄入不足,常见于长期禁食、节食、厌食及长期营养不良者;②吸收障碍,常见于小肠切除、胃肠道瘘、吸收不良综合征等;③排出过多,经消化道排出过多(严重呕吐、腹泻以及胃肠引流等),经肾排镁过多(慢性肾小球肾炎、肾盂肾炎、利尿药的使用、高钙血症等),其他因素如透析失镁、大量出汗等。

2. 对机体的影响

(1) 对神经肌肉和中枢神经系统的影响:低镁血症可使神经肌肉兴奋性增强,可出现四肢肌肉震颤、强直、痛性肌痉挛和手足搐搦等临床表现;低镁血症可使中枢神经系统应激性增强,引起多种神经精神症状,轻者产生神经官能症样症状,重者引起精神失常、定向力失常、癫痫发作,甚至惊厥、昏迷等。

(2) 对心血管系统的影响:引起心律失常,以室性心律失常为主,严重者因室颤而猝死;还可导致冠状动脉痉挛和血压升高等。

(3) 对代谢的影响:缺镁时,骨内镁释放,而肾小管重吸收钙及骨钙动员均减少,使血钙降低;低镁也促进了肾小管排钾增加,致低钾血症。

☞考点:低镁血症的概念

二、高镁血症

高镁血症(hypermagnesemia)是指血清镁浓度高于 1.25mmol/L。

1. 原因与机制　高镁血症主要为肾排镁障碍,见于急、慢性肾衰竭伴少尿、严重脱水伴有少尿及甲状腺功能减退等。此外,静脉内补镁过多过快也是引起高镁血症。

2. 对机体的影响

(1) 对神经肌肉和中枢神经系统的影响:主要产生抑制作用,表现为肌无力、甚至骨骼肌弛缓性麻痹,严重者可使呼吸肌麻痹而死亡。中枢神经系统症状可表现嗜睡、精神委靡、言语不清、昏迷等。

(2) 对心血管系统的影响:高镁能抑制房室和室内兴奋传导,降低心肌兴奋性,可出现各种传导阻滞和心动过缓等,严重者引起心脏停搏。

(3) 对平滑肌的影响:高镁可使血管平滑肌舒张,并发低血压;对内脏平滑肌的抑制可引起恶心、呕吐、腹胀、便秘、尿潴留等。

目 标 检 测

1. 决定细胞外液晶体渗透压的主要因素是(　　)
   A. 白蛋白　　　　　　　B. 球蛋白
   C. Na^+　　　　　　　　D. K^+
   E. Ca^{2+}

2. 严重腹泻患者,在治疗时只补充葡萄糖液而未补含钠液,易出现(　　)
   A. 高渗性脱水　　　　　B. 低渗性脱水
   C. 等渗性脱水　　　　　D. 水中毒
   E. 水肿

3. 急性重症水中毒对机体的主要危害是(　　)
   A. 脑水肿、颅内高压　　B. 急性肺水肿
   C. 低钾血症　　　　　　D. 急性肾衰竭
   E. 血容量增多,血管破裂

4. 高钾血症对酸碱平衡的影响是(　　)
   A. 细胞内外均酸中毒
   B. 细胞内外均碱中毒
   C. 细胞内碱中毒,细胞外酸中毒
   D. 细胞内酸中毒,细胞外正常
   E. 细胞内酸中毒,细胞外碱中毒

5. 脱水热产生的原因是(　　)
   A. 散热减少
   B. 产热增加
   C. 体温调节中枢功能障碍
   D. 体温调节中枢调定点上移
   E. 产热增加与散热减少

6. 下列哪种水、电解质代谢紊乱易发生休克(　　)
   A. 低渗性脱水　　　　　B. 高渗性脱水
   C. 等渗性脱水　　　　　D. 水中毒
   E. 盐中毒

7. 大面积肌肉挤压伤患者易出现(　　)
   A. 低钾血症　　　　　　B. 低镁血症
   C. 低钠血症　　　　　　D. 高钠血症
   E. 高钾血症

8. 血浆中含量最多的阳离子是（　　）
   A. Na^+　　　　　　　B. K^+
   C. Ca^{2+}　　　　　　D. Mg^{2+}
   E. Fe^{2+}

9. 血浆中含量最多的阴离子是（　　）
   A. HCO_3^-　　　　　　B. HPO_4^{2-}
   C. SO_4^{2-}　　　　　　D. Cl^-
   E. 蛋白质阴离子

10. 脱水分类的依据是（　　）
    A. 体液丢失总量　　　B. 细胞外液丢失量
    C. 细胞外液渗透压　　D. 细胞内液丢失量
    E. 细胞内液渗透压

11. 高烧患者出汗多，呼吸深快，易出现（　　）
    A. 高渗性脱水　　　　B. 低渗性脱水
    C. 等渗性脱水　　　　D. 水中毒
    E. 盐中毒

12. 正常血清钾离子的浓度是（　　）
    A. 3～5mmol/L　　　　B. 3.5～5.5mmol/L
    C. 5～7mmol/L　　　　D. 7～9mmol/L
    E. 2.5～3.5mmol/L

13. 低渗性脱水的患儿发生皮肤弹性低、眼窝凹陷、前囟下陷的主要原因是（　　）
    A. 血容量减少　　　　B. 细胞内液减少
    C. 淋巴液减少　　　　D. 组织间液减少
    E. 脑脊液减少

14. 某患者一天前因煤气爆炸烧伤头面部、前胸及双上肢，当地医院给予补充5％葡萄糖溶液2000ml，次日转入某院烧伤科。其水电解质平衡紊乱的类型是（　　）
    A. 低渗性脱水　　　B. 高渗性脱水
    C. 等渗性脱水　　　D. 水中毒
    E. 水肿

15. 患者，女，38岁。因减肥连续服用泻药一周，现感虚弱乏力，偶有直立性眩晕而入院。其电解质代谢紊乱是（　　）
    A. 低钾血症　　　　　B. 高镁血症
    C. 高钙血症　　　　　D. 高钠血症
    E. 高钾血症

（16～18题）
　　患者，男，37岁。因发热、腹痛、呕吐、嗜睡2天，以"急性弥漫性腹膜炎"入院。查体：血压105/60mmHg，脉搏99次/分，呼吸33次/分，呼气中有烂苹果味，体温39℃。患者烦躁不安，神志模糊，口唇干燥，眼窝凹陷，皮肤弹性差。腹部膨隆，有肌紧张、压痛、反跳痛，叩诊有移动性浊音，听诊肠鸣音减弱。腱反射减弱。实验室检查：血Na^+浓度156mmol/L，血K^+浓度3.3mmol/L，血pH7.32，血浆HCO_3^- 22mmol/L

16. 患者发生的水钠代谢紊乱是（　　）
    A. 低渗性脱水　　　B. 高渗性脱水
    C. 等渗性脱水　　　D. 水中毒
    E. 水肿

17. 患者发生的电解质代谢紊乱是（　　）
    A. 低钾血症　　　　　B. 低镁血症
    C. 低钠血症　　　　　D. 高钠血症
    E. 高钾血症

18. 患者发生的酸碱平衡紊乱主要是（　　）
    A. 代谢性酸中毒　　　B. 代谢性碱中毒
    C. 呼吸性酸中毒　　　D. 呼吸性碱中毒
    E. 以上都不是

（王见遐）

第5章 水 肿

📖 学习目标

掌握水肿的概念、病因和发病机制、水肿的特点以及水肿对机体的影响。

理解心性水肿、肝性水肿、肾性水肿的发生机制及病变特点。

水肿(edema)是指过多的体液在组织间隙或体腔内积聚。水肿液积聚于体腔者,称为积水或积液,如胸腔积液、腹腔积液、心包积液、脑积水等。水肿并非是独立的疾病,而是多种疾病常见的一种病理过程。

水肿的常见分类为:①根据水肿的发病原因,可分为心性水肿、肾性水肿、肝性水肿、营养不良性水肿、炎性水肿、淋巴性水肿等,有的水肿至今原因不明,称特发性水肿;②根据其分布范围,可分为全身性水肿和局部性水肿;③根据其发生部位,可分为肺水肿、脑水肿、皮下水肿等。

📖 考点:水肿的概念和分类

一、水肿的原因及发生机制

正常人体组织间液的含量相对恒定,这主要有赖于机体调节下的血管内外液体交换和体内外液体交换的动态平衡。这种平衡一旦被打破,可导致组织间液的生成大于回流或钠、水潴留而引起水肿。

(一)血管内外液体交换失平衡(组织间液生成大于回流)

正常情况下,血管内外不断进行液体交换,使组织液的生成和回流保持动态平衡,而这种平衡由以下因素决定。①有效流体静压是促使液体滤出血管的力量。有效流体静压=毛细血管的平均血压(2.33kPa)-组织间液流体静压(-0.87kPa),正常值约为3.20kPa(24mmHg)。②有效胶体渗透压是促使液体回流至毛细血管的力量。有效胶体渗透压=血浆胶体渗透压(3.72kPa)-组织间胶体渗透压(0.67kPa),正常值约为3.05kPa(22.9 mmHg)。有效流体静压减去有效胶体渗透压的差值是平均实际滤过压。据上述计算结果,平均实际滤过压为0.15kPa。可见,正常情况下组织液的生成略大于回流(图5-1)。③淋巴回流组织液剩余的部分(约10%)经过淋巴系统回流进入血液循环。淋巴回流不仅可把这部分组织液送回体循环,而且可把从毛细血管壁漏出的蛋白质及细胞代谢产生的大分子物质吸收入体循环,以保证组织液生成与回流的平衡。

图 5-1 血管内外液体交换示意图

▶ 案例 5-1

患者,女,49岁。右侧乳腺癌根治术后1周,右侧上肢出现顽固性水肿。

问题:

患者右侧上肢出现水肿的原因是什么?如何减轻右上肢水肿?

1. 毛细血管内流体静压增高 常见于静脉受压、静脉栓塞及充血性心力衰竭患者。当静脉回流受阻,静脉压及毛细血管内压力增高时,平均实际滤过压增大,导致组织液生成增多,当其超过了淋巴回流的代偿限度时,便会发生水肿。

动脉充血时,毛细血管内流体静压增高,是引起炎性水肿的重要因素之一。

2. 血浆胶体渗透压降低 主要决定血浆白蛋白的含量,它起着限制血浆液体滤出毛细血管的作用。因此,当血浆白蛋白含量减少,血浆胶体渗透压下降,而平均实际滤过压增大,组织液生成增加。主要原因见于:①蛋白质摄入不足,如长期禁食、营养不良、胃肠道消化吸收障碍等;②蛋白质合成障碍,如肝硬化等;③蛋白质丢失过多,如肾病综合征时大量蛋白尿从尿中丧失;④蛋白质消耗过多,如恶性肿瘤、结核病等。

3. 微血管壁通透性增加 在缺氧、酸中毒、烧伤、感染和变态反应时,由于微血管壁通透性增加,血浆蛋白滤出增多,组织间隙胶体渗透压增高,有效胶体渗透压下降,导致组织间液生成明显增多而发生水肿。

4. 淋巴回流受阻 在淋巴管受肿瘤压迫、瘢痕牵拉、淋巴管腔被瘤细胞或寄生虫阻塞、恶性肿瘤摘除术时广泛淋巴管切除等,可造成淋巴回流受阻,使含蛋白质高的淋巴液在组织间隙中积聚,形成淋巴性水肿。如丝虫病时,因淋巴管被成虫堵塞可引起双下肢及阴囊的慢性水肿。

（二）体内外液体交换失平衡（钠、水潴留）

正常时,肾小球滤过的钠、水总量中,只有 $0.5\%\sim1\%$ 形成终尿排出体外,而有 $99\%\sim99.5\%$ 被肾小管重吸收。其中,近曲小管主动吸收占 $60\%\sim70\%$,远曲小管和集合管受激素调节对钠、水重吸收。肾小球滤过率与肾小管重吸收之间保持的这种动态平衡,称为球-管平衡。如果这种平衡失调,导致钠、水潴留而引起水肿。

1. 肾小球滤过率（GFR）下降 在肾小球滤过率下降,而肾小管重吸收功能正常时,即可导致钠、水潴留而发生水肿,如急性肾小球肾炎时,使 GFR 降低,但肾小管仍能正常重吸收,可发生肾炎性水肿;充血性心力衰竭、肾病综合征、肝硬化伴腹水等可引起有效循环血量减少,肾血流量下降时,可导致 GFR 下降引起钠、水潴留而引起水肿。

///// 案例 5-2

患儿,女,9岁。两周前曾患急性化脓性扁桃体炎,近几天来眼睑和面部出现明显水肿,尿量减少;血压130/86mmHg;尿检:尿蛋白（＋＋）,尿红细胞（＋＋）。
问题:
患儿发生水肿的主要原因是什么?护理工作中应注意什么?

2. 近曲小管重吸收钠、水增多 近曲小管对钠、水重吸收增多引起的球-管平衡失调,使肾排水减少,是某些全身性水肿发病的重要原因。

（1）心房利钠多肽（ANP）分泌减少:具有利钠、利水作用的 ANP 的分泌和释放受血容量、Na^+ 含量、血压等因素的影响。当有效循环血量明显减少时,心房牵张感受器兴奋性降低,使 ANP 分泌减少,近曲小管对钠、水的重吸收增加,可导致或促进水肿的发生。

（2）肾小球滤过分数（filtration fraction, FF）增加:

$$FF＝肾小球滤过率/肾血浆流量$$

正常时约有 20% 的肾血浆流量经肾小球滤过。充血性心力衰竭、肾病综合征时,由于有效循环血量减少,肾素和血管紧张素分泌增加引起肾小动脉收缩,但通常是出球动脉收缩较入球动脉收缩更明显,致使肾小球滤过压升高,滤过率相对增加,因此 FF 增大。此时,无蛋白滤液相对较多,而通过肾小球后,进入肾小管周围的毛细血管内血液中蛋白和胶体渗透压相对较高。同时,毛细血管内血流量相对减少,流

体静压下降,可导致近曲小管重吸收钠、水增加而发生水肿。

3. 远曲小管和集合管重吸收钠、水增多 远曲小管和集合管对钠、水的重吸收受激素调节,其功能状态与水肿发生密切相关。

（1）血中醛固酮含量增高:①分泌增加,见于充血性心力衰竭、肾病综合征及肝硬化腹水等。当有效循环血量减少或其他原因引起肾血流量减少时,可刺激入球小动脉壁的牵张感受器,肾小球滤过率降低使流经致密斑的钠量减少,均可激活肾素-血管紧张素-醛固酮系统,导致钠、水潴留。②灭活减少,如肝硬化患者,因肝细胞灭活醛固酮的功能减退,可使血中醛固酮含量增高。

（2）抗利尿激素（ADH）分泌增加:①肾素-血管紧张素-醛固酮系统激活以及醛固酮分泌增加,肾小管对钠的重吸收增多,使血浆渗透压增高,可刺激下丘脑渗透压感受器,促进 ADH 的分泌和释放。②在充血性心力衰竭等引起的有效循环血量减少时,因左心房壁容量感受器的刺激减弱,也可反射性地引起 ADH 分泌增多。ADH 分泌和释放增加,促进了肾小管对水的重吸收,导致钠、水潴留。

综上所述,水肿是一个复杂的病理过程,在各种不同类型的水肿发生发展中,往往是多种因素同时或相继发挥作用。同一因素在不同的水肿发病机制中所产生的作用也不尽相同。在临床上,对不同的水肿患者必须进行具体分析,以便制订有效的治疗方案和护理措施。

📖考点:水肿的原因和发生机制

二、水肿的特点及对机体的影响

（一）水肿的特点

1. 水肿液的性状 水肿液的相对密度低于1.015,蛋白质含量低于 25g/L,细胞数少于 $500\times10^6/L$。常见于淤血、营养不良、肾病等引起的水肿。而与炎症引起渗出液的特点不同。

2. 皮肤水肿 是水肿的重要体征,可表现为皮肤肿胀,弹性减弱,皱纹变浅,若指压水肿处皮肤有凹陷者,称为凹陷性水肿,亦称为显性水肿（frank edema）。这是因为分布在间隙中的胶体网状物（透明质酸、胶原及黏多糖等）对液体有强大的吸附力和膨胀性。只有当液体的积聚量超过胶体网状物的吸附能力时,才出现游离液体,表现出凹陷性水肿。实际上,在皮肤出现凹陷性水肿前往往已有组织间液的积聚,但水肿液与胶体网状物呈凝胶态结合,并可达原体重的 10%,无肉眼可见的凹陷性水肿,此时的水肿称为隐性水肿（recessive edema）。所以,临床上常采用动

态测体重来判断水肿消长的重要依据。

3. 器官水肿 肉眼观,病变脏器体积增大、重量增加、色泽苍白且光亮、弹性减弱等。镜下观,组织肿胀,细胞间距加大,其内充满水肿液。

4. 全身水肿 最常见的全身性水肿是心性水肿、肾性水肿和肝性水肿(见常见水肿类型及特点)。

(二)水肿对机体的影响

水肿可对机体有利影响,如炎性水肿液中含有抗体成分,能增加局部抵抗力,稀释毒素,减轻组织损伤,水肿液的纤维蛋白原在组织间隙形成纤维蛋白网,能防止病原生物体的扩散等。为避免在循环系统压力急剧升高时血管破裂和急性心力衰竭的危险,水肿可使血管内液部分转移到组织间隙,达到了缓解血管内压的作用。

多数情况下,水肿对机体有不利影响,其影响大小主要取决于水肿的部位、程度、发生速度及持续时间:①过量液体在组织间隙中积聚,使毛细血管与细胞之间的距离增大,营养物质和代谢废物的弥散发生障碍,可致受累细胞发生营养障碍。长期的水肿可使局部组织抵抗力降低,易发生感染或感染不易控制。②发生在四肢和体表的水肿,对机体的功能活动影响较小;而发生在重要生命活动器官的水肿,如脑水肿引起颅内高压、脑疝,喉头水肿引起气道阻塞、窒息,肺水肿引起严重缺氧等,则可给机体造成严重的后果,甚至死亡。

☞考点:水肿的特点及对机体影响

三、常见水肿的类型及特点

1. 心性水肿 是指由充血性心力衰竭引起的水肿。临床上,通常是指严重右心衰竭所致的全身性水肿。心性水肿一般首先于下肢尤其是踝关节部位出现,以后逐步向上蔓延,其发生机制主要与心输出量减少和静脉回流障碍有关。心输出量减少可引起肾小球滤过率降低,肾小管对钠、水重吸收增强,导致钠、水潴留;心脏泵血不足,回心血量减少,体循环淤血,引起静脉压和毛细血管流体静压增高。肝、胃肠道淤血,白蛋白合成、吸收减少,使血浆胶体渗透压降低以及肝脏淤血时,对醛固酮灭活不足,使肾小管重吸收钠、水增多,导致钠、水潴留(图5-2)。

☞考点:心性水肿的发病机制

2. 肾性水肿 是指由各种肾脏疾病引起的水肿。肾性水肿一般从颜面、眼睑等组织疏松的部位开始出现,严重者可出现全身性水肿。常见于急性肾小球肾炎和肾病综合征患者。肾小球肾炎性水肿的发生主要是肾小球毛细血管内皮细胞、系膜细胞增生肿胀及炎性渗出物增多,使肾小球毛细血管极度狭窄,致使肾小球滤过率降低而导致钠、水潴留所致;肾病性水肿发生的主要环节是长期大量蛋白尿,使蛋白丢失过多,致使血浆胶体渗透压下降,组织液生成过多以及钠、水潴留而发生水肿(图5-3)。

☞考点:肾性水肿的发病机制

3. 肝性水肿 是指由肝脏疾病(肝硬化、重型病毒性肝炎等)引起的水肿。主要表现为腹水,严重时出现全身水肿。其发生主要是由于肝静脉回流受阻,肝淋巴液生成增多,门静脉高压和肠系膜淋巴液生成增多,血浆胶体渗透压降低,有效循环血量下降,钠、水潴留所致。此外,肝细胞受损后肝功能降低,对醛固酮和抗利尿激素灭活作用减弱,导致钠、水潴留而加重腹水的形成(图5-4)。

☞考点:肝性水肿的发病机制

图5-2 心性水肿发生机制示意图

图 5-3　肾性水肿发生机制示意图

图 5-4　肝性水肿发生机制示意图

目标检测

1. 下述哪项不是影响组织液生成与回流平衡的因素（　　）
　　A. 毛细血管血压　　　B. 组织间液流体静压
　　C. 淋巴回流　　　　　D. 毛细血管壁通透性
　　E. 血浆胶体渗透压

2. 水肿液在组织间隙呈游离状态存在时表现为（　　）
　　A. 隐性水肿　　　　　B. 显性水肿
　　C. 黏液性水肿　　　　D. 局限性水肿
　　E. 特发性水肿

3. 造成是血浆胶体渗透压降低的主要原因是（　　）
　　A. 血液浓缩　　　　　B. 血红蛋白减少
　　C. 血钠含量降低　　　D. 血浆白蛋白减少
　　E. 血浆球蛋白减少

4. 肾病综合征大量蛋白尿的原因是（　　）
　　A. 肾小球滤过率增加　B. 感染
　　C. 尿量增加　　　　　D. 肾功能下降
　　E. 血浆胶体渗透压下降

5. 长期卧床的心力衰竭患者,其水肿首先出现于（　　）
　　A. 足踝部　　　　　　B. 眼睑
　　C. 下肢　　　　　　　D. 骶背部
　　E. 颜面部

6. 患者,女,78 岁。因间断胸闷 1 周,1 天前于夜间突然被坐起,频繁咳嗽、严重气急,咳大量粉红色泡沫痰,既往患冠心病 10 年。入院后考虑为左心衰、急性肺水肿。为减轻呼吸困难首先应采取的护理措施是（　　）
　　A. 高浓度吸氧　　　　B. 利尿,低盐饮食
　　C. 端坐,双腿下垂　　　D. 平卧,抬高双腿
　　E. 皮下注射吗啡

7. 某患者在肿瘤切除手术后,局部出现水肿最可能是由于（　　）
　　A. 局部损伤使血管通透性增高
　　B. 失血使血浆胶体渗透压下降
　　C. 局部组织产生炎症性水肿
　　D. 静脉淤血引起毛细血管内压增高
　　E. 局部淋巴切除致淋巴回流障碍

（郭家林）

第6章　炎　症

学习目标

掌握炎症、变质、渗出、增生、假膜性炎、蜂窝织炎、脓肿、肉芽肿性炎的概念,炎症的基本病理变化,分类、渗出性炎的类型及主要病变特征。

理解炎症的局部表现、全身反应及炎症的结局。

了解炎症的原因。

炎症(inflammation)是指具有血管系统的活体组织对各种损伤因子所发生的复杂的防御反应。炎症的基本病理变化是变质、渗出和增生。局部临床表现为红、肿、热、痛和功能障碍。全身反应有发热、末梢血白细胞变化等。

炎症在临床上极为常见,可发生在机体的不同部位和组织,如疖、痈、风湿病、肾炎、肺炎、结核病、淋病、外伤感染等,其病理过程都属于炎症。炎症是损伤、抗损伤和修复三位一体的综合过程。

☞考点:炎症的概念

第1节　炎症的原因

能引起组织和细胞损伤的因子均称为致炎因子。种类很多,可归纳以下几类。

1. 生物性因子　最常见,包括细菌、病毒、立克次体、支原体、螺旋体、真菌、原虫和寄生虫等。生物性因子引起的炎症又称为感染。某些病原体可以通过其抗原性诱发免疫反应而导致组织损伤,如寄生虫感染和结核等。

2. 物理性因子　高温、低温、放射线和紫外线、机械性创伤、电击伤等。

3. 化学性因子　外源性化学性因子有强酸、强碱等;内源性化学性因子有坏死组织的分解产物和堆积于体内的某些代谢产物,如尿素、尿酸等。

4. 变态反应　当机体免疫反应状态异常时,可引起不适当或过度的免疫反应,造成组织损伤,引发炎症反应,如过敏性鼻炎、荨麻疹及某些类型的肾小球肾炎等。

5. 坏死组织　组织损伤后的分解产物是一种潜在的致炎因子,可以引起炎症,如在新鲜的坏死组织边缘的充血出血带就是炎症反应的结果。

☞考点:最常见的致炎因子

第2节　炎症的基本病理变化

炎症的基本病理变化是变质、渗出和增生。变质是损伤过程,渗出和增生是抗损伤和修复过程。一般急性炎症或炎症早期以变质和渗出为主,慢性炎症或炎症后期以增生为主。但变质、渗出、增生是相互联系的,可相互转换,如结核病虽然通常表现为增生性炎,也可以转化为变质性炎或渗出性炎。

☞考点:炎症的基本病理变化

一、变　质

变质(alteration)是指炎症局部组织细胞发生的变性和坏死。变质由致炎因子直接作用,或由血液循环障碍和炎症的反应产物间接作用引起。

☞考点:变质的概念

(一)形态变化

实质和间质细胞均可发生变质。实质细胞变质性变化有细胞水肿、脂肪变性、细胞凝固性坏死、液化性坏死、细胞凋亡等。间质可发生黏液样变性和纤维素样坏死等。

(二)代谢变化

分解代谢增强,表现①局部酸中毒:糖、脂肪和蛋白质的分解代谢增强,耗氧量增加,但由于局部血液循环障碍和酶系统受损,局部氧化障碍,导致氧化不全的中间代谢产物(乳酸、脂肪酸、酮体等)在局部堆积,使氢离子浓度升高,导致局部酸中毒。②组织内渗透压升高:由于炎症病灶分解代谢亢进、坏死组织崩解,局部大分子蛋白性物质分解为许多较小分子物质,使分子浓度升高,加之氢离子浓度增高和盐性解离增强,致使胶体渗透压和晶体渗透压均升高,促使炎性渗出。

(三)炎症介质

炎症介质(inflammatory mediator)是指炎症过程中产生并参与引起炎症反应的化学活性物质。炎症介质在炎症的发生发展过程中有重要的介导作用,可以促进血管反应、使血管壁通透性增高及对炎细胞具有趋化作用,引起炎症局部反应和全身反应。炎症介质有外源性(细菌及其产物)和内源性(来源于细胞及血浆)两大类。以内源性介质最为重要。主要炎症介质及其作用见表6-1。

表 6-1　主要炎症介质及其作用

炎症介质	来源	血管扩张	血管壁通透性增加	趋化作用	其他作用
组胺	肥大细胞、血小板	+	+		
前列腺素	细胞浆膜磷脂成分	+	+		疼痛、发热
白三烯	白细胞、肥大细胞		+	+	
溶酶体成分	中性粒细胞				组织损伤
细胞因子	T淋巴细胞			+	组织损伤、发热
C3a、C5a	补体系统		+	+	
缓激肽	血浆蛋白质	+	+		疼痛

二、渗　　出

渗出(exudation)是指炎症局部组织血管中的液体成分、纤维蛋白原等蛋白质和各种炎症细胞通过血管壁进入组织间隙、体腔、体表、黏膜表面的过程。急性炎症及炎症的早期,渗出最为明显,在此过程中,以血管反应为主,包括血流动力学改变、血管通透性增高和血液成分的渗出等。

☞考点:渗出的概念

(一)血流动力学的变化

致炎因子作用于局部组织后,局部微循环很快发生血流动力学改变,其变化一般按下列顺序发生(图 6-1)。

1. 正常血流

2. 血管短暂收缩,血流量减少

3. 血管扩张,血流加速

4. 血管进一步扩张,血流变慢,血浆及白细胞渗出

5. 血流显著变慢,红细胞漏出血管

图 6-1　炎症时血流动力学变化

1. **细动脉短暂收缩**　由神经调节和炎症介质引起,损伤发生后立即发生短暂的细动脉收缩,持续仅几秒钟。

2. **血管扩张和血流加速**　先累及细动脉,随后导致更多微血管床开放,使局部血流加快、血量增加,形成动脉性充血,局部组织因此而发红、发热,代谢增强。血管扩张与轴突反射和炎症介质有关。

3. **血流速度减慢**　在致炎因子和某些炎症介质的作用下,炎区内血管进一步扩张(主要是细静脉、毛

细血管),血管流体静压升高及微血管通透性增强,含蛋白质的液体向血管外渗出,导致血管内红细胞浓集和黏稠度增加,血流减慢,为白细胞游出提供条件。

(二)血管通透性增高

引起血管通透性增高的机制:①炎症局部组织产生的组胺、缓激肽等炎症介质,作用于内皮细胞受体使内皮细胞收缩,内皮间隙增宽;②致炎因子可直接损伤内皮细胞,如严重烧伤和化脓菌感染等;③白细胞介导的内皮细胞损伤;④新生的毛细血管内皮细胞间连接不健全,具有高通透性。

(三)血液成分的渗出

1. 液体渗出

(1)液体渗出的原因:①血管通透性增高;②微循环内流体静压增高,炎症早期的动脉性充血和后期的静脉淤血均使血管内流体静压升高;③组织渗透压增高,炎症局部组织变性坏死、分解代谢增强及局部酸中毒,使局部的分子浓度和离子浓度升高,胶体渗透压和晶体渗透压均升高。炎症时渗出的液体称为渗出液。渗出液积存于组织间隙,称为炎性水肿;积存于体腔(胸腔、腹腔、心包腔),称为积液。渗出液与单纯血液循环障碍(心衰、肝硬化引起的静脉淤血)引起的漏出液不同(表 6-2)正确的区分两者对于临床某些疾病的诊断和鉴别诊断有一定的帮助。

☞考点:渗出液与漏出液的区别

表 6-2　渗出液与漏出液的比较

比较项目	渗出液	漏出液
原因	炎症	循环障碍、淤血
发生机制	血管壁通透性增高	静脉回流受阻
蛋白质含量	>30g/L	25g/L
相对密度	>1.018	<1.018
细胞数	>500×10^6/L	<100×10^6/L
黏蛋白定性试验	阳性	阴性
凝固性	能自凝	不能自凝
透明度	混浊	澄清

(2)液体渗出的意义:液体渗出的意义有两个方面。

1)对机体有利的方面:①渗出液可稀释炎症局部

的毒素,减少这些化学物质对局部组织的损伤;②给局部带来葡萄糖、氧、蛋白质等营养物质和带走代谢产物,有利于再生与修复;③渗出液中含有抗体、补体等,有利于消灭病原菌和增强局部防御能力;④渗出物中的纤维素交织成网,可限制病原微生物扩散,有利于吞噬细胞吞噬,在炎症后期有利于组织修复;⑤渗出物所含病原生物和毒素随淋巴液吸收带到淋巴结,有刺激机体产生细胞免疫和体液免疫的作用。

2) 对机体不利的方面:①渗出液过多可引起压迫和阻塞,如心包积液可压迫心脏,喉头水肿可导致窒息,关节内液体过多可影响关节运动;②渗出液内纤维素过多,不容易完全吸收,可发生机化,引起组织粘连,如心包粘连导致的缩窄性心包炎严重影响心功能,肠粘连导致肠功能障碍。

☞考点:液体渗出的意义

2. 细胞成分渗出 白细胞渗出是炎症反应最重要的特征。白细胞通过阿米巴样运动游出并聚集到炎症区的现象,称为炎细胞浸润。白细胞渗出是一个复杂的过程,包括白细胞边集、附壁、游出等连续阶段,然后在化学趋化因子的作用下到达炎症病灶,发挥防御作用。红细胞无运动能力,血管壁受损严重时红细胞可漏出。

(1) 白细胞渗出和趋化作用:随着血管扩张,血管壁通透性增强和血流缓慢,白细胞由轴流到达血管的边缘部,称为白细胞边集(leukocytic margination);边集的白细胞贴附在内皮细胞表面,这种现象,称为白细胞附壁或黏着;黏着的白细胞伸出伪足,以阿米巴样运动的方式从内皮细胞连接处的缝隙中逸出到血管外,称为白细胞游出(图6-2)。在渗出的炎细胞中,中性粒细胞游走能力最强,游出最早,淋巴细胞运动能力最弱。炎症的不同阶段游出的白细胞不同。致炎因子不同,游出的白细胞种类也不同。

游出的白细胞沿着组织间隙以阿米巴样运动向炎症病灶定向游走集中的现象,称为趋化作用(chemotaxis)。能使白细胞定向移动的化学物质称为趋化因子。趋化因子分内源性和外源性两类,前者主要有补体成分(尤其是C5a)、白三烯(主要是LTB4)、细胞

因子(IL-8),后者主要为可溶性细菌产物。趋化因子具有特异性,有些趋化因子只吸引中性粒细胞,而有些趋化因子只吸引单核细胞或嗜酸粒细胞。不同的炎症细胞对趋化因子反应不相同,粒细胞和单核细胞对趋化因子反应较明显,而淋巴细胞对趋化因子反应则较弱。

(2) 白细胞的吞噬作用:吞噬作用是指白细胞吞噬和消化病原体及组织碎片的过程,是人体消灭致病因子的重要手段。具有吞噬能力的细胞称为吞噬细胞。人体内吞噬细胞主要有两种,即中性粒细胞和单核细胞(巨噬细胞)。吞噬过程包括识别和附着、包围吞入、杀伤和降解三个阶段(图6-3)。吞噬细胞借助其表面的FC和C3b受体,能识别被调理素(如免疫球蛋白FC段、补体C3b等)包绕的细菌。抗体或补体与相应受体结合,细菌就被粘着在吞噬细胞的表面,吞噬细胞伸出伪足,随伪足延伸和相互融合,细菌被吞入胞质内形成吞噬体,并与溶酶体融合形成吞噬溶酶体。细菌在吞噬溶酶体内被具有活性的氧代谢产物杀灭和降解。除吞噬作用外,白细胞还在局部产生免疫作用及组织损伤作用。

☞考点:白细胞的渗出过程;白细胞吞噬过程

链接 »»»

调理素化

调理素是存在于血清中的一类能增强吞噬细胞吞噬功能的蛋白质,包括抗体的Fc段、补体等。细菌等颗粒状物与含有调理素的血清接触并被其包裹,此过程称为调理素化。

(3) 参与炎症反应的白细胞的种类及其功能:炎症区的中性粒细胞、嗜酸粒细胞、单核细胞、淋巴细胞等主要来自血液,少数来自组织增生的细胞,如巨噬细胞等(图6-4)。

1) 中性粒细胞:又名小吞噬细胞,来自血液,一般最早进入组织。它具有活跃的运动和吞噬功能,能吞噬细菌、组织崩解碎片等,多见于炎症早期、急性炎症和化脓性炎症。

图6-2 白细胞渗出模式图

图 6-3　白细胞吞噬过程模式图

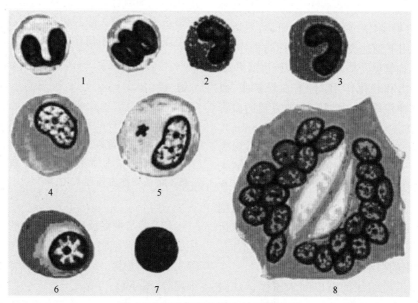

图 6-4　各种炎细胞形态特征模式图

1. 中性粒细胞；2. 嗜碱粒细胞；3. 嗜酸粒细胞；4. 单核细胞；5. 巨噬细胞；6. 浆细胞；7. 淋巴细胞；8. 多核巨细胞

2）单核/巨噬细胞：来自血液，也存在于人体各组织。具有较强吞噬功能，能吞噬较大的病原体、异物、坏死组织碎片甚至整个细胞。还能吞噬并处理抗原，把抗原信息传递给免疫活性细胞，促进特异性免疫反应。巨噬细胞在不同情况下有不同的形态特征：如吞噬含蜡质膜的细菌（结核分枝杆菌）时，形成类上皮细胞；吞噬脂质形成泡沫细胞；如异物体积较大，多个巨噬细胞相互融合或核分裂而胞质不分裂形成多核巨细胞。常见于急性炎症后期、慢性炎症、某些非化脓性炎症（结核、伤寒等）、病毒和寄生虫感染等。

3）嗜酸粒细胞：来自血液，能吞噬抗原抗体复合物。运动能力弱。嗜酸性颗粒内含多种水解酶，如蛋白酶、过氧化物酶等。常见于慢性炎症、寄生虫感染、变态反应性炎症（支气管哮喘、过敏性鼻炎）等。

4）淋巴细胞和浆细胞：淋巴细胞来自血液和组织，运动能力弱，无吞噬能力，分为 T 和 B 两类。T 淋巴细胞参与细胞免疫，产生各种淋巴因子，杀伤靶细胞；B 淋巴细胞在抗原刺激下转变成浆细胞，产生抗体，参与体液免疫反应。多见于慢性炎症，如结核分枝杆菌、病毒、梅毒螺旋体、立克次体等感染。

5）嗜碱粒细胞：来自血液。胞质内含粗大的嗜碱性颗粒，内含肝素、组胺、5-羟色胺。当受炎症刺激时，细胞脱颗粒而释放上述物质导致炎症。多见于变态反应性炎症。

三、增　生

在致炎因子和组织崩解产物等刺激下，炎症区组织的实质和间质细胞数目增多，称为增生。增生常见于慢性炎症及炎症后期，但急性肾小球肾炎（详见泌尿系统疾病）和伤寒（详见传染病）在炎症早期即表现为增生。增生的成分有实质细胞、巨噬细胞、血管内皮细胞和成纤维细胞等。增生有限制炎症扩散和促进炎症区组织修复等作用，但增生过度也可导致组织器官的功能障碍。

📖考点：增生的概念

第3节　炎症的类型及病理变化特点

一、炎症的临床类型

临床上根据炎症性疾病的病程长短和发病急缓，可将炎症分为超急性炎症、急性炎症、亚急性炎症和慢性炎症。

1.超急性炎症（hyperacute inflammation）　呈暴发性经过，整个病程数小时至数天。炎症反应剧烈，病理变化以坏死为主，变性和渗出性比较轻，短时间内引起组织器官的严重损害，甚至导致机体死亡，常见于器官移植的超急性排斥反应。

2.急性炎症（acute inflammation）　发病急、症状明显，病程常从数天至1个月。急性炎症局部病变常以变质、渗出为主，病灶内常有大量中性粒细胞浸润，如急性阑尾炎、急性细菌性痢疾等。

3.亚急性炎症（subacute inflammation）　病程介于急性炎症与慢性炎症之间，常从1个月至数月。如亚急性重型肝炎、亚急性细菌性心内膜炎等。

4.慢性炎症（chronic inflammation）　起病缓慢、症状不明显，病程常从数月至数年以上。局部病变常以增生为主，渗出和变质较轻。病灶内浸润的细胞常以淋巴细胞、巨噬细胞和浆细胞为主，如慢性阑尾炎、慢性胆囊炎等。

二、炎症的病理学类型及其特点

炎症根据病理变化特点分为变质性炎、渗出性炎和增生性炎。

（一）变质性炎

病理变化以组织细胞的变性、坏死为主，渗出和增生改变较轻微。主要发生在质地致密、代谢比较旺盛的组织器官，如心、肝、肾、脑等。常见原因是严重感染、中毒和变态反应等。临床上常见的变质性炎有病毒性肝炎、白喉性心肌炎、乙型脑炎等。

（二）渗出性炎

病理变化以渗出为主，伴有不同程度的变质和增生。根据渗出物成分的不同，分为以下几类。

1.浆液性炎（serous inflammation）　渗出物以浆液（主要是血清）为主，有少量中性粒细胞和纤维素等。常发生于黏膜、浆膜和疏松结缔组织等处，如感冒初期的鼻黏膜炎、胸腔的炎性积液、皮肤Ⅱ度烧伤所形成的水疱等都属于浆液性炎。对机体的影响取决于发生的部位、渗出物的量和机体对渗出物的吸收情况等。

2.纤维素性炎（fibrinous inflammation）　渗出物主要是纤维蛋白原，继而形成纤维素。在HE切片中纤维素呈红染、交织网状、条状或颗粒状，并可见中性粒细胞和坏死细胞碎片。凡是能引起血管壁通透性升高的因素，如细菌毒素、炎症介质、酸中毒和内、外源性毒物等均可导致纤维蛋白原渗出。常发生在肺、黏膜和浆膜。肺的纤维素性炎，常见于大叶性肺炎（详见呼吸系统疾病）。发生在黏膜的纤维素性炎，由纤维素、坏死组织和中性粒细胞等在黏膜表面形成一层灰白色膜状物，称为假膜，故把发生在黏膜的纤维素性炎称为假膜性炎，如急性细菌性痢疾和白喉（图6-5）。发生在支气管的假膜容易脱落造成窒息。发生在浆膜的纤维素性炎，如纤维素性心包炎，由于心脏舒缩运动，在心包脏、壁两层表面形成许多绒毛状物，称为"绒毛心"（图6-6）。渗出的纤维素量、组织内的抗胰蛋白酶含量和渗出的中性粒细胞量都影响着纤维素的吸收清除，如果前两者含量多而后者少，则阻碍其吸收清除，导致机化，影响脏器功能，如心包膜脏层和壁层粘连导致心包缩窄，使心脏舒缩受限。

📖考点：纤维素性炎疾病举例

图6-5　白喉

咽、喉、支气管假膜性炎：咽部及气管内见灰红色假膜覆盖，气管内的假膜已与气管壁剥离

图 6-6　风湿性心外膜炎（绒毛心）
心外膜覆盖一层纤维素性渗出物，呈绒毛状

图 6-7　蜂窝织炎性阑尾炎
阑尾肌层充血水肿，肌纤维间可见大量中性粒细胞浸润

3. 化脓性炎（purulent inflammation）　是指以大量中性粒细胞渗出为特征，伴有不同程度的组织坏死和脓液形成的炎症。致病菌多为葡萄球菌、链球菌、大肠埃希菌和脑膜炎双球菌等化脓菌。脓液由大量变性、坏死的中性粒细胞（脓细胞）、细菌、坏死组织和少量浆液等构成。根据化脓性炎病因和部位的不同，可分为以下三类。

（1）表面化脓和积脓：指发生在黏膜、浆膜的化脓性炎。病变特点是中性粒细胞及形成的脓液主要向黏膜、浆膜表面渗出，深部组织没有明显的炎细胞浸润。如化脓性尿道炎或化脓性支气管炎，渗出的脓液可通过尿道或气管排出体外。当化脓性炎发生在浆膜、胆囊和输卵管等处时，脓液则在腔内积聚，称为积脓，如腹腔积脓、胆囊积脓、输卵管积脓等。

（2）蜂窝织炎（phlegmonous inflammation）：指疏松结缔组织的弥漫性化脓性炎，病变特点是组织内大量中性粒细胞或脓细胞弥漫性浸润（图6-7），在皮肤、阑尾、肌肉等部位较为常见。主要由溶血性链球菌感染引起，因溶血性链球菌能产生大量透明质酸酶及链激酶，降解结缔组织基质中的透明质酸、溶解纤维素，故脓液稀薄呈乳状液体，炎症不易局限，细菌易通过结缔组织间隙和淋巴管扩散。毒素可被吸收入血引起机体中毒症状。

（3）脓肿（abscess）：指局限性化脓性炎症，病变特征是组织发生溶解坏死，有充满脓液的腔形成，脓液浓稠呈黄色（图6-8）。脓肿可发生于皮肤和内脏（肺、脑、肝、肾）。常由金黄色葡萄球菌感染引起，细菌产生血浆凝固酶，使纤维蛋白原转变成纤维素，因而炎症易于局限。细菌毒素引起局部组织坏死，大量浸润的中性粒细胞崩解释放出蛋白溶解酶，使坏死组织溶解、液化形成脓肿。脓肿的结局有下列几种情况：①小脓肿可被吸收消散，较大脓肿由于脓液过多，常需要切开排脓或穿刺抽脓，然后由肉芽组织修复，形成瘢痕；②肺、肾等内脏脓肿形成后可向张力较小的方向破溃，脓液沿自然管道排出，在组织内留下空洞；③皮肤、黏膜的脓肿向表面破溃可形成溃疡；④深部组织的脓肿向体表、体腔或自然管道穿破，可形成窦道或瘘管。窦道是指一个开口的病理性盲管；瘘管是指连于体表和有腔器官之间或两个有腔器官之间的有两个以上开口的病理性管道。如肛门周围脓肿可形成窦道和瘘管（图6-9）。窦道和瘘管不断排出脓性渗出物，不易愈合，一般通过外科手术进行治疗。

☞考点：比较蜂窝织炎与脓肿

图 6-8　肾脓肿
脓腔内大量脓细胞

疖（furuncle）是指单个毛囊、所属皮脂腺及其周围组织的脓肿，多发生于毛囊和皮脂腺丰富的部位。疖中心部分液化变软后，脓液便可破出。如果多个疖同时发生，或反复在身体各部位发生疖肿，称为疖病，

图 6-9　窦道与瘘管模式图
箭头所示为窦道，三角所示为瘘管

常见于营养不良的小儿或糖尿病患者。

痈(carbuncle)是指多个疖融合而成。在皮下脂肪、筋膜组织中形成许多相互沟通的脓腔，必须及时切开引流排脓后，局部才能愈合。

案例 6-1

患者，女，27 岁。左臀部疼痛、红肿，伴发热 3 天，疼痛加剧 1 天。体检：左臀部红肿明显，界限清楚，触之有波动感。手术切开流出黄红色液状物，涂片检查可见大量中性粒细胞及少许红细胞。

问题：

该患者的诊断是什么？

4. 出血性炎(hemorrhagic inflammation)　其特征是渗出物中含大量红细胞。主要原因是血管发生纤维素样坏死等严重损伤，使血管的完整性遭受破坏，红细胞从血管内漏出。常见于流行性出血热、钩端螺旋体病和鼠疫等急性传染病。

附：卡他性炎(catarrhal inflammation)是指发生在黏膜的渗出性炎，特点为渗出液沿黏膜表面顺势排出，一般不伴组织破坏。根据渗出物成分不同，可分为浆液性卡他、黏液性卡他和脓性卡他，如感冒初期引起的鼻炎为浆液性卡他，以后为黏液性卡他和脓性卡他。

（三）增生性炎

慢性炎症病变是以增生为主，炎症细胞浸润以淋巴细胞和巨噬细胞为主，而渗出、变质较轻微。可由急性炎症迁延而来，也可潜隐地逐渐发生，临床上开始并无急性炎症表现，或反应轻微。发生的原因：①长期暴露于内、外源性毒性因子，如肺硅沉着病；②自身免疫反应，如类风湿关节炎和系统性红斑狼疮；③病原微生物（如结核杆菌、梅毒螺旋体等）的长期存在，毒力弱常可激发免疫反应，尤其是迟发性过敏反应，可表现为特异性肉芽肿性炎。根据病变特点，慢性炎症可分为一般慢性炎症和慢性肉芽肿性炎两类。大多数急性炎症是以渗出和变质为主，但也有少数是以增生为主，如急性肾小球肾炎、伤寒等。

考点：以增生病变为主的急性炎症疾病举例

1. 一般慢性炎症　病变特点：①炎症灶内主要以巨噬细胞、淋巴细胞和浆细胞浸润为主；②主要由炎细胞引起的组织结构破坏；③常伴有成纤维细胞、血管内皮细胞、被覆上皮、腺上皮、实质细胞增生，以替代和修复损伤的组织。慢性炎症的纤维结缔组织增生常伴有瘢痕形成，可造成管道性器官的狭窄，如慢性节段性肠炎可致肠狭窄和肠梗阻。黏膜上皮及肉芽组织增生，形成向黏膜表面突起的带蒂的肿物，称为炎性息肉，如鼻息肉、子宫颈息肉（图 6-10）、结肠息肉等。局部组织内炎性增生形成境界清楚的肿瘤样结节，肉眼及 X 线观察与肿瘤外形相似，称为炎性假瘤，如眼眶、肺的炎性假瘤，需与肿瘤区别。

图 6-10　子宫颈息肉
a. 肉眼观，宫颈口息肉；b. 镜下观，腺体和成纤维细胞增生，间质水肿，慢性炎细胞浸润

◢◢◢ 案例 6-2

患者,男,53 岁,右鼻塞 1 年余。行鼻腔肿物手术切除。病理检查:肿物大小 1.8 cm×1.5 cm×2.2cm,表面光滑,色苍白、水肿状。镜下观,有腺体、成纤维细胞和小血管增生,伴有慢性炎细胞浸润。

问题:

本病是何种炎性增生性病变?

2. 慢性肉芽肿性炎　是一种特殊的慢性炎症,其特点是形成肉芽肿。肉芽肿是由巨噬细胞及其演化细胞呈局限性浸润和增生形成境界清楚的结节状病灶。肉芽肿的主要细胞成分是上皮样细胞和多核巨细胞。肉芽肿内的巨细胞是由上皮样细胞融合而来,细胞核数目可达几十个、甚至数百个。若细胞核排列于细胞周边称为朗汉斯巨细胞(Langhans giant cell);若细胞核杂乱无章地分布于细胞内称为异物巨细胞。以肉芽肿形成为基本特征的炎症叫肉芽肿性炎,有两类。①感染性肉芽肿:常由结核杆菌、伤寒杆菌、麻风杆菌、梅毒螺旋体、寄生虫等引起,形成特殊结构的细胞性结节,如结核肉芽肿、伤寒肉芽肿等。②异物肉芽肿:可由外科缝线、粉尘、滑石粉、石棉、隆乳术的填充物、移植的人工血管等引起,异物周围有多少不等的上皮样细胞、异物巨细胞、成纤维细胞和淋巴细胞等,形成结节状病灶。

病理学家常根据肉芽肿(增生的细胞形态及其排列方式等)的显微镜下形态特点作出病因诊断,如典型的结核肉芽肿可诊断结核病,伤寒肉芽肿可诊断伤寒等。

☞考点:肉芽肿、肉芽肿性炎的概念

第4节　炎症的局部临床表现和全身反应

一、局部临床表现

(一)红

炎症早期,由于动脉性充血而呈鲜红色,以后随静脉性充血的出现及血液内脱氧血红蛋白增多而呈暗红色。

(二)肿

急性炎症由于局部充血、水肿使局部明显肿胀;而慢性炎症则主要是因为局部组织增生而导致组织肿胀。

(三)热

炎症早期因发生动脉性充血,代谢增强,使产热增多,引起了炎症区温度升高。

(四)痛

炎症局部疼痛与多种因素有关:①离子、炎症介质(如缓激肽、前列腺素)刺激神经末梢;②炎症渗出物及炎性增生引起组织肿胀,压迫或牵拉神经末梢,如肝炎时肝脏肿大牵拉肝包膜神经末梢引起肝区疼痛等。

(五)功能障碍

主要原因是炎症区实质细胞变性、坏死和代谢障碍等,如肝炎时肝细胞变性、坏死引起肝功能障碍;其次是渗出物的压迫与阻塞,如支气管阻塞可引起呼吸功能障碍;局部疼痛也可导致组织、器官的功能障碍,如关节炎疼痛使关节活动受限等。

☞考点:炎症局部临床表现

◢◢◢ 案例 6-3

患者,男,20 岁,足球运动员。在一场足球赛中右踝关节扭伤,受伤的踝关节明显红肿,颜色最初鲜红色,逐渐变为暗红色,局部发热,患者自觉疼痛难忍,行走受限。

问题:

患者踝关节为什么会出现红肿、局部发热、疼痛和行走受限?

二、全身反应

(一)发热

炎症性疾病,特别是急性炎症常伴有发热。发热是外源性及内源性致热原共同作用的结果。细菌的代谢产物和部分炎症介质是常见的致热原。不同的炎症,发热的热型也不相同。一定程度的发热有利于生成抗体、增强代谢、增强白细胞的吞噬和肝脏解毒功能,有利于炎症的康复,但体温太高或持续时间过长,可引起组织细胞的变性、坏死。神经细胞对发热最为敏感。

(二)血液中白细胞的变化

血中白细胞计数增多是炎症反应的常见表现,尤其是细菌感染引起的炎症更是如此。外周血中幼稚中性粒细胞超过 5% 时,称为"核左移"。一般情况下,细菌感染时血液中中性粒细胞增多,寄生虫感染和过敏反应时血液中嗜酸粒细胞增多,病毒性感染或一些慢性炎症时血液中单核细胞、淋巴细胞、浆细胞增多。但某些病毒、细菌(伤寒杆菌等)感染或在患者抵抗力差及严重感染时,血液中白细胞计数可无明显增多,甚至减少,表明预后较差。

(三)单核-吞噬细胞系统增生

有些炎症,患者会出现肝、脾、淋巴结大等表现,这是因为细菌或毒素进入血液,刺激全身单核-吞噬系统增生而引起。

☞考点:炎症时血液中白细胞变化

第 5 节 炎症的结局和意义

一、炎症的结局

（一）痊愈

1. 完全痊愈 在炎症过程中,由于患者抵抗力的增强或治疗得当,病原生物被消灭,炎症坏死组织等被溶解、吸收,通过周围健康细胞的再生,完全恢复了正常组织的结构和功能,称为完全痊愈。如大叶性肺炎经适当治疗可完全痊愈。

2. 不完全痊愈 若组织损伤重、范围大或治疗不当,则由肉芽组织增生修复,不能完全恢复其正常组织的结构和功能,称为不完全痊愈。如化脓性关节炎时,关节腔内的脓性渗出物不能完全被吸收而机化,导致关节功能障碍。

（二）迁延不愈转为慢性炎症

如果致炎因子持续存在,不断地损伤组织造成炎症迁延不愈,可使急性炎症转为慢性炎症。如急性病毒性肝炎转变为慢性病毒性肝炎等。

（三）蔓延扩散

在病原生物数量多、毒力强或机体抵抗力差的情况下,炎症可沿组织间隙或脉管系统向周围组织或全身扩散。

（1）局部蔓延:炎症区域的病原生物经组织间隙或通过自然管道向周围组织蔓延,使病灶扩大,如肾结核可引起输尿管、膀胱、附睾结核等。

（2）淋巴道扩散:炎症区病原生物侵入淋巴管,引起淋巴管炎和局部淋巴结炎。如口腔溃疡可引起颌下淋巴结肿大,足部感染可引起腹股沟淋巴结肿大。

（3）血道扩散:炎症区病原生物侵入血液循环或其毒性产物被吸收入血,可引起以下病变。

1）菌血症:指细菌从局部病灶入血,全身无中毒症状,但在血液中可查到细菌。

2）毒血症:细菌的毒性产物或毒素被吸收入血,临床上有发热、寒战等中毒症状,严重时可出现中毒性休克。

3）败血症:细菌从局部病灶入血,进行繁殖并产生毒素,引起全身中毒症状和病理变化。常出现皮肤和黏膜多发性出血斑点,以及脾和淋巴结大。在血液中可培养出病原菌。

4）脓毒败血症:是化脓菌引起的败血症。除有败血症表现外,化脓菌团随血流栓塞于多个脏器,可导致全身多处组织器官出现多发性栓塞性脓肿。

考点:炎症的结局

二、炎症的意义

炎症是一种以防御为主的病理过程,如渗出的液体可稀释毒素,增强细胞的防御能力,限制病原生物的扩散;渗出的白细胞可发挥吞噬或免疫作用;炎症增生可限制炎症扩散并有修复作用。但炎症对机体也有损害作用,如炎症过程中组织细胞的变性和坏死是损害性反应;渗出液过多或吸收不完全,可造成压迫或粘连;增生过度可引起组织器官硬化及功能障碍等。因此,要熟悉炎症的基本病理变化以及相互之间的关系,消除有害因素,减少组织细胞的损伤。注意炎症时病灶局部与全身的变化,抓住主要矛盾,积极采取各种医疗护理措施,提高患者的防御功能,促进受损组织的愈复。

目标检测

1. 变质性炎症时,局部实质细胞的形态改变是（ ）
   A. 萎缩与变性　　　　　　B. 变性与坏死
   C. 坏死与增生　　　　　　D. 萎缩与坏死
   E. 变性与增生

2. 炎症介质的主要作用是（ ）
   A. 组织损伤　　　　　　　B. 发热、致痛
   C. 组织分解代谢增强　　　D. 干扰能量代谢
   E. 血管扩张,通透性升高

3. 引起组织损伤最明显的炎症介质是（ ）
   A. 5-羟色胺　　　　　　　B. 前列腺素
   C. 白三烯　　　　　　　　D. 溶酶体酶
   E. 缓激肽

4. 急性炎症最早血流动力学改变的标志是（ ）
   A. 细动脉短暂收缩　　　　B. 血管扩张,血流加速
   C. 血流速度减慢　　　　　D. 白细胞附壁
   E. 白细胞游出

5. 急性炎症反应中,不符合血管通透性增加的因素是（ ）
   A. 致炎因子引起的内皮细胞损伤
   B. 炎细胞介导的内皮细胞损伤
   C. 内皮细胞间隙增大
   D. 新生毛细血管的高通透性
   E. 血管壁玻璃样变性

6. 炎症中最有防御意义的变化是（ ）
   A. 炎性充血　　　　　　　B. 分解亢进
   C. 局部酸中毒　　　　　　D. 产生炎症介质
   E. 白细胞渗出

7. 不符合炎症渗出液的描述是（ ）
   A. 液体浑浊　　　　　　　B. 液体相对密度高
   C. 液体静置后凝固　　　　D. 液体内蛋白含量高
   E. 液体内含极少细胞

8. 炎症时,白细胞从血管内渗出到组织间隙中的现象称为（ ）
   A. 白细胞扩散　　　　　　B. 白细胞趋化

C. 炎细胞浸润　　　　D. 白细胞吞噬

E. 白细胞边集

9. 关于嗜酸粒细胞下列哪一项是错误的（　　）

　　A. 来源于骨髓　　　　B. 运动能力弱

　　C. 无吞噬功能　　　　D. 见于寄生虫病

　　E. 见于某些部位的亚急性或慢性炎症

10. "绒毛心"是指发生在心包膜的（　　）

　　A. 浆液性炎　　　　B. 纤维素性炎

　　C. 化脓性炎　　　　D. 卡他性炎

　　E. 出血性炎

11. 下列肺部炎症中哪种属纤维蛋白性炎（　　）

　　A. 肺结核　　　　B. 病毒性肺炎

　　C. 大叶性肺炎　　　　D. 小叶性肺炎

　　E. 支原体肺炎

12. 假膜性炎是指（　　）

　　A. 黏膜的化脓性炎

　　B. 浆膜的化脓性炎

　　C. 黏膜的纤维蛋白性炎

　　D. 浆膜的纤维蛋白性炎

　　E. 黏膜的卡他性炎

13. 下列哪一种不是渗出性炎症（　　）

　　A. 卡他性炎症　　　　B. 乙型脑炎

　　C. 流行性脑膜炎　　　　D. 肾盂肾炎

　　E. 脓肿

14. 蜂窝织炎主要病原菌是（　　）

　　A. 肺炎球菌　　　　B. 淋球菌

　　C. 大肠埃希菌　　　　D. 溶血性链球菌

　　E. 金黄色葡萄球菌

15. 下列疾病中哪种不是化脓性炎（　　）

　　A. 皮肤疖肿　　　　B. 痈

　　C. 急性肾小球肾炎　　　D. 急性蜂窝织炎性阑尾炎

　　E. 急性肾盂肾炎

16. 下列哪项最能反映脓肿的本质（　　）

　　A. 是局限性化脓性炎，局部有组织坏死液化和脓腔形成

　　B. 发病部位为皮下和肌肉

　　C. 致病菌为金黄色葡萄球菌

　　D. 愈合后局部常有瘢痕形成

　　E. 弥漫性化脓性炎，有组织坏死液化

17. 肉芽组织和肉芽肿的区别点在于（　　）

　　A. 是否为慢性炎症

　　B. 最后结局不同

　　C. 是否由急性转化而来

　　D. 组成成分不同

　　E. 是否导致局部纤维化

18. 下列病变哪项不属于肉芽肿性炎（　　）

　　A. 结核结节　　　　B. 风湿结节

　　C. 伤寒小体　　　　D. 异物肉芽肿

E. 脓肿

19. 外科切除一段肠管，病检发现肠黏膜表面肿物有一细蒂与肠黏膜相连，镜下见腺体增生，腺管大小及形状不一，上皮无异型性，间质中有慢性炎细胞浸润。病理诊断可能是（　　）

　　A. 高分化肠腺癌

　　B. 肠类癌

　　C. 慢性肠炎伴黏膜上皮增生

　　D. 克罗恩病

　　E. 肠黏膜息肉

20. 有一患者的阑尾切除，做病理切片检查，发现阑尾各层均有中性粒细胞浸润，血管明显充血。其诊断是（　　）

　　A. 单纯性阑尾炎　　　　B. 蜂窝织炎性阑尾炎

　　C. 坏疽性阑尾炎　　　　D. 阑尾类癌

　　E. 骨坏死，皮肤溃疡

（21~23 题）

　　患儿，男，5 岁。手臂被开水烫伤 5 分钟，烫伤处可见大小不等的水疱。

21. 烫伤处皮肤以何病理变化为主（　　）

　　A. 淤血　　　　B. 充血

　　C. 浆液性炎　　　　D. 炎性积液

　　E. 蜂窝织炎

22. 烫伤处皮肤局部表现不包括（　　）

　　A . 红　　　　B. 肿

　　C. 热　　　　D. 痛

　　E. 出血

23. 对该患儿紧急处理方法应为下列哪种（　　）

　　A. 绷带包扎　　　　B. 热敷

　　C. 冷敷　　　　D. 轻柔

　　E. 涂抹烫伤膏

（24、25 题）

　　某患者腹部手术后，缝线未完全拆除。术后一个月，伤口处�556痛伴增生隆起。

24. 此时伤口处病变应为（　　）

　　A. 瘢痕　　　　B. 肉芽组织

　　C. 异物性肉芽肿　　　D. 感染性肉芽肿

　　E. 不良肉芽组织

25. 将遗留的缝线及周围增生组织切除，切片观察可见何种细胞（　　）

　　A. 淋巴细胞、上皮样细胞和朗汉斯巨细胞

　　B. 单核/巨噬细胞、成纤维细胞和多核巨细胞

　　C. 单核/巨噬细胞、干酪样坏死和上皮样细胞

　　D. 新生的毛细血管、成纤维细胞增生

　　E. 新生的毛细血管、胶原纤维增生

（王志红）

第7章 酸碱平衡紊乱

学习目标

掌握酸碱平衡紊乱的概念、类型。

理解反映酸碱平衡状况的常用指标及意义，代谢性酸中毒、呼吸性酸中毒的原因、特点及对机体的影响。

了解代谢性碱中毒、呼吸性碱中毒、混合型酸碱平衡紊乱的原因、特点及对机体的影响。

人体内环境具有适宜的酸碱度，是维持细胞正常代谢和生理功能的基本条件。正常人血浆的 pH 保持在 7.35～7.45 之间，平均值 7.40，是一个变动范围狭窄的弱碱性环境。这一相对稳定环境的维持，依赖体液的化学缓冲和肺、肾的调节来完成。机体维持体液 pH 相对稳定的过程称为酸碱平衡。在病理情况下，由于酸碱负荷过度、不足或者酸碱调节功能障碍，致使体液酸碱度的稳定性受到破坏，称为酸碱平衡紊乱。其基本类型是酸中毒和碱中毒，也可出现混合型酸碱平衡紊乱。

酸碱平衡紊乱在临床上十分常见，及时发现和正确治疗成败的关键。本章重点讨论细胞外液酸碱平衡紊乱的常见原因、代偿能力以及对机体的影响，为临床的防治提供理论基础。

☞考点：酸碱平衡紊乱的概念

一、反映酸碱平衡的常用指标及其意义

1. pH 是指溶液内氢离子浓度的负对数，取决于 HCO_3^-/H_2CO_3 的比值。pH 的变化反映了酸碱平衡紊乱的性质及严重程度。pH<7.35 为失代偿性酸中毒；pH>7.45 为失代偿性碱中毒。pH 在正常范围，可能存在：代偿性酸或碱中毒，酸碱混合型酸碱平衡紊乱。因此，应结合其他指标，综合分析判断。

2. 二氧化碳分压（$PaCO_2$） 是指在血浆中物理溶解状态的 CO_2 分子所产生的张力。动脉血二氧化碳分压正常值为 4.39～6.25kPa（33～46mmHg），平均值为 5.32kPa（40mmHg）。$PaCO_2$ 是反映呼吸性酸碱平衡紊乱的最佳指标。低于正常值说明 CO_2 排出过多，见于呼吸性碱中毒或代偿后的代谢性酸中毒；高于正常值说明通气不足，有 CO_2 潴留，见于呼吸性酸中毒或代偿后的代谢性碱中毒。

3. 标准碳酸氢盐（SB）和实际碳酸氢盐（AB） 标准碳酸氢盐是指全血标本在标准条件下（38℃，Hb 氧饱和度为 100%，平衡气体的 $PaCO_2$ 为 5.32kPa）所测得的血浆 HCO_3^- 含量。正常值为 22～27mmol/L，平均为 24mmol/L。SB 因已排除了呼吸因素的影响，故是反映代谢因素的指标。SB 在代谢性酸中毒时降低，代谢性碱中毒时增高。在慢性呼吸性酸或碱中毒时，因肾的代偿调节，SB 也可相应增高或降低。

实际碳酸氢盐是指隔绝空气的血液标本，在实际条件下测得的血浆 HCO_3^- 的含量。AB 受呼吸和代谢两方面因素的影响，AB 与 SB 的差值反映了呼吸因素对酸碱平衡的影响。正常人 AB＝SB。如 AB>SB 表明有 CO_2 蓄积，见于呼吸性酸中毒或代偿后的代谢性碱中毒；反之，AB<SB 表明有 CO_2 呼出过多，见于呼吸性碱中毒或代偿后代谢性酸中毒。

4. 缓冲碱（BB） 是指血液中一切具有缓冲作用的阴离子（碱性物质）的总和，包括 HCO_3^-、HbO_2^-、Pr^- 等。通常以氧饱和的全血测定，正常值为 50mmol/L±5mmol/L。BB 是反映代谢性因素的指标。代谢性酸中毒时，BB 值降低，代谢性碱中毒时，BB 值升高。

5. 碱剩余（BE） 是指在标准条件下，（38℃、$PaCO_2$ 为 5.32kPa、Hb 的氧饱和度为 100%），用酸或碱将 1L 全血或血浆滴定至 pH＝7.40 时所消耗的酸或碱的量（mmol/L）。如 pH>7.40，需用酸滴定，说明受测血样碱过剩，用正值（即＋BE）表示，见于代谢性碱中毒。如 pH<7.40，需用碱滴定，则表示受测血样碱缺失，用负值（即－BE）表示，可见于代谢性酸中毒。BE 的正常值为 0±3mmol/L。

6. 负离子间隙（AG） 是近年来受到广泛重视的一项酸碱指标。AG 指血清中未测定的负离子（UA）与未测定的正离子（UC）含量的差值，即 AG＝UA－UC。UC 包括 K^+、Ca^{2+} 和 Mg^{2+} 等，UA 包括 Pr^-、SO_4^{2-} 和有机负离子等。根据体液电中性原则，可列出下述等式：

$$Na^+ + UC = Cl^- + HCO_3^- + UA$$

故 $AG = UA - UC = Na^+ - (Cl^- + HCO_3^-)$

血浆中可测定正离子是 Na^+，可测定的负离子是 Cl^- 和 HCO_3^-。已知血浆 Na^+、Cl^-、HCO_3^- 分别为 140mmol/L，104mmol/L，24mmol/L，则 AG＝140－

(104＋24)＝12(mmol/L)，则 AG 的正常值为 12mol/L±2mmol/L。AG 是反映血浆中固定酸含量的指标，AG 增大提示有代谢性酸中毒。目前认为，AG＞30mol/L 则肯定有代谢性酸中毒。AG 的测定对区分不同类型的代谢性酸中毒和诊断某些混合型酸碱平衡紊乱有重要意义。

考点：反映酸碱平衡状况的常用指标的定义、正常值及其意义

二、单纯型酸碱平衡紊乱

单纯型酸碱平衡紊乱(simple acid-base disturbance)是指患者存在一种酸碱平衡紊乱。临床上以单纯型酸碱平衡紊乱最常见。根据原发性 HCO_3^- 或 H_2CO_3 的改变，将单纯型酸碱平衡紊乱代谢性酸中毒、呼吸性酸中毒、代谢性碱中毒、呼吸性碱中毒。如果单纯型酸碱平衡紊乱发生后，通过机体的代偿调节，血液 pH 在正常范围内，称为代偿性酸碱平衡紊乱。如果通过机体的代偿调节，血液 pH 仍然低于或者高于正常范围，则称为失代偿性酸碱平衡紊乱。

(一) 代谢性酸中毒

代谢性酸中毒(metabolic acidosis)是指血浆中原发性 HCO_3^- 减少，导致血液 pH 低于正常。

1. 原因及机制　根据 AG 的改变，可将代谢性酸中毒分为以下两大类。

(1) AG 增大型代谢性酸中毒：其特点是血浆 HCO_3^- 降低，固定酸增加，AG 增大，血氯基本正常，故又称正常血氯性代谢性酸中毒。此型酸中毒主要是由于体内的酸性物质生成过多和肾排酸障碍，从而消耗过多的 HCO_3^-。HCO_3^- 减少的部分被 Cl^- 以外的未测定阴离子(SO_4^{2-}、Pr^-、酮体、乳酸根、有机酸根等)所代替，因此，Cl^- 值正常，AG 值增大。此型酸中毒常见于下列情况。

1) 乳酸酸中毒：由各种原因引起的组织细胞缺氧，都可以使细胞内糖的无氧糖酵解增强而引起乳酸增加，发生乳酸酸中毒。常见于休克、心脏停搏、低氧血症、严重贫血、肺水肿、心力衰竭等。

2) 酮症酸中毒：常见于糖尿病、酒精中毒和严重饥饿等情况下，大量脂肪分解，酮体增多积聚在体内。

3) 肾排酸功能障碍：多见于急、慢性肾衰竭。由于肾小球滤过率降低，机体代谢产生的固定酸(硫酸、酮体等)不能充分由尿排出而潴留在体内，造成 AG 增大。

4) 水杨酸中毒：大量服用阿司匹林(乙酰水杨酸)可引起代谢性酸中毒。

(2) AG 正常型代谢性酸中毒：其特点是血浆 HCO_3^- 降低，AG 正常，血氯代偿性增高，故又称高血氯性代谢性酸中毒。此型酸中毒主要是由于 HCO_3^- 丢失过多而使 HCO_3^- 减少，其减少的部分被 Cl^- 所代替，因此，AG 值正常，Cl^- 值增高。此型酸中毒常见于下列情况。

1) 消化道直接丢失 HCO_3^-：肠液、胰液和胆汁中的 HCO_3^- 均高于血浆，故严重腹泻、小肠和胆道瘘管、肠吸引术等均可引起 HCO_3^- 大量丢失和血氯代偿性增高。

2) 肾丢失 HCO_3^-：见于①肾上腺皮质功能低下或肾功能障碍等，使肾小管上皮细胞对碳酸氢盐重吸收减少，碳酸氢盐自尿丢失过多；②碳酸酐酶抑制剂(如乙酰唑胺)长期使用可抑制肾小管上皮细胞内碳酸酐酶的活性，因而肾小管上皮细胞分泌 H^+ 和对 HCO_3^- 的吸收减少，导致 HCO_3^- 经肾脏丢失过多。

3) 摄入过多含氯盐类药物：常见于使用过多的含氯盐类药物引起，如氯化铵在肝内形成氨和盐酸($NH_4Cl \rightarrow NH_3 + HCl$)，而 HCl 消耗血浆中 HCO_3^-，导致 AG 正常型代谢性酸中毒。

2. 机体的代偿调节　体液的缓冲系统、肺、肾和细胞内外离子交换的调节是维持酸碱平衡的重要机制，也是发生酸碱平衡紊乱后机体进行代偿的重要环节。代谢性酸中毒时，机体的代偿调节主要表现见图 7-1。

图 7-1　机体对代谢性酸中毒的代偿调节

(1) 血液缓冲作用：代谢性酸中毒时，细胞外液 H^+ 增高，即刻与血液 HCO_3^- 和非 HCO_3^- 缓冲碱作用，使 HCO_3^- 和非 HCO_3^- 缓冲碱不断被消耗，结果 AB、SB、BB 均降低，BE 负值增大。

(2) 肺的代偿调节：血液 H^+ 升高，刺激外周化学感受器(主要是颈动脉体感受器)反射性兴奋呼吸中枢，使呼吸加深加快，CO_2 排出增多，$PaCO_2$ 和血浆 H_2CO_3 随之降低，使 HCO_3^-/H_2CO_3 的比值又得以接近 20/1。肺的这种代偿作用在数分钟内即可出现并较快地达到高峰，但不能持久。

（3）肾的代偿调节：酸中毒时，肾小管上皮细胞中的碳酸酐酶及谷氨酰胺酶活性增高，肾小管上皮细胞泌 H^+、泌 NH_4^+ 作用增强，重吸收 HCO_3^- 增多。肾代偿一般在酸中毒持续数小时后开始，3～5 日才能达到最大效应，但作用持久。

（4）细胞内外离子交换：酸中毒时，细胞外液过多的 H^+ 进入细胞内，被细胞内液的缓冲系统所缓冲。与此同时，细胞内 K^+ 外移，使血钾升高，故酸中毒易并发高钾血症。

3. 对机体的影响　代谢性酸中毒主要引起心血管、神经和骨骼系统的功能障碍。

（1）心血管系统的影响：血浆 H^+ 升高时可引起下列变化。

1）心律失常：酸中毒时，一方面使细胞内 K^+ 外移，另一方面使肾小管上皮细胞分泌 H^+ 增加而排 K^+ 减少，常伴有血钾升高，导致心律失常。重度高血钾可引起严重传导阻滞和心肌兴奋性消失，甚至导致致死性心率失常和心跳停止。

2）心肌收缩力减弱：H^+ 可抑制心肌 Ca^{2+} 内流；H^+ 可抑制肌浆网 Ca^{2+} 的释放；H^+ 竞争性抑制 Ca^{2+} 与肌钙蛋白结合，从而使心肌收缩力减弱，心输出量减少。

3）微血管扩张：血浆 H^+ 升高时，毛细血管前括约肌因对儿茶酚胺的反应性降低而松弛，血管平滑肌松弛，微血管扩张，回心血量减少，严重时可发生休克。

（2）中枢神经系统影响：酸中毒时，主要表现为神经系统功能障碍，严重者可发生嗜睡或昏迷。其发生机制可能与酸中毒时，脑组织中谷氨酸脱羧酶活性增强，抑制性神经递质生成增多及生物氧化酶类的活性受抑制，氧化磷酸化进程减弱，致使 ATP 生成减少，脑组织能量供应不足等有关。

（3）骨骼系统改变：慢性酸中毒时，因不断从骨骼释放钙盐以进行缓冲，故不仅影响骨骼的发育，延迟小儿生长，还可引起纤维性骨炎和肾性佝偻病，成人则可导致骨软化症。

☞考点：代谢性酸中毒的原因及机体的代偿调节

▶▶▶ **案例 7-1** ────────
　　患者，女，25 岁。频繁腹泻一天，既往患肾功能不全。
问题：
　　患者为何种类型酸碱失衡？

（二）呼吸性酸中毒

呼吸性酸中毒（respiratory acidosis）是指血浆 H_2CO_3 原发性增高，导致血液 pH 低于正常。

1. 原因及机制　主要是因 CO_2 排出障碍所致，也可由于 CO_2 吸入过多。

（1）CO_2 排出障碍，临床上多见于通气障碍。

1）呼吸中枢抑制：颅脑损伤、脑炎、脑膜脑炎、脑血管意外、麻醉药或镇静药用量过大均可抑制呼吸中枢，导致通气不足，使 CO_2 在体内滞留。

2）呼吸肌麻痹：见于急性脊髓灰质炎、多发性神经根炎、重症肌无力、有机磷中毒等均可使呼吸运动失去动力，导致 CO_2 排出困难。

3）呼吸道阻塞：喉头痉挛、喉头水肿、溺水、异物堵塞气管等。

4）肺部疾患：严重的肺炎、支气管哮喘、慢性阻塞性肺疾患等。

5）胸廓病变：胸部创伤、严重气胸或大量胸膜腔积液和胸廓畸形等，均可严重影响肺通气功能，而使体内 CO_2 潴留。

（2）CO_2 吸入过多，多见于通风不良的矿井或呼吸机使用不当等。

2. 分类　按病程可分为两类。

1）急性呼吸性酸中毒，常见于急性心源性肺水肿、急性气道阻塞、中枢或呼吸肌麻痹引起的呼吸暂停等。

2）慢性呼吸性酸中毒，见于气道及肺部慢性炎症引起的 COPD 及肺不张或肺广泛的纤维化时，一般指 CO_2 高浓度潴留时间大于 24 小时。

3. 机体的代偿调节　呼吸性酸中毒的基本发生原因是通气功能障碍，故肺调节作用不能发挥。其代偿调节的主要方式如下。

（1）细胞内、外离子交换和细胞内缓冲：这是急性呼吸性酸中毒时的主要代偿方式。①细胞内外 K^+ 与 H^+ 交换：因 CO_2 的潴留，使血浆 H_2CO_3 不断升高；H_2CO_3 解离为 H^+ 和 HCO_3^-，H^+ 进入细胞，可被细胞蛋白阴离子所缓冲；细胞内 K^+ 外移，使血浆 K^+ 升高。②细胞内、外 HCO_3^- 与 Cl^- 交换：血浆 CO_2 弥散进入红细胞，在碳酸酐酶催化下生成 H_2CO_3，进一步解离为 H^+ 和 HCO_3^-，H^+ 被 HbO_2 所缓冲，HCO_3^- 与血浆中的 Cl^- 进行交换入血，使血浆 HCO_3^- 有所增高，而 Cl^- 则降低。

（2）肾的代偿调节：是慢性呼吸性酸中毒时的主要代偿方式。由于 $PaCO_2$ 和 H^+ 升高，肾小管上皮细胞的碳酸酐酶和谷氨酰胺酶活性增强，促进泌 H^+、泌 NH_4^+ 和重吸收 HCO_3^-，使 H^+ 随尿排出，而血浆 HCO_3^- 有较大程度的提高。这种作用 3～5 日之后才发挥最大的效应。

（3）常用指标变化

1）急性呼吸性酸中毒时，因 CO_2 急剧潴留，肾代偿发挥慢而无法进行有效代偿，细胞内、外离子交换和细胞内缓冲作用是有限的,故 HCO_3^- 与 H_2CO_3 的比值降低,血 pH 降低。其指标变化是:$PaCO_2$ 升高,pH 降低,其他指标如 SB、BB、BE 等往往变化不大。

2)慢性呼吸性酸中毒时,由于肾强大的代偿作用,血浆 HCO_3^- 与 H_2CO_3 均可增高,若两者比值维持在 20/1,则 pH 在正常范围,称代偿性呼吸性酸中毒;若经肾代偿后两者比值仍不能维持在 20/1,pH 降低,则称失代偿性呼吸性酸中毒。此时 $PaCO_2$ 升高,AB、SB、BB 继发性升高,AB>SB,BE 为正值。

4. 对机体的影响 呼吸性酸中毒对机体的危害,与代谢性酸中毒相似,但它对中枢神经系统的危害更为突出,常导致中枢神经系统功能障碍。早期表现为头痛、视觉模糊、疲乏无力;进一步发展可出现精神错乱、震颤、谵妄或嗜睡等,即易发生"CO_2 麻醉"。其机制是:①高浓度的 CO_2 可使脑血管扩张而颅内压升高,并可有视盘水肿;②脑细胞酸中毒使其能量代谢障碍,从而发生水肿、变性、坏死。

📖考点:呼吸性酸中毒的原因与血气分析结果

案例 7-2

患者,女,62岁,肺心病20余年,曾反复住院。经治疗病情稳定后,查血气 pH7.38,$PaCO_2$ 58mmHg,PaO_2 60mmHg,AB 33mmol/L,BE 8.51mmol/L。

问题:

患者是否发生了酸碱平衡紊乱?原因是什么?

(三)代谢性碱中毒

代谢性碱中毒(metabolic alkalosis)是指原发性血浆 HCO_3^- 增多,导致血液 pH 高于正常。

1. 原因及机制 按照代谢性碱中毒对生理盐水治疗的反应性可分为两大类。

(1)盐水反应性碱中毒:对生理盐水治疗有效的碱中毒,均有低氯血症。常见于因剧烈呕吐而引起的胃肠 H^+ 丢失过多,往往伴有氯和钾的丧失,引起低氯血症和缺钾,这也是促进发生代谢性碱中毒的原因。

(2)盐水抵抗性碱中毒:对生理盐水治疗无效的碱中毒。

1)肾上腺皮质激素增多:能增强肾远端小管和集合管对 Na^+ 和水的重吸收,促进 H^+、K^+ 的排泌,增强 $NaHCO_3$ 的重吸收从而导致代谢性碱中毒。

2)缺钾:低钾血症时,细胞外液 K^+ 含量降低,细胞内 K^+ 向细胞外移动,而细胞外液中的 H^+ 向细胞内转移。同时,肾小管上皮细胞内钾缺乏可导致 H^+ 排泌增多和 HCO_3^- 重吸收增强,因而发生代谢性碱中毒。此时,患者尿液呈酸性,称为反常性酸性尿。

3)碱性物质摄入或输入过多:过量口服或输入 $NaHCO_3$,或大量输入库存血均易发生代谢性碱中毒,常为医源性所致。

2. 机体的代偿调节

(1)血液的缓冲作用:血液对酸中毒的缓冲能力强,而对碱中毒的缓冲能力弱。代谢性碱中毒主要是通过肺和肾来代偿调节。

(2)肺的代偿调节:代谢性碱中毒时,细胞外液的 HCO_3^- 和 pH 增高、H^+ 降低,对呼吸中枢有抑制作用,呼吸运动变浅变慢,肺泡通气量减少,从而使 $PaCO_2$ 和血浆 H_2CO_3 升高,$NaHCO_3/H_2CO_3$ 比值趋于正常。但肺的代偿调节是很有限的,因为浅慢的呼吸虽可提高 $PaCO_2$ 的水平,但同时也引起 PaO_2 的降低,后者对外周化学感受器具有刺激作用,反而使呼吸中枢兴奋。

(3)细胞内外离子交换:碱中毒时,细胞内 H^+ 外移,同时细胞外 K^+ 进入细胞内以维持电中性。故碱中毒时常伴有低钾血症。

(4)肾的代偿调节:肾在代谢性碱中毒的代偿调节中具有重要的作用。血 H^+ 降低和 pH 升高,使肾小管上皮细胞碳酸酐酶和谷氨酰胺酶的活性降低,肾小管泌 H^+、NH_4^+ 减少,H^+-Na^+ 交换减少,肾小管上皮细胞对 HCO_3^- 的重吸收也减少。

(5)常用指标变化:通过上述代偿调节后,若能使 $NaHCO_3/H_2CO_3$ 的比值维持在 20/1,则血 pH 可在正常范围,称代偿性代谢性碱中毒;若血浆 $NaHCO_3/H_2CO_3$ 的比值仍大于 20/1,血 pH 高于 7.45,称失代偿性代谢性碱中毒。此时血浆 AB、SB 均升高,BE 正值增大,$PaCO_2$ 继发性升高。

3. 对机体的影响 轻度的代谢性碱中毒患者多无明显的临床症状,急性或严重者则可出现许多功能代谢变化。

(1)对神经、肌肉的影响:最常见的是神经、肌肉应激性增高,表现为面部肌肉抽搐、手足搐搦等。这与血浆 pH 偏高时血液中游离 Ca^{2+} 降低,并发低钙血症有关。

(2)对中枢神经系统的影响:严重的代谢性碱中毒可引起烦躁不安、精神错乱、谵妄等症状。原因:①pH 增高时,酪氨酸转氨酶活性增高而谷氨酸脱羧酶活性降低,故酪氨酸分解加强而生成减少,对中枢神经系统的抑制作用减弱,因此出现中枢兴奋症状;②血红蛋白氧离曲线左移(见缺氧),氧合血红蛋白不易释出氧,脑组织缺氧而出现精神症状。

(3)低钾血症:碱中毒时,细胞内 H^+ 外移,同时细胞外 K^+ 进入细胞内;同时,由于肾小管上皮细胞泌 H^+ 减少,故 H^+-Na^+ 交换减少,而 K^+-Na^+ 交换加强,因而肾排 K^+ 增多,血钾降低。故碱中毒与低钾血症可互为因果。

📖考点:代谢性碱中毒的原因

链 接 »»»

代谢性碱中毒的纠正

临床上代谢性碱中毒少见,重在预防,在积极治疗原发病同时,促使血浆中过多的 HCO_3^- 从尿中排出。轻者输入足量的生理盐水即可纠正,严重者可视病情适当选用酸性药物。

(四)呼吸性碱中毒

呼吸性碱中毒(respiratory alkalosis)是指血浆 H_2CO_3 原发性降低,导致血液 pH 高于正常。

1. 原因及机制　各种原因引起的肺通气过度是呼吸性碱中毒发生的基本机制:①乏氧性缺氧,引起的通气过度,使血浆 H_2CO_3 降低;②精神性通气过度,如癔症发作等;③中枢神经系统疾患,如脑炎、脑肿瘤、脑血管病等;④水杨酸等药物服用过量,可直接兴奋中枢化学感受器而使通气增强;⑤代谢过盛,见于发热、甲状腺功能亢进症等,引起呼吸中枢兴奋,通气过度;⑥人工呼吸机使用不当,造成通气过度。

2. 分类　呼吸性碱中毒按病程可分为两类:①急性呼吸性碱中毒,常见于人工呼吸机使用不当引起的过度通气、高热和低氧血症时,一般指 24 小时内 $PaCO_2$ 急剧下降;②慢性呼吸性碱中毒,常见于慢性颅脑疾病、肺部疾患、缺氧等兴奋呼吸中枢引起 $PaCO_2$ 下降。

3. 机体的代偿调节

(1)细胞内外离子交换和细胞内缓冲:急性呼吸性碱中毒时此种代偿调节最为重要。此时,血浆 H_2CO_3 迅速降低,HCO_3^- 相对增高,H^+ 从细胞内逸出至细胞外液,细胞外液的 K^+、Na^+ 进入细胞内。在细胞外液中 H^+ 与 HCO_3^- 结合,形成 H_2CO_3,使血浆 H_2CO_3 有所回升,而 HCO_3^- 则有所降低。此外,血浆 $PaCO_2$ 降低,HCO_3^- 升高时,血浆 HCO_3^- 与 Cl^- 交换进入红细胞内,进入红细胞内的 HCO_3^- 与 H^+ 结合生成 H_2CO_3,再分解成 CO_2 和 H_2O,CO_2 逸出红细胞入血浆,使血浆 H_2CO_3 有所回升。但这种缓冲作用很有限,故急性呼吸性碱中毒常常是失代偿性的,表现为 pH 升高,$PaCO_2$ 原发性降低,AB<SB,BB 与 BE 变化不大。

(2)肾的代偿调节:慢性呼吸性碱中毒低碳酸血症持续存在时,肾小管上皮细胞泌 H^+、NH_4^+ 均减少,故 HCO_3^- 重吸收减少而随尿排出增多,使血浆 HCO_3^- 含量代偿性地降低。因肾代偿不断排出 HCO_3^-,可使 AB、SB、BB 继发性降低,BE 负值增大。

4. 对机体的影响　与代谢性碱中毒相似。但前者更易出现窒息感、气促、眩晕、易激动、四肢及口周围感觉异常,意识障碍及抽搐,严重时可发生惊厥等。神经系统功能障碍除与碱中毒对脑功能的损伤有关

外,还与 $PaCO_2$ 降低所引起的脑血管收缩痉挛、脑血流量减少有关。

☞考点:呼吸性碱中毒的原因

四种单纯型酸碱平衡紊乱的特点比较见表 7-1。

表 7-1　四种单纯型酸碱平衡紊乱的特点比较

	PH	H^+	原发变化	代偿后变化
代谢性酸中毒	↓	↑	HCO_3^- ↓	H_2CO_3 ↓
呼吸性酸中毒	↓	↑	H_2CO_3 ↑	HCO_3^- ↑
代谢性碱中毒	↑		HCO_3^- ↑	H_2CO_3 ↑
呼吸性碱中毒	↑		H_2CO_3 ↓	HCO_3^- ↓

三、混合型酸碱平衡紊乱

混合型酸碱平衡紊乱(mixed acid-base disorders)是指同一患者有两种或两种以上单纯型酸碱平衡紊乱同时并存。当两种原发性酸碱平衡紊乱使 pH 向同一方向移动时,称为酸碱一致型或相加型酸碱紊乱,则 pH 显著偏离正常。如果一种酸中毒与一种碱中毒合并存在时,使 pH 向相反的方向移动时,称为酸碱混合型或相消型酸碱平衡紊乱,血浆 pH 由主要紊乱一方决定;当这两种紊乱对 pH 的效应互相抵消时,血浆 pH 可在正常范围。

1. 酸碱一致型(相加型)酸碱平衡紊乱　①呼吸性酸中毒合并代谢性酸中毒,如慢性阻塞性肺疾病,所致乳酸性酸中毒。②呼吸性碱中毒合并代谢性碱中毒,如高热合并呕吐,体温增高刺激呼吸中枢引起过度通气,反复呕吐使胃液丢失而发生代谢性碱中毒。

2. 酸碱混合型(相消型)酸碱平衡紊乱　①呼吸性酸中毒合并代谢性碱中毒,如慢性肺源性心脏病患者,长时间使用大量排钾利尿剂。②呼吸性碱中毒合并代谢性酸中毒,如肝功能不全患者因过度通气而发生呼吸性碱中毒时,又可合并乳酸酸中毒。③代谢性酸中毒合并代谢性碱中毒如剧烈呕吐伴有严重腹泻的患者。

链 接 »»»

单纯性酸碱失衡的判断规律

根据 pH 或 H^+ 的变化,可判断是酸中毒还是碱中毒;根据病史和原发性变化,可判断呼吸性还是代谢性酸碱失衡;根据代偿情况,可判断是单纯型酸碱失衡还是混合型酸碱失衡。

总之,临床所见的酸碱平衡紊乱是很复杂的,必须密切联系临床实际,结合患者病史,根据血气指标,综合分析病情,才能做出准确的判断和治疗。临床上常见的混合型酸碱平衡紊乱类型见表 7-2。

表 7-2　临床上常见的混合型酸碱平衡紊乱类型

双重型酸碱平衡紊乱	三重型酸碱平衡紊乱
呼吸性酸中毒合并代谢性酸中毒	呼酸合并代酸加代碱
呼吸性酸中毒合并代谢性碱中毒	呼碱合并代酸加代碱
呼吸性碱中毒合并代谢性酸中毒	
呼吸性碱中毒合并代谢性碱中毒	
代谢性酸中毒合并代谢性碱中毒	

目 标 检 测

1. 血液中 pH 主要取决于血浆中（　　　）
   A. H_2CO_3 的浓度　　　　B. $PaCO_2$
   C. HCO_3^- 与 H_2CO_3 的比值　D. HCO_3^- 浓度
   E. H^+ 浓度

2. 酸中毒时血钾变化的规律是（　　　）
   A. 升高　　　　　　　　B. 不变
   C. 降低　　　　　　　　D. 先降后升
   E. 先升后降

3. 下列哪项不是代谢性碱中毒的临床表现（　　　）
   A. 呼吸深而快　　　　　B. 手足搐搦
   C. HCO_3^- 增加　　　　　D. 尿中氯化物减少
   E. 低钾血症

4. 血浆 HCO_3^- 代偿性增高可见于（　　　）
   A. 代谢性酸中毒　　　　B. 代谢性碱中毒
   C. 慢性呼吸性酸中毒　　D. 慢性呼吸性碱中毒
   E. 急性呼吸性碱中毒

5. 下列哪项不是代谢性酸中毒对心血管功能的影响（　　　）
   A. Ca^{2+} 与肌钙蛋白受体结合增加
   B. 微循环淤滞
   C. 心肌收缩力减弱
   D. 心律失常
   E. 低钾血症

6. 体内每天产生最多的酸性物质是（　　　）
   A. 碳酸　　　　　　　　B. 乳酸
   C. 丙酮酸　　　　　　　D. 磷酸
   E. 硫酸

7. 血浆 H_2CO_3 的浓度原发性增高可见于（　　　）
   A. 代谢性酸中毒　　　　B. 代谢性碱中毒
   C. 呼吸性酸中毒　　　　D. 呼吸性碱中毒
   E. 呼吸性碱中毒合并代谢性酸中毒

8. 血浆 H_2CO_3 的浓度代偿性降低可见于（　　　）
   A. 代谢性酸中毒　　　　B. 代谢性碱中毒
   C. 呼吸性酸中毒　　　　D. 呼吸性碱中毒
   E. 呼吸性碱中毒合并代谢性碱中毒

9. 反常性酸性尿可见于（　　　）
   A. 代谢性酸中毒　　　　B. 代谢性碱中毒
   C. 呼吸性酸中毒　　　　D. 低钾性碱中毒
   E. 呼吸性碱中毒

10. 某患者血 pH 7.25，$PaCO_2$ 9.3kPa，HCO_3^- 33mmol/L，其酸碱平衡紊乱的类型是（　　　）

   A. 代谢性酸中毒　　　　B. 呼吸性酸中毒
   C. 代谢性碱中毒　　　　D. 呼吸性碱中毒
   E. 呼吸性酸中毒合并代谢性碱中毒

11. 某患者血 pH 7.31，$PaCO_2$ 4.67kPa，HCO_3^- 19mmol/L，血清 Na^+ 140mmol/L，血 Cl^- 103mmol/L，其酸碱平衡紊乱的类型是（　　　）
   A. 代偿性代谢性酸中毒
   B. AG 正常型代谢性酸中毒
   C. AG 增大型代谢性酸中毒
   D. 呼吸性酸中毒合并代谢性酸中毒
   E. 呼吸性碱中毒合并代谢性碱中毒

12. 某癔症患者，血浆 pH7.48，$PaCO_2$ 3.3kPa（24.8mmHg），HCO_3^- 23mmol/L。其酸碱平衡紊乱的类型是（　　　）
   A. 代谢性酸中毒　　　　B. 代谢性碱中毒
   C. 呼吸性酸中毒　　　　D. 呼吸性碱中毒
   E. 代谢性酸中毒合并代谢性碱中毒

（13、14 题）

　　患者，女，60 岁。被诊断为肺心病并发呼吸衰竭、心功能不全、休克。血气分析结果：pH7.25，$PaCO_2$ 10.7kPa（80mmHg），BE4.6mmol/L，SB20mmol/L。

13. 该患者可能的情况是（　　　）
   A. 无酸碱平衡紊乱
   B. 有单纯性酸中毒
   C. 有单纯性碱中毒
   D. 有酸碱一致型混合型酸碱平衡紊乱
   E. 有酸碱相反型混合型酸碱平衡紊乱

14. 该患者发生的酸碱平衡紊乱为（　　　）
   A. 代谢性酸中毒合并代谢性碱中毒
   B. 呼吸性碱中毒合并代谢性碱中毒
   C. 代谢性碱中毒合并呼吸性酸中毒
   D. 呼吸性碱中毒合并代谢性酸中毒
   E. 代谢性酸中毒合并呼吸性酸中毒

（15～17 题）

　　某幽门梗阻合并反复呕吐患者，血浆 pH7.49，$PaCO_2$ 6.4kPa（48mmHg），HCO_3^- 36mmol/L。

15. 酸碱平衡紊乱的类型是（　　　）
   A. 代谢性酸中毒　　　　B. 代谢性碱中毒
   C. 呼吸性酸中毒　　　　D. 呼吸性碱中毒
   E. 以上都不是

16. 可能出现的水、钠代谢紊乱是（　　　）
   A. 高渗性脱水　　　　　B. 低渗性脱水
   C. 等渗性脱水　　　　　D. 水中毒
   E. 水肿

17. 可能出现的电解质代谢紊乱是（　　　）
   A. 低钾血症　　　　　　B. 低钠血症
   C. 高钾血症　　　　　　D. 高镁血症
   E. 无电解质代谢紊乱

（王见遐）

第8章 发　热

📖 学习目标

　掌握发热的概念、发生机制。
　熟悉发热时机体功能代谢的变化。
　了解发热的原因。

体温是指机体内部的温度,人体的温度是相对恒定的,这是维持人体正常生命活动的重要条件之一。正常人在24小时内体温略有波动,一般相差不超过1℃。生理状态下,早晨体温略低,下午略高。

发热(fever)是指由于致热原的作用,使体温调定点上移而引起调节性体温升高。发热是疾病发生的信号,常见的临床表现。

📖 考点:发热的概念

发热不是体温调节障碍,而是将体温调节到较高水平。体温升高也不都是发热,它可分为调节性体温升高和非调节性体温升高,发热时体温调节功能仍正常,只不过是由于调定点上移,体温调节在高水平上进行而已。非调节性体温升高时,调定点并未发生移动,而是由于体温调节障碍(体温调节中枢损伤),或散热障碍(皮肤鱼鳞病和环境高温所致的中暑等)及产热器官功能异常(甲状腺功能亢进)等,体温调节机构不能将体温控制在与调定点相适应的水平上,是被动性体温升高(非调节性体温升高),称为过热。

某些生理情况也会出现体温升高,如剧烈运动、月经前期、心理性应激等,由于它们属于生理性反应,故称为生理性体温升高(图8-1)。

图 8-1　体温升高的分类

一、发热的原因和发生机制

(一)发热的原因

1. 发热激活物(pyrogenic activator)　是指能引起机体发热的物质,主要包括外致热原和某些体内产物。

(1)外致热原:是指来自体外的致热物质。主要是指细菌(内毒素、外毒素)、病毒、立克次体、衣原体、钩端螺旋体、真菌、寄生虫等。

(2)体内产物:如抗原-抗体复合物、坏死组织、类固醇(本胆烷醇酮)等。

2. 内生致热原　发热激活物并不直接作用于体温调节中枢,而是作用于产内生致热原细胞,使其产生和释放具有致热活性、能引起体温调节中枢调定点上移的细胞因子,后者再作用于体温调节中枢引起发热。这些致热性细胞因子被称为内生致热原(endogenous pyrogen,EP)。

(1)EP种类

1)白介素-1(IL-1):是由单核细胞、巨噬细胞、内皮细胞、星状细胞、角质细胞及肿瘤细胞等细胞在发热激活物的作用下所产生的多肽类物质。

2)肿瘤坏死因子(TNF):TNF-α主要由单核/巨噬细胞分泌,TNF-β主要由活化的T淋巴细胞分泌,故TNF-β又被称为淋巴毒素。除此以外,内皮细胞、中性粒细胞、嗜酸粒细胞、肥大细胞、星形胶质细胞、某些肿瘤细胞等都可分泌TNF。在内毒素引起的发热和肿瘤患者的发热中,TNF是一种主要的内生致热原。

3)干扰素(interferon,IFN):是一种具有抗病毒、抗肿瘤作用的蛋白质,主要由白细胞所产生。

4)白介素-6(IL-6):是由单核细胞、成纤维细胞和内皮细胞等分泌的细胞因子、内毒素(ET)、病毒、IL-1、TNF、血小板生长因子等都可诱导其产生和释放。

📖 考点:EP的种类

此外,巨噬细胞炎症蛋白-1(MIP-1)、睫状神经营养因子(CNTF)、白介素-8(IL-8)以及内皮素等也被认为与发热有一定的关系。

(2)EP的产生和释放:是一个复杂的细胞信息传递和基因表达调控的过程。所有能够产生和释放EP的细胞,称为产EP细胞,包括单核细胞、巨噬细胞、内皮细胞、淋巴细胞、星状细胞以及肿瘤细胞等。当这些细胞与发热激活物如脂多糖(LPS)结合后,即被激活,从而启动EP的合成。

（二）发热的发生机制

1. **体温调节中枢**　位于脑视前区-下丘脑前部（preoptic anterior hypothalamus，POAH），该区含有温度敏感神经元，对来自外周和深部温度信息起整合作用。将致热原或发热介质微量注射于POAH可引起明显的发热反应，在发热时该部位可测到显著升高的发热介质。而另外一些部位，如中杏仁核（medial amygdaloid nucleus，MAN）、腹中隔（ventral septal area，VSA）和弓状核，则对发热时的体温产生负向影响。目前倾向于认为，发热时的体温调节涉及中枢神经系统的多个部位。

发热体温正负调节学说认为发热体温调节中枢可能有两部分组成：一个是正调节中枢，主要包括POAH等；另一个是负调节中枢，主要包括VSA、MAN等。当外周致热信号通过这些途径传入中枢后，启动体温正负调节机制，一方面通过正调节介质使体温上升，另一方面通过负调节介质限制体温升高。正负调节相互作用的结果决定调定点上移的水平及发热的幅度和时程。因此，发热体温调节中枢是由正、负调节中枢构成的复杂的功能系统。传统上把发热体温调节中枢局限于POAH的观点应予修正。

2. **致热信号传入中枢的途径**　血液循环中产生的EP，能否或怎样进入脑内到达体温调节中枢引起发热，目前认为可能存在几种途径：①EP通过血-脑屏障转运入脑；②EP通过终极血管器（OVLT）作用于体温调节中枢；③EP通过迷走神经向体温调节中枢传递发热信号。

3. **发热中枢调节介质**　①正调节介质：主要包括前列腺素E（PGE）、Na^+/Ca^{2+}比值、环磷酸腺苷（cAMP）、促肾上腺皮质激素释放素（CRH）、一氧化氮（NO）。②负调节介质：有精氨酸加压素（AVP）、黑素细胞刺激素（α-MSH）等，对体温升高有限制作用。

☞考点：正负调节介质的种类

4. **体温调节及发热的时相**　发热时，来自体内外的发热激活物作用于产EP细胞，引起EP的产生和释放，EP经血液循环到达颅内，在POAH附近引起中枢发热介质的释放，后者作用于相应的神经元使调定点上移。此时，由于调定点高于中心温度，体温调节中枢对产热和散热进行调解，从而把体温升高到与调定点相适应的水平。在体温升高的同时，负调节中枢也被激活，产生负调节介质，进而限制调定点的上移和体温的上升。正负调节相互作用的结果决定体温上升的水平（图8-2）。也正因为如此，发热时体温很少超过41℃，从而避免了脑细胞损伤，故41℃称为热限。发热的发生机制可划分为三个基本环节，即信息传递、中枢调节、效应反应。发热持续一定时间后，随着激活物、EP及发热介质的消除及降解，调定点迅速或逐渐恢复到正常水平，体温也相应被调控下降至正常（图8-2）。这个过程大致分为三个时相：即体温上升期、高温持续期、体温下降期。

☞考点：发热的发生机制

（1）**体温上升期**：在发热的开始阶段，由于SP上移，一方面引起运动神经兴奋，机体出现寒战使产热增加，同时有立毛肌收缩，皮肤出现"鸡皮疙瘩"；另一方面引起交感神经兴奋，使皮肤血管收缩，皮肤散热大大减少，患者感觉发冷。

（2）**高温持续期（高峰期）**：当体温升高到调定点的新水平时，便不再上升，在这个与新调定点相适应的高水平上波动，称高温持续期。由于此期体温已与调定点相适应，所以寒战停止，开始出现散热反应。因散热的反应皮肤血管扩张、皮肤血流量增多，皮温上升，患者不再感到冷，有酷热的感觉，"鸡皮疙瘩"消失。此外，皮肤温度的升高加强了皮肤水分的蒸发，而皮肤和口唇干燥。

（3）**体温下降期（退热期）**：高温持续期后，由于激活物、EP及发热介质的消除，体温调定点返回到正常水平。由于高血温及皮肤温度感受器传来的热信息对发汗中枢的刺激，汗腺分泌增加，引起大量出汗，严重者可致脱水。退热期持续几小时或一昼夜（骤退），甚至几天（渐退）。

图8-2　发热发病学示意图

案例 8-1

　　患儿,女,2 岁。因发热、咽痛 3 天,惊厥半小时入院。3 天前上午,患儿畏寒,诉"冷",出现"鸡皮疙瘩"、寒战,皮肤苍白,烦躁,不能入睡,哭诉头痛和喉痛。入院前半小时突起惊厥,尿少色深。体格检查:体温 41℃,心率 116 次/分,呼吸 24 次/分,血压 13.3/8kPa。疲乏,嗜睡,重病容,面红,口唇干燥,咽部明显充血,双侧扁桃体肿大(++),颈软,双肺呼吸音粗。入院后立即予物理降温、输液、纠酸及抗生素等治疗。1 小时后大量出汗,体温降至 38.4℃。住院 4 天痊愈出院。

问题:

　　患儿体温升高的机制是什么? 体温变化表现几期? 各期临床表现有哪些?

二、机体功能和代谢变化

(一)物质代谢变化

　　体温每升高 1℃,基础代谢率提高 13%。糖、脂肪、蛋白质的代谢表现为分解代谢加强,合成代谢相对减弱。各种维生素的消耗增多。体温下降期的大量出汗可导致机体水分的大量丢失,严重者引起脱水,所以发热患者应及时补充各种营养物质及水分、电解质和维生素。

(二)机体功能变化

　　1. 中枢神经系统功能改变　兴奋性增高,患者出现头痛、头昏、烦躁、谵妄、幻觉等症状。在小儿(6 个月～4 岁)高热比较容易引起抽搐(热惊厥)。

　　2. 循环系统功能变化　主要表现在两个方面:一方面心率增快,体温每升高 1℃,心率增加 18 次/分,心率在 150 次/分之内可增加心输出量;另一方面血压有波动,体温上升期由于心率的增快和外周血管的收缩,可使血压轻度上升,高温持续期和体温下降期因外周血管扩张,而使血压轻度下降。

　　3. 呼吸功能改变　发热时,血温升高可刺激呼吸中枢,提高呼吸中枢对 CO_2 的敏感性,再加上代谢加强、CO_2 生成增多,促使呼吸加快加强,更多的热量从呼吸道散发。

　　4. 消化功能改变　发热时,消化液分泌减少,各种消化酶活性降低,因而产生食欲减退、口腔黏膜干燥、腹胀、便秘等临床征象。与交感神经兴奋、副交感神经抑制以及水分蒸发较多有关。

　　5. 泌尿系统功能改变　体温上升期和高热持续期可出现尿量减少和尿相对密度增高,持续高热可致肾小管上皮细胞发生变性,尿中可出现蛋白和管型。

　　6. 防御功能的改变　①发热能提高动物的抗感染能力,某些免疫细胞功能加强;②发热时产 EP 细胞所产生的大量 EP(IL-1、TNF、IFN 等),多具有一定程度的抑制或杀灭肿瘤细胞的作用;③高热可引起细胞变性、坏死等不利影响。

　　综上所述,发热对机体防御功能的影响是利弊并存,发热能提高机体的抗感染能力,使免疫细胞(淋巴细胞、中性粒细胞、巨噬细胞)功能加强,但持续高热(>41℃)可使中性粒细胞和巨噬细胞的趋化性、吞噬功能反而降低,使营养物质消耗增加,器官功能障碍,对机体造成不利影响。发热对防御功能的影响不能一概而论,应全面分析,具体对待。

目标检测

1. 内源性致热原的作用部位是( )
   A. 中性粒细胞　　　　B. 下丘脑体温调节中枢
   C. 骨骼肌　　　　　　D. 皮肤血管
   E. 汗腺

2. 体温下降期应特别注意防治( )
   A. 大汗　　　　　　　B. 脱水
   C. 休克　　　　　　　D. 多尿
   E. 寒战

3. 体温上升期的热代谢特点是( )
   A. 产热等于散热　　　B. 散热大于产热
   C. 产热大于散热　　　D. 产热增加
   E. 散热障碍

4. 严重高热患者未经任何处理首先容易发生( )
   A. 低渗性脱水　　　　B. 等渗性脱水
   C. 高渗性脱水　　　　D. 肾排水下降引起潴留
   E. 热惊厥

5. 发热时机体不会出现( )
   A. 物质代谢率增高　　B. 蛋白质代谢正氮平衡
   C. 糖原分解代谢加强　D. 脂肪分解代谢加强
   E. 某些维生素消耗增多

6. 发热造成循环系统功能改变的突出表现是( )
   A. 血压升高　　　　　B. 心率加快
   C. 心输出量增多　　　D. 心负荷加重
   E. 心肌收缩力增强

7. 有关发热时消化系统改变的描述哪一项是错误的( )
   A. 胃肠蠕动增强　　　B. 患者可有恶心、呕吐
   C. 消化液分泌减少　　D. 蛋白质、脂肪消化不良
   E. 患者可有便秘、腹胀

8. 患者,男,47 岁。3 天前开始发热,体温 38℃左右,伴咽喉痛、鼻塞及咳嗽,无呕吐及腹泻。体检:体温 38.2℃,咽部充血。心律齐,心率 90 次/分,未闻及杂音。双肺呼吸音清晰。腹平软无压痛。肝脾未扪及。该患者发热的原因是( )
   A. 咽喉部感染　　　　B. 免疫反应
   C. 大叶性肺炎　　　　D. 病毒性心肌炎
   E. 血中本胆烷醇酮含量增多

(牛春红)

第9章 缺 氧

学习目标

掌握缺氧、乏氧性缺氧、血液性缺氧、循环性缺氧、组织性缺氧的概念、原因。

理解缺氧时呼吸系统和中枢神经系统的变化。

了解氧疗和氧中毒的概念。

缺氧(hypoxia)是指组织细胞供氧不足或利用氧障碍时,引起机体的功能、代谢和形态结构发生异常变化的病理过程。

氧为生命活动所必需。成人静息时需氧量约为250ml/min。体内储存的氧仅能维持数分钟,一旦呼吸停止,机体数分钟内就可因缺氧而死亡。

☞考点:缺氧的概念

一、常用的血氧指标

血氧指标是氧在体内由血液携带和血液循环运输有关的血气检测指标。常用的血氧指标有血氧分压、血氧容量、血氧含量、动静脉血氧含量差、血氧饱和度等。

1. 血氧分压(partial pressure of oxygen, PO_2)是指溶解于血液内的氧所产生的张力。正常动脉血氧分压(PaO_2)为100mmHg左右,静脉血氧分压(PvO_2)约为40mmHg。PaO_2取决于吸入气体氧分压和外呼吸功能。

2. 血氧容量(oxygen binding capacity in blood, $CO_2 max$) 是指在标准条件下,每升血液中血红蛋白所能结合的最大携氧量,正常值约为200ml/L,取决于血红蛋白的质和量。

3. 血氧含量(oxygen content in blood, CO_2) 是指每升血液中实际的携氧量,主要取决于血氧分压和血氧容量。正常动脉血氧含量(CaO_2)约为190ml/L,静脉血氧含量(CvO_2)约为140ml/L。

4. 动静脉血氧含量差($AVdO_2$) 是指动脉血氧含量与静脉血氧含量的差值,正常值约为50ml/L,即每升血液流经组织细胞时大约有50ml氧被利用。反映组织细胞的摄氧能力。

5. 血氧饱和度(oxygen saturation of hemoglobin, SO_2) 是指血红蛋白被氧饱和的程度,即血红蛋白实际结合的氧量和它能够结合最大氧量的百分比值,主要取决于动脉血氧分压的高低。正常动脉血氧饱和度约为98%,静脉血氧饱和度约为75%。

☞考点:常用血氧指标及其意义

> **链 接** ▶▶▶
>
> ### 氧解离曲线
>
> 表示氧分压与血氧饱和度关系的曲线(图9-1)。以氧分压(PO_2)值为横坐标,血氧饱和度为纵坐标。当二氧化碳分压升高,体温升高,pH下降,2,3-二磷酸甘油酸升高时。氧解离曲线右移,可增加氧气的利用,表示氧与Hb亲和力下降;反之,氧解离曲线左移。
>
>
>
> 图9-1 氧解离曲线

二、缺氧类型、原因及特点

正常组织细胞氧的供应和利用主要包括以下几个环节:外呼吸、血液携带氧、氧的运输及组织细胞对氧的利用,其中任何一个环节发生障碍都可引起机体缺氧,由此可将缺氧分成以下四种类型。

(一)乏氧性缺氧

乏氧性缺氧是以动脉血氧分压降低为特征的缺氧,又称低张性缺氧(hypotonic hypoxia)。

1. 原因及发生机制

(1)吸入气体中氧分压过低:见于海拔3000米以上的高原或高空,通风不好的矿井、坑道内,又称为大气性缺氧。

(2)外呼吸功能障碍:呼吸肌活动障碍、肺与胸廓疾患,使肺通气、换气功能障碍,血液通过肺泡摄取的氧减少,故又称呼吸性缺氧。

(3)静脉血分流入动脉:在由右向左分流的先天性心脏病患者,未经氧合的静脉血直接流入左心,导致动脉血氧分压降低。

案例 9-1

患者,男,32 岁,教师。暑假期间参加学校组织的云南香格里拉旅游时,突感头痛、气急、胸闷,继而出现恶心、呕吐。在导游的指导下进行吸氧,症状逐渐缓解。

问题:

该教师发生了哪种病理状况?赴高原旅游者,应做好哪些方面准备?

---

2. **血氧变化特点** 动脉血氧分压、血氧含量和血氧饱和度均下降;血氧容量正常;动静脉血氧含量差减小或正常。

当毛细血管血液中脱氧血红蛋白平均浓度大于 50g/L 时,患者皮肤和黏膜呈青紫色,称为发绀。发绀是乏氧性缺氧的特点之一。

☞考点:乏氧性缺氧的概念、原因、血氧变化特点,发绀的概念

(二)血液性缺氧

血液性缺氧(hemic hypoxia)是由于血红蛋白(Hb)数量减少或性质改变,使血红蛋白携氧能力降低或氧合血红蛋白释放氧障碍引起的缺氧。由于动脉血氧分压正常,故又称为等张性缺氧。

1. **原因及发生机制**

(1)血红蛋白量减少:见于严重贫血。贫血是血液性缺氧最常见的原因。

(2)血红蛋白质的改变

1)一氧化碳(CO)中毒:CO 与 Hb 的亲和力是氧的 210 倍。当 CO 中毒时,CO 与 Hb 结合形成无携氧能力的碳氧血红蛋白(HbCO)。CO 能抑制红细胞内的糖酵解,引起氧合血红蛋白释放氧减少,加重组织缺氧。患者皮肤、黏膜呈樱桃红色。

2)高铁血红蛋白血症:在亚硝酸盐等氧化剂的作用下,Hb 中的二价铁可氧化成三价铁,形成高铁血红蛋白而失去携氧能力。食用大量含硝酸盐的腌菜,肠道细菌将硝酸盐还原成亚硝酸盐,形成高铁血红蛋白血症。患者皮肤、黏膜呈咖啡色或青石板色,类似发绀,称肠源性发绀。

☞考点:血液性缺氧的概念、原因,CO 中毒性缺氧

2. **血氧变化特点** 因吸入气氧分压和外呼吸功能正常,故动脉血氧分压、血氧饱和度正常;由于血红蛋白量或质有改变,因此血氧容量、血氧含量均降低;CO 中毒和高铁血红蛋白血症时,由于血红蛋白和氧亲和力增强,故动静脉血氧含量差低于正常。

案例 9-2

患儿,10 岁。饮用散装牛奶后约 1 小时,出现头痛、头晕、恶心、呕吐、腹痛、腹泻、烦躁不安,同时口唇变暗。在医院治疗期间对其呕吐物进行了化验,检测出亚硝酸盐。

问题:

患儿为何种类型缺氧?其发生机制如何?

(三)循环性缺氧

循环性缺氧(circulatory hypoxia)是指组织器官血液灌流量减少或血流速度变慢所致的缺氧,又称低动力性缺氧。

1. **原因及发生机制**

(1)局部性血液循环障碍,如局部动脉缺血或静脉淤血等。

(2)全身性血液循环障碍,如休克、心力衰竭等。

2. **血氧变化特点** 动脉血氧分压、氧容量、氧含量及血氧饱和度均正常;因单位体积血液被组织摄取的氧较多,故静脉血氧含量下降,动静脉血氧含量差增大。由于血流缓慢,毛细血管内脱氧血红蛋白常大于 50g/L,患者皮肤、黏膜呈发绀。

☞考点:循环性缺氧的概念、原因、血氧指标变化

(四)组织性缺氧

组织性缺氧(histogenous hypoxia)是由于组织细胞利用氧发生障碍所引起的缺氧。

1. **原因及发生机制** 见于组织中毒,如氰化物中毒。氰化物能使细胞色素氧化酶失去传递电子的功能,以致呼吸链中断,组织不能利用氧;组织损伤,如大剂量放射线照射、重症感染等可损伤线粒体,从而影响细胞的氧化过程;呼吸酶合成障碍,如某些维生素缺乏,亦可使组织细胞对氧的利用发生障碍。

2. **血氧变化特点** 动脉血氧分压、氧容量、氧含量及血氧饱和度均正常;由于组织利用氧障碍,静脉血氧含量升高,故动静脉血氧含量差小于正常。因毛细血管内氧合血红蛋白量高于正常,患者皮肤、黏膜呈玫瑰红色。

☞考点:组织性缺氧的概念、原因、血氧变化特点

链 接 >>>

氰 化 物

氰化物是一类剧毒物,常见的有氰化氢、氰化钠、氰化钾、氰化钙及溴化氰等无机类和乙腈、丙腈、丙烯腈、正丁腈等有机类。另外,某些植物果实中如苦杏仁、桃仁、李子仁、枇杷仁、樱桃仁及木薯等都含有氰苷,分解后可产生氢氰酸。

临床上单一类型的缺氧少见,常是混合性缺氧,如失血性休克,既有循环障碍所致的循环性缺氧,又有血红蛋白量减少所致的血液性缺氧,若并发肺水肿,则还可出现乏氧性缺氧。

表 9-1 各型缺氧的血氧变化特点

缺氧类型	PaO₂	CO₂max	CaO₂	SaO₂	A-VdO₂	肤色
乏氧性缺氧	↓	N	↓	↓	↓/N	青紫
血液性缺氧	N	↓/N	↓	N	↓	苍白、樱桃红、咖啡色
循环性缺氧	N	N	N	N	↑	青紫
组织性缺氧	N	N	N	N	↓	玫瑰红

注:N,正常;↓,下降;↑,增高。

三、机体功能和代谢变化

缺氧对机体的影响因缺氧的原因、类型、速度、程度、持续时间和患者的反应性而不同。以下以乏氧性缺氧为例,说明缺氧对机体的影响。

(一)呼吸系统的变化

当乏氧性缺氧患者的动脉血氧分压低于60mmHg时,可刺激外周化学感受器,反射性地引起呼吸加深加快,增加通气量,并使胸腔负压加大,促进静脉血回流,增加肺血流量,从而加强氧的摄取和运输。但当动脉血氧分压低于30mmHg时,呼吸运动由兴奋转入抑制。有些人进入4000米高原时,可出现头痛、胸闷、气急、咳血性泡沫痰、发绀等,这是一种急性肺水肿(高原肺水肿),其发病机制可能与肺动脉高压有关。

📖考点:缺氧时呼吸系统的变化

(二)循环系统的变化

急性乏氧性缺氧的主要代偿反应是心输出量增加,这与急性缺氧引起的心率加快、心肌收缩力增强和静脉回流增加有关;皮肤、腹腔器官等处血管收缩而血流量减少,心、脑血管舒张而血流量增多,这是血流的重分布;肺泡氧分压降低时,可造成肺细小动脉收缩,这有利于肺通气/血流比例的维持;慢性缺氧还可出现毛细血管增生。

严重全身性缺氧时,心脏可发生各种功能和形态的变化,如高原性心脏病、肺源性心脏病和心力衰竭等,这与严重缺氧引起的肺动脉高压、心肌收缩与舒张功能降低、心律失常和静脉回流减少等有关。

(三)血液系统的变化

1. 红细胞增多 慢性缺氧时可刺激肾产生大量促红细胞生成素,使骨髓生成红细胞增多。当红细胞过度增加时,可使血液黏度增加,增大血管阻力,甚至出现微循环障碍。

2. 血红蛋白与氧亲和力降低(氧离曲线右移) 缺氧时,糖酵解增强,其中间代谢产物2,3-二磷酸甘油酸(2,3-DPG)增加,使血红蛋白与氧亲和力降低,引起氧离曲线右移,有利于血红蛋白释出氧供组织利用。

📖考点:氧离曲线右移的意义

(四)中枢神经系统的变化

脑是耗氧量最高、对缺氧的耐受性最差的器官。急性缺氧可出现头痛、情绪激动、判断力降低和运动不协调等。慢性缺氧可表现精神不集中、易疲劳、嗜睡及精神抑郁等症状。严重缺氧可导致惊厥、昏迷甚至死亡,与脑水肿和脑细胞受损有关。

📖考点:缺氧时中枢神经系统的变化

(五)组织细胞和代谢的变化

慢性缺氧时,细胞利用氧的能力增强,表现为细胞内线粒体数目增多、组织中毛细血管数量增多、氧化还原酶活性增强,同时肌红蛋白量增多,细胞的耗能过程减弱。

严重缺氧时,有氧氧化减弱,能量生成减少,可导致缺氧性细胞损伤,主要包括细胞膜、线粒体、溶酶体的损伤。

四、氧疗与氧中毒

病因治疗是缺氧最基本、最主要的治疗措施,必要时可给予吸氧治疗(氧疗),但吸入氧的浓度或压力过高也可引起病变即氧中毒。

1. 氧疗 各型缺氧均可给予氧疗。吸氧可增加动脉血氧分压和改善组织的供氧状况,对改善机体缺氧有一定效果。氧疗对低张性缺氧疗效最好,能提高肺泡气氧分压和动脉血氧分压,增加组织的供氧量。对于通气功能障碍所引起的缺氧,应采取低流量(每分钟1~2L)、低浓度(小于30%)持续吸氧。因其呼吸主要靠低氧对化学感受器的刺激来维持,如缺氧的减轻或纠正,必将减少通气,使二氧化碳蓄积加重。一氧化碳中毒的患者,可吸入纯氧治疗(亦可在高压氧舱内治疗)。

📖考点:对通气障碍引起的缺氧的吸氧原则

2. 氧中毒 给予高浓度氧(大于0.5大气压),或在常压下吸氧浓度超过60%,时间超过24~48小时者均可导致氧中毒(oxygen intoxication)。主要影响肺与中枢神经系统。表现为肺充血、水肿、出血、肺泡内透明膜形成等,临床表现为咳嗽、呼吸困难等。中枢神经系统中毒症状主要表现为头晕、恶心、抽搐、晕厥等。

对氧中毒应以预防为主。氧疗时应控制吸氧的浓度和时间,一般认为吸纯氧不应超过8~12小时,在常压吸40%或低于60%的氧一般是安全的。

📖考点:氧中毒概念和预防

链　接 »»

高压氧舱

　　高压氧舱是提供高气压环境的一种特殊和密封的设备（图9-2）。人在高压氧舱中溶解在血液中的氧随着氧舱的压力增高而增加。在2个大气压的氧舱里吸纯氧后溶解在血液里的氧气增加14倍，而在3个大气压下就增加了21倍。

　　高压氧舱适用于以下疾病：煤气、沼气等中毒，脑血栓、脑出血，糖尿病坏疽、难愈性溃疡，胎儿发育不良、新生儿窒息，减压病、高原病等。

图9-2　高压氧舱

目标检测

1. 低氧血症是指（　　）
   A. 血氧分压下降　　　　B. 血氧饱和度下降
   C. 血氧容量下降　　　　D. 动静脉血氧含量差下降
   E. 血氧含量下降

2. 发绀可见于以下哪种疾病（　　）
   A. 亚硝酸盐中毒　　　　B. 氰化物中毒
   C. 呼吸衰竭　　　　　　D. 一氧化碳中毒
   E. 贫血

3. 循环性缺氧最具特征性的血氧指标变化为（　　）
   A. 动脉血氧分压正常　　B. 血氧饱和度正常
   C. 血氧容量正常　　　　D. 动静脉血氧含量差增大
   E. 动脉血氧含量正常

4. 下列有关CO中毒的叙述哪项错误（　　）
   A. 形成碳氧血红蛋白　　B. 氧离曲线左移
   C. 呼吸加深加快　　　　D. 皮肤黏膜呈樱桃红
   E. 血氧容量降低

5. 氰化物中毒导致的缺氧属于（　　）
   A. 呼吸性缺氧　　　　　B. 乏氧性缺氧
   C. 血液性缺氧　　　　　D. 组织性缺氧
   E. 循环性缺氧

6. 某患者的血氧检查结果如下：血氧容量正常，动脉血氧含量和血氧分压正常，静脉血氧分压与血氧含量高于正常，见于（　　）
   A. 心力衰竭　　　　　　B. 呼吸衰竭
   C. 严重贫血　　　　　　D. 氰化物中毒
   E. CO中毒

7. 某COPD患者，动脉血氧分压测定为50mmHg，其发生缺氧的始动因素是（　　）
   A. 大气低氧　　　　　　B. 外呼吸障碍
   C. 血红蛋白氧合障碍　　D. 循环运输障碍
   E. 组织用氧障碍

（8、9题）

　　某人因食用大量腌制3天的咸菜，导致全身皮肤黏膜呈青灰色，神志不清而送入医院抢救。

8. 患者发生何种类型缺氧（　　）
   A. 低张性　　　　　　　B. 中毒性
   C. 血液性　　　　　　　D. 组织性
   E. 循环性

9. 该患者应采取的主要措施是（　　）
   A. 吸氧　　　　　　　　B. 氧化剂
   C. 还原剂　　　　　　　D. 人工呼吸
   E. 兴奋剂

（10、11题）

　　某巴比妥类药物中毒患者，呼吸浅慢，神志不清，口唇呈玫瑰红色，血氧测定如下：动脉血氧分压98mmHg，血氧容量200ml/L，动脉血氧含量190ml/L，动脉血氧饱和度95%，动静脉血氧含量差10ml/L。

10. 患者发生了何种类型缺氧（　　）
    A. 低张性　　　　　　　B. 组织性
    C. 呼吸性　　　　　　　D. 循环性
    E. 血液性

11. 其发生缺氧的主要原因是（　　）
    A. 通气障碍　　　　　　B. 换气障碍
    C. 氧合障碍　　　　　　D. 循环障碍
    E. 生物氧化障碍

（12～14题）

　　患者，男性，65岁，昏迷半小时。半小时前其儿子发现患者昏迷，未见呕吐。房间有一煤火炉。既往有高血压病史，无肝、肾和糖尿病史。查体：口唇樱桃红色，心率98次/分。

12. 首先考虑（　　）
    A. 硫化物中毒　　　　　B. 一氧化碳中毒
    C. 氰化物中毒　　　　　D. 亚硝酸盐中毒
    E. 砷化物中毒

13. 对诊断最有意义的依据是（　　）
    A. 口唇樱桃红色　　　　B. 昏迷
    C. 未见呕吐　　　　　　D. 心率98次/分
    E. 高血压病史

14. 若要确诊，则需进一步检测（　　）
    A. 氧分压　　　　　　　B. 二氧化碳分压
    C. 血压　　　　　　　　D. 碳氧血红蛋白
    E. 尿液

（郑景璋）

第10章 休 克

📖 学习目标

掌握休克的概念、发展过程及其发生机制。

理解休克的原因和分类。

了解休克时各主要器官的功能变化，机体代谢改变和细胞损伤，各期临床表现。

休克是 shock 的音译，是涉及临床各科常见的危重病症，其原意为震荡或打击。1731 年，法国医师 Le Darn 首次将休克一词应用于医学，用它来表示人体创伤后的一种危急状态。目前，认为休克是多病因、多发病环节、由各种强烈致病因子作用于机体引起的急性循环衰竭，并导致全身有效循环血量下降，组织微循环灌流量急剧降低为主要特征，进而发生细胞与器官功能代谢严重障碍的全身性病理过程。

📖 考点：休克的概念

一、休克的原因与分类

引起休克的原因很多，分类方法也有多种，比较常用的分类方法有以下三种。

（一）按原因分类

1. 失血或失液性休克　常见于外伤出血、消化性溃疡出血、妇产科疾病所致的大出血等，大量出汗、严重腹泻或呕吐等情况引起的体液丧失等。

2. 创伤性休克　见于各种严重创伤，如骨折、挤压伤、火器伤等。创伤过程伴有一定量出血时，更易发生休克。

3. 烧伤性休克　大面积烧伤伴有大量血浆渗出时，常导致休克。

4. 感染性休克　见于细菌、病毒、立克次体等感染，均可引起感染性休克。严重感染，特别是革兰阴性细菌引起的感染性休克，内毒素对休克的发生尤为重要，故又称内毒素休克。感染性休克常伴有败血症，常称为败血性休克。感染性休克按血流动力学的特点分为两型：低排高阻型休克和高排低阻型休克。

5. 心源性休克　大面积急性心肌梗死、严重心肌炎、心包压塞及严重心律失常等，均可引起心输出量急剧减少，称心源性休克。

6. 过敏性休克　见于某些药物（青霉素）、血清制剂（如破伤风抗毒素、白喉类毒素）等过敏时，再次接受过敏原作用可导致过敏性休克。这种休克属于Ⅰ型速发型超敏反应。

7. 神经源性休克　脊髓麻醉意外或脑脊髓损伤、剧烈疼痛等，均可影响血管运动中枢功能，引起血管平滑肌扩张和血压下降，并导致神经源性休克。

📖 考点：休克的原因

（二）按休克发生的始动环节分类

组织有效灌流的基础是：①需要维持足够有效血容量；②需要正常的心泵功能；③需要正常血管舒缩功能。各种原因通过以上三个环节导致休克的发生，分为三类。

1. 低血容量性休克　始动环节是血容量减少，常见于失血、失液、烧伤等，若快速失血占全身血量的 20% 左右，常出现休克。该类休克在临床上出现"三低一高"的典型表现，即中心静脉压、动脉血压、心输出量降低，总外周阻力增高。

2. 心源性休克　始动环节是心输出量急剧降低，常见于急性心肌梗死、严重心肌炎、严重心律失常、急性心包压塞、急性肺动脉栓塞等。

3. 血管源性休克　始动环节是外周血管容量扩大，常见于过敏性休克、神经源性休克和部分感染性休克。休克时，主要是腹腔器官小血管扩张，血液淤滞在内脏的微血管中，使有效循环血容量减少。

（三）按血流动力学分类

根据休克时外周阻力和心输出量的变化，可分为三种类型。

1. 低排高阻型休克　血流动力学特点是心输出量低，而总外周阻力高，血压降低可不明显，但脉压明显缩小，主要见于低血容量性、心源性、创伤性和大多数感染性休克。革兰阴性细菌感染的患者，休克前血容量明显减少者，易发生低排高阻型休克。这类患者主要表现为四肢湿冷、皮肤苍白、少尿、血压下降等，故又称"冷休克"。

2. 高排低阻型休克　血流动力学特点是心输出量高，而总外周阻力低。革兰阳性细菌感染的患者，休克前血容量减少不明显者，易发生高排低阻型休克。主要表现四肢温暖、皮肤潮红、尿量不减、血压下降等，故又称"暖休克"。此型休克少见。

3. 低排低阻型休克　血流动力学特点为心输出量和总外周阻力都降低，是失代偿的表现，常见于各种类型休克的晚期阶段。

☞考点:"冷休克"与"暖休克"的概念

二、休克的发展过程及其发生机制

微循环是指微动脉与微静脉之间微血管的血液循环,是循环系统最基本的结构,是血液和组织物质代谢交换的最小功能单位,这一单位主要受神经-体液的调节(图10-1)。休克的原因很多,各类休克都有一个共同发病学环节,即微循环障碍。根据微循环和血液流变学的变化规律,一种典型休克(低血容量性休克)的发展过程可分为三期。

(一)休克早期(休克代偿期、微循环血管收缩期、微循环缺血性缺氧期)

休克早期的微循环变化,以缺血为主,故称缺血性缺氧或微循环痉挛期。此期机体以动员各种代偿机制来保证重要器官的血液灌流,属于休克的代偿阶段。

休克的动因,如血容量减少、心输出量降低、内毒素、疼痛等,均通过不同途径引起交感-肾上腺髓质系统强烈兴奋,大量释放儿茶酚胺,后者可使除脑、心以外的器官毛细血管前阻力增加,大部分血流通过直捷通路和动静脉吻合支流入小静脉,微循环灌流量随之急剧减少。微循环灌流特点:少灌少流,灌少于流。此外,在休克时体内还产生其他体液因子,如交感神经兴奋激活肾素-血管紧张素-醛固酮系统,儿茶酚胺

刺激血小板产生血栓素 A_2,血管紧张 II 和血栓素 A_2 都有强烈的缩血管作用(图10-2)。

☞考点:休克早期微循环变化的特点

休克早期微循环变化,一方面引起皮肤、腹腔内脏特别是肾器官的缺血缺氧,另一方面却具有一定的代偿意义,其主要表现在以下两个方面。

1. 回心血量增加 有助于休克早期动脉血压的维持,其机制:①外周阻力血管收缩,血管总阻力增高;②容量血管收缩,回心血量增加,起到"自身输血"的作用;③循环血容量增加,因为毛细血管前阻力收缩,毛细血管内压下降,组织液重吸收增加,起到"自身输液"的作用;④心输出量增加,交感神经兴奋,心率加快,心肌收缩力增强,使心输出量增加。

2. 血流重分布 有助于心、脑血液供应由于不同脏器对儿茶酚胺反应不一,导致血流重新分布,皮肤、腹腔内脏、肾的血管收缩,而心、脑重要生命器官血管张力无明显变化,血流的重分布保证了心、脑等重要器官的血液供应。

☞考点:休克早期的代偿意义

(二)休克进展期(休克中期、可逆性失代偿期、微循环血管扩张期、淤血性缺氧期)

休克初期未能得到及时和适当的治疗,由于微循环持续缺血和组织缺氧,病情发展进入休克期,此期微循环变化以淤血为主,也称为淤血性缺氧期。临床出现典型的休克症状,病情恶化,故又称临床进展期。

图 10-1　正常微循环示意图

图 10-2　微循环缺血期微循环变化示意图

组织缺血缺氧加重,CO_2和乳酸堆积而发生酸中毒。酸中毒导致血管平滑肌对儿茶酚胺反应性降低;缺氧和酸中毒刺激肥大细胞释放组胺,ATP的分解产物腺苷堆积,这些物质都可引起血管平滑肌舒张和毛细血管扩张。血液大量涌入真毛细血管网,由于毛细血管的后阻力大于前阻力,组织血液灌而少流(多灌少流),灌大于流,大量血液淤滞在微循环。缺氧和酸中毒使微血管通透性增高,血浆不断外渗,血容量进一步减少,动脉血压下降(图10-3)。

血液流变学改变在微循环淤血的发生发展中也起着非常重要的作用,由于血流缓慢和血浆外渗,红细胞聚集,白细胞贴壁与嵌塞,这些变化使微循环血流更趋缓慢。机体由代偿逐渐向失代偿发展,"自身输血""自身输液"停止,恶性循环形成。患者皮肤颜色由苍白而逐渐发绀(口唇、指端);动脉血压进行性降低;脉搏细速;少尿和无尿,心收缩无力,神志淡漠甚至昏迷等。

☞考点:休克期微循环变化的特点

(三)休克晚期(休克难治期、弥散性血管内凝血期、微循环衰竭期)

休克期持续较长时间以后,休克进入晚期,由于缺氧和酸中毒加重,微血管平滑肌麻痹,对任何血管活性物质均失去反应,微循环血流停止,不灌不流,所以称为微循环衰竭期。临床上又称为难治期(图10-4)。

休克晚期,由于微血流流态紊乱和凝血系统被激活,易导致DIC发生,其机制是:①微血流流态紊乱,由于血液浓缩,血细胞压积和血液黏度增加,红细胞和血小板聚集,血池及微血流淤泥形成,血液处于高凝状态,血流停滞;②凝血系统被激活,由于持续缺氧、酸中毒和内毒素作用,血管内皮受损,内源性凝血系统被激活;而某些休克原始动因,如创伤、烧伤等,常伴有大量组织破坏并释放组织因子入血,外源性凝血系统被激活。应当指出,并非所有休克患者都一定发生DIC,也就是说,DIC并非是休克晚期必经的过程。

DIC一旦发生,由于休克与DIC互为因果,造成恶性循环,病情恶化,对微循环和各器官功能将产生严重影响。这是因为DIC引起的出血,使血容量进一步降低;微血管广泛栓塞,使回心血量减少,重要器官缺血加重,可导致多器官功能衰竭。休克发展到DIC和多器官功能衰竭,给临床治疗带来极大的困难,所以休克晚期又称难治期。

休克发展过程中,微循环三期变化可归纳为:早、缩、缺——中、扩、淤——晚、衰、凝。

☞考点:休克晚期微循环变化的特点

休克发展过程微循环变化见图10-5。

图10-3 微循环淤血期微循环变化示意图

图10-4 微循环衰竭期微循环变化示意图

图 10-5　休克发展过程微循环变化示意图

▒▒ 案例 10-1

　　某患者因上消化道大出血休克而入院抢救。在治疗中,曾使用去甲肾上腺素加入葡萄糖盐水点滴,6 小时后患者无尿,心率100次/分,动脉血压 17.3/12.0kPa。

问题:

　　患者发生什么变化? 在治疗休克中应注意什么?

三、休克时细胞代谢改变及器官功能障碍

　　休克时,细胞和器官功能的障碍除了继发于微循环障碍,也可以由休克的原始动因(内毒素等)对细胞的直接损伤所致。

　　(一)细胞代谢异常

　　休克时微循环障碍,组织灌流不足和细胞缺氧,导致细胞代谢障碍:①供氧不足,糖酵解加强;②ATP生成减少,钠泵失灵,钠水内流导致细胞水肿;③乳酸堆积,CO_2 不能及时清除,造成局部酸中毒。

　　(二)细胞结构损伤

　　1. 细胞膜的改变　缺氧、能量不足、酸中毒、溶酶体酶释放和氧自由基作用都导致细胞膜损伤,生物膜损伤导致离子泵功能障碍,水、Na^+、Ca^{2+} 内流,细胞水肿和跨膜电位下降。

　　2. 线粒体的改变　休克时,线粒体肿胀,致密结构和嵴消失。线粒体损伤后,导致呼吸链障碍,氧化磷酸化障碍,ATP 生成减少。

　　3. 溶酶体的改变　休克时,缺氧和酸中毒引起溶酶体酶释放。溶酶体酶主要来自缺血的肠、肝、胰等器官,可引起细胞自溶、形成心肌抑制因子等毒性多肽,并加重血流动力学障碍。

　　▒考点:休克时细胞代谢和结构变化

　　(三)器官功能障碍

　　1. 急性肾衰竭　在休克早期,由于血液重分布,可发生功能性肾衰竭,表现少尿、尿相对密度高、血尿素氮升高等,是可逆性,一旦肾灌注及时恢复,肾功能也可迅速恢复。若休克持续发展,严重的肾缺血或肾

毒素的作用,可引起急性肾小管坏死,使通过治疗使肾血流恢复正常,也难以使肾功能立刻逆转,患者可因急性肾衰竭而死亡。

　　2. 急性呼吸衰竭　严重休克患者,可出现进行性呼吸困难,吸氧也难以纠正的缺氧,动脉血氧分压进行性下降,称之为急性呼吸窘迫综合征(ARDS)。形态学上主要变化是:肺水肿、出血、局部肺不张、微血栓形成以及肺泡腔内透明膜形成等,又称之为休克肺。休克晚期约 1/3 患者死于急性呼吸衰竭。

　　3. 急性心力衰竭　除心源性休克伴有原发性心功能障碍以外,其他类型的休克早期,由于血液重分布,使冠状动脉灌流量能够维持,心泵功能不受显著影响。随着休克的发展,动脉血压下降,酸中毒和高钾血症以及心肌抑制因子的作用,可导致急性心力衰竭发生。

　　4. 多系统器官功能衰竭　休克晚期,常出现两个或两个以上的器官(或系统)同时或相继发生功能衰竭,称为多系统器官功能衰竭,它是休克患者死亡的重要原因。各型休克中以感染性休克发生率最高(表 10-1)。

表 10-1　休克发展过程中主要器官功能的变化

	休克早期	休克期和休克晚期
肾	功能性肾衰竭(少尿)	器质性肾衰竭(无尿、氮质血症、高钾血症和酸中毒)
肺	通气过度	休克肺(呼吸困难、进行性 PaO_2 ↓)
心	代偿(心率↑、脉压↓、血压接近正常)	急性心力衰竭(血压↓、肺水肿等)

　　▒考点:休克时主要器官功能的变化

四、病理临床联系

　　(一)休克早期(代偿期)

　　临床表现主要与交感-肾上腺髓质系统强烈兴奋有关。患者表现脉率加快,每分钟大于100次。由于阻力血管的收缩代偿,血压可以接近正常,但脉压减小(小于4kPa),脉压降低与血管收缩及心输出

量减少的程度有关。功能性肾衰竭可导致尿量减少,故监测尿量有助于休克的早期诊断,因为尿量的变化反映了肾组织微循环的灌流量,而且少尿的出现是发生在血压下降之前。由于汗腺分泌增加和皮肤血管收缩,患者的皮肤往往苍白湿冷。因去甲肾上腺素分泌增多,使脑干网状结构的上行激动系统活动增强,患者可出现烦躁不安。休克早期临床表现及机制如图 10-6。

（二）休克进展期

典型临床表现:①外周血管扩张,血容量和心输出量进一步减少,血压进行性下降,可低于 50mmHg(6.67kPa),脉压进一步缩小,常小于 20mmHg

(2.67kPa);②微循环淤血,皮肤、黏膜发绀和出现花斑;③肾持续缺血,出现少尿甚至无尿;④脑缺血,出现神志淡漠、意识模糊甚至发生昏迷(图 10-7)。

（三）休克晚期

患者血压进一步下降,甚至难以测出;皮肤、黏膜出现瘀斑,伴有不明原因的呕血、便血和尿血时,可能发生了 DIC,需要进行实验室检查以确定诊断;多器官功能衰竭患者常首先发生急性肺衰竭,它是以呼吸困难和进行性低氧血症为特征,动脉血气测定及肺部 X 线检查,有助于早期发现。

休克各期主要特点比较见表 10-2。

图 10-6　休克早期的临床表现及机制示意图

图 10-7　休克期临床表现及机制示意图

表 10-2　休克各期主要特点比较

	休克早期	休克期	休克晚期
微循环变化	以缺血为主	以淤血为主	衰竭
组织灌流	少灌少流	灌大于流	不灌不流
	灌少于流	灌而少流	血流停止
血压	接近正常	进行性下降	收缩压<8.0kPa 或测不到
	或稍有下降	收缩压 8～10.7kPa	
尿量	减少(<30ml/h)	减少(<20ml/h)	无尿
对机体影响	代偿阶段	失代偿阶段	难治阶段
	由于血液重分布保证心脑血供,致功能性肾功能不全	各脏器灌流进行性下降,心、脑灌流也不足	各脏器功能衰竭,甚至发生 DIC

☞考点:休克各期的主要临床表现及机制休克各期的诊断标准

链接 >>>

休克各期的诊断标准

　　早期：交感神经功能亢进及儿茶酚胺分泌增多的临床征象，苍白微绀，手足湿冷，脉速有力，烦躁激动，意识清楚，尿量减少，血压正常或稍低（收缩压≤10.7kPa），原有高血压者收缩压降低5.33～10.7kPa以上，脉压缩小<2.67kPa。

　　中期：意识清楚，表情淡漠，反应迟钝，口干渴，脉细速，浅静脉微陷，呼吸浅促，尿量<500ml/24h，收缩压8～10.7kPa。

　　晚期：面唇青灰，手足发绀，皮花斑，湿冷，脉细弱不清，血压<8.0kPa，或测不清，脉压很小，嗜睡昏迷，尿闭，呼吸急促，潮式呼吸，DIC倾向。

目标检测

1. 休克的最主要特征是（　　）
   A. 动脉血压下降
   B. 心输出量降低
   C. 外周血管扩张
   D. 组织微循环灌流量急剧减少
   E. 重要脏器功能障碍

2. 休克的本质是（　　）
   A. 动脉血压下降　　　B. 微循环障碍
   C. 应激反应　　　　　D. 急性循环功能障碍
   E. 血流动力学障碍

3. 某创伤性休克患者，已昏迷3天，血压30/0kPa，无法打及脉搏，呼吸急促、困难，尿量4ml/h，注射部位大量瘀斑。患者可能患有（　　）
   A. 急性肾衰竭　　　　B. 急性呼吸衰竭
   C. 急性心力衰竭　　　D. 多系统器官功能衰竭
   E. 脑水肿

4. 某上消化道大出血患者，血压6.1/2.7kPa，脉搏细弱，昏睡、反应迟钝，尿量16ml/h，四肢冰冷，末端发绀。请问处于休克哪一期（　　）
   A. 早期　　　　　　　B. 中期
   C. 晚期　　　　　　　D. DIC期
   E. 休克前期

5. 休克中期患者微循环发生什么变化（　　）
   A. 缺血　　　　　　　B. 充血
   C. 淤血　　　　　　　D. 麻痹
   E. DIC

6. 血液重分布的代偿意义在于（　　）
   A. 增加有效循环血容量　B. 保证心、脑脏器血液供应

C. 维持动脉血压　　　D. 增加回心血量
   E. 有利于肾血流的供应

7. 休克早期微循环灌流的特点是（　　）
   A. 少灌少流　　　　　B. 多灌少流
   C. 不灌不流　　　　　D. 少灌多流
   E. 多灌多流

8. 休克患者皮肤黏膜发绀和花斑的原因是（　　）
   A. 微循环缺血　　　　B. 动脉血压下降
   C. 组织缺氧　　　　　D. 微循环淤血
   E. 急性呼吸衰竭

9. 因青霉素过敏导致的休克，其始动环节是（　　）
   A. 心输出量减少　　　B. 血管容量扩大
   C. 血容量下降　　　　D. 外周阻力增加
   E. 血管容量减少

10. 休克期微循环灌流的特点是（　　）
    A. 少灌少流　　　　　B. 多灌少流
    C. 不灌不流　　　　　D. 少灌多流
    E. 多灌多

11. 某患者因肝硬化上消化道大出血。体检：心率120次/分，动脉血压13.3/9.5kPa，脸色苍白，烦躁激动，手足湿冷，尿量减少。请问患者处在休克的什么阶段（　　）
    A. 休克早期　　　　　B. 休克期
    C. 休克晚期　　　　　D. DIC期
    E. 休克难治期

（12～14题）

　　患者，男，24岁。因急性化脓性扁桃体炎而接受青霉素注射治疗。治疗第2天，患者在注射青霉素后突感到胸闷、有窒息感，头晕、眼花，脸色苍白、出冷汗。查体：心率120次/分，血压8.0/5.3kPa，神志差、淡漠，无尿。

12. 患者属于什么类型休克（　　）
    A. 神经源性休克　　　B. 失血性休克
    C. 心源性休克　　　　D. 血管源性休克
    E. 感染性休克

13. 该休克患者的发病机制是（　　）
    A. Ⅰ型变态反应　　　B. Ⅱ型变态反应
    C. Ⅲ型变态反应　　　D. 迟发型变态反应
    E. Ⅳ型变态反应

14. 医护人员应马上采取的措施（　　）
    A. 静滴去甲肾上腺素、吸氧
    B. 静滴地塞米松、吸氧
    C. 大量输液、吸氧
    D. 吸氧、静滴扩血管药物
    E. 吸氧、肌注肾上腺素

（郭家林）

第11章 弥散性血管内凝血

📖 学习目标

掌握弥散性血管内凝血(DIC)的概念、发生机制。
理解DIC的分期、分型及四大临床表现。
了解DIC的原因。

弥散性血管内凝血(disseminated intravascular coagulation,DIC)是指在某些致病因子作用下,大量促凝物质入血,凝血因子和血小板被激活,凝血酶增加,引起血管内微血栓形成(高凝状态);同时或继发纤溶亢进(低凝状态),从而出现出血、贫血、休克甚至多器官功能障碍的病理过程。

☞考点:DIC的概念

患者发生DIC的严重程度不一,有的临床症状十分轻微,甚至是"隐蔽(occult)",患者体征也不明显,只有用比较敏感的实验室检查方法才能发现;但也可以比较严重,如急性DIC患者发病急、预后差,死亡率高达50%～60%。

一、原因和发生机制

1. 原因 引起DIC的原因很多,常见原因见表11-1。

表11-1 引起DIC的常见原因

类型	比例	常见疾病
感染性疾病	31%～43%	内毒素血症、败血症、细菌、病毒、真菌、螺旋体感染等
肿瘤性疾病	24%～34%	消化系统、泌尿生殖系统等恶性肿瘤及白血病等
妇产科疾病	4%～12%	胎盘早期剥离、宫内死胎、羊水栓塞、子宫破裂等
创伤及手术	1%～5%	严重软组织创伤、挤压综合征、大面积烧伤及大手术等

最常见的是感染性疾病,其他如休克、缺氧、酸中毒等均可促进DIC的发生、发展。因此,在临床上遇到存在易发DIC基础性疾病的患者,并出现了无法以现有临床证据解释其出血症状时,应想到发生DIC的可能。此外,在疾病过程中某些因素也能触发凝血系统和促进DIC发生、发展,如缺氧、酸中毒、抗原-抗体复合物、自由脂肪酸与脂类物质以及相继激活、触发的纤维蛋白溶解系统、激肽系统、补体系统等,这些称为DIC的触发因素。

2. 发生机制 DIC的发生机制较为复杂,主要机制为组织损伤激活外源性凝血系统、血管内皮损伤激活内源性凝血系统、凝血与抗凝血功能失调、血细胞的破坏和血小板激活、某些促凝物质入血等(图11-1)。

总之,DIC的发生机制是复杂的,病因可通过多种途径、多个环节促使DIC的发生、发展。严重感染引起的DIC可能与下列因素有关:①细菌、内毒素损伤血管内皮,胶原暴露,激活凝血因子Ⅻ,启动内源性凝血系统;②细菌、内毒素使组织损伤,释放组织因子,启动外源性凝血系统;③内毒素等激活血小板,促使血小板黏附、聚集、释放反应,激活白细胞合成、释放促凝物质,促进DIC的发生、发展。

☞考点:DIC的发生机制

链接 >>>

DIC诊断中各种FDP片段的实验室检查

FDP片段的检查在DIC的诊断中具有重要的意义。主要有:①"3P"试验,即鱼精蛋白副凝试验。其原理是将鱼精蛋白加入患者血浆后,鱼精蛋白可与FDP结合,使血浆中原与FDP结合的纤维蛋白单体分离并彼此聚合而凝固。这种不需酶的作用而形成纤维蛋白的现象,称副凝试验。DIC患者呈阳性反应。②D-二聚体检查,是纤溶酶分解纤维蛋白的产物。因此,D-二聚体是反映继发性纤溶亢进的重要指标。

二、影响弥散性血管内凝血发生发展的因素

1. 单核-吞噬细胞系统功能受损 当单核-吞噬细胞系统功能严重障碍(如长期大量应用糖皮质激素、严重肝脏疾病)或由于过量吞噬(细菌、内毒素、坏死组织)导致细胞功能受"封闭"时,单核-吞噬细胞对血液中促凝物质清除减少,大量促凝物质堆积,极易诱发DIC发生。

2. 肝功能严重障碍 肝功能障碍(重型肝炎或肝硬化)时,可引起凝血、抗凝和纤溶作用的显著紊乱,易促进DIC的发生。

3. 血液的高凝状态 血液的高凝状态是指在某些生理或病理条件下,血液凝固性增高,有利于血栓形成的一种状态。

图 11-1　弥散性血管内凝血的发生机制示意图

（1）妊娠期可有生理性高凝状态：从妊娠 3 周开始孕妇血液中血小板及凝血因子（Ⅰ、Ⅱ、Ⅴ、Ⅶ、Ⅸ、Ⅹ、Ⅻ等）逐渐增加，而 AT-Ⅲ、t-PA、u-PA 降低；胎盘产生的纤溶酶原激活物抑制物（PAI）增多，使血液渐趋高凝状态，到妊娠末期最明显。

产科意外引起 DIC 的机制：①羊水栓塞、胎盘早剥时，羊水具有类凝血活酶、TF 和类血小板因子作用，具有较强促凝作用，可以激活 Ⅹ 因子引起血凝；②人工流产后感染、产后感染，这主要由于子宫内具有凝血活性的 TF 进入血液导致 DIC；③宫内死胎，也能释放组织因子入血启动外源性凝血系统。血液中凝血因子有随年龄增加而逐渐增多的趋势，高年者可出现生理性高凝状态。

（2）酸中毒：可诱发 DIC 的发生，其发生机制为：①导致血管内皮细胞的损伤，启动凝血系统，诱发 DIC 的发生；②血液 pH 降低使凝血因子的酶活性升高，肝素的抗凝活性减弱；③促使血小板聚集性增强，聚集后血小板可释放一系列促凝因子，使血液处于高凝状态。

4. 微循环障碍　休克时，常有血流缓慢、血流淤滞和血液浓缩等微循环障碍，此时伴有酸中毒及内皮细胞受损，促进凝血过程，有利于 DIC 的发生。此外，血容量减少时，由于肝、肾等器官处于低灌流状态，不能及时清除某些凝血或纤溶产物，也可促进 DIC 形成。

影响 DIC 发生发展的因素较多，上述因素在 DIC 发生发展中较为常见而重要，应予重视，并尽可能及早采取相应的措施，以防止 DIC 的发生。

☞考点：DIC 的影响因素

◢◢◢ **案例 11-1**

　　患儿，2 岁，因高热、呕吐伴皮肤瘀点 1 天入院。体格检查：体温 39.7℃，神志不清。四肢、胸前及背部皮肤见散在出血点，多数如针尖大小，少数呈小片状瘀斑。前囟饱满，颈项强直。呼吸急促，两肺布满湿啰音。肝、脾轻度大，克氏征阳性，从瘀点涂片找到脑膜炎双球菌。入院治疗时，针头内有凝血影响输液，后又出现针刺部位渗血不止。临床诊断为：①流行性脑脊髓膜炎；②急性 DIC。

问题：
　　患者发生 DIC 的机制是什么？出血原因是什么？

三、弥散性血管内凝血的分期和分型

1. 分期　根据 DIC 的病理生理特点和发展过程，一个典型的 DIC 可分为 3 期：高凝期、消耗性低凝期、继发性纤溶亢进期（表 11-2）。

☞考点：DIC 的分期与分型

表 11-2　DIC 的分期及各期临床特点

	高凝期	消耗性低凝期	继发纤溶亢进期
发生机制	促凝物质入血凝血酶被激活	凝血因子和血小板大量消耗继发纤溶亢进	激活纤溶酶原，生成大量的纤维蛋白降解产物（FDP）
临床特点	微血栓广泛形成血液高凝状态	血液低凝状态出血倾向	明显的出血症状、休克和器官功能衰竭

2. 分型

（1）按发生急缓：①急性型,起病急骤,可在数小时或1～2天内发生。病情危险,临床表现休克和出血,分期不明显,实验室检查明显异常。常见于严重创伤、异型输血、急性移植排斥反应、严重感染等,特别是革兰阴性菌引起的败血症等。②慢性型,病程较长,机体具有一定的代偿能力,单核-吞噬细胞系统功能受损较轻,故临床表现不明显,常以某器官功能不全为主要表现。诊断较难,多半在尸检中才发现。常见于恶性肿瘤、胶原病、慢性溶血性贫血等。可转为急性型。③亚急性型,病程及表现均介于急性和慢性之间。常由宫内死胎、恶性肿瘤转移等原因引起。

（2）按机体代偿情况：①失代偿型,是指凝血因子和血小板的消耗超过生成。患者表现为明显的出血和休克等,实验室检查血小板及纤维蛋白原等凝血因子明显减少。急性DIC多属此型。②代偿型,是指凝血因子和血小板的消耗与代偿基本处于动态平衡状态。临床表现不明显或只有轻度出血和血栓形成的症状,实验室检查基本正常,容易被忽视。轻度DIC多属此型。也可转为失代偿型。③过度代偿型,是指凝血因子和血小板代偿性生成迅速,甚至超过其消耗,可出现纤维蛋白原等凝血因子暂时性升高。慢性DIC或恢复期DIC多属此型。当病因的性质及强度改变时,也可转为失代偿型DIC。

（3）按DIC的发生部位：可分为局部型和全身型。多数DIC为全身型,即全身多部位、多脏器同时或相继出现广泛微血栓形成。局部型DIC是指局限于机体某一部位或脏器的多发性微血栓形成。如静脉瘤、主动脉瘤、室壁瘤、体外循环、器官移植后排异反应等,在病变局部有凝血过程的激活,主要产生局限于某一器官的多发性微血栓症,但全身也存在轻度的血管内凝血。因此,局部型DIC是全身型DIC的局部表现。

四、弥散性血管内凝血的临床表现

DIC的临床表现复杂而多种多样,可因原发病的不同及病情轻重、进展速度而异。较典型的临床表现为出血、休克、微血管内微血栓形成和血管内溶血性贫血,其中尤以出血和微血管内微血栓形成最为突出。

（一）出血

出血是DIC患者最早、最主要的表现。

1. 表现形式　多部位自发的出血倾向。轻度DIC可有伤口及注射部位的渗血。重度DIC表现为皮肤瘀斑、紫癜、呕血、黑便、咯血、血尿、鼻出血和阴道出血,严重者可引起脑出血。

2. 出血机制

（1）凝血物质大量消耗（消耗性凝血病）：在DIC发生、发展过程中,由于大量血小板和凝血因子被消耗,故DIC又称为消耗性凝血病。

（2）继发性纤溶系统激活：纤溶系统增强产生大量纤溶酶,除能降解纤维蛋白（原）外,还能水解各种凝血因子,使血液中凝血物质急剧减少,引起出血。

（3）纤维蛋白（原）降解产物（FDP）的形成：DIC时,通过FDP各种成分产生强大的抗凝血和抗血小板聚集作用,使机体止凝血功能明显降低。

（4）血管损伤：DIC发生发展过程中,多种因素可导致微血管壁损伤,引起出血。

（二）器官功能障碍

DIC时,多系统器官功能障碍主要原因是由于微血管内广泛的微血栓形成,阻塞微血管,引起不同脏器不同的部位组织细胞缺血缺氧,从而发生代谢、功能障碍或缺血坏死,严重者可导致脏器功能不全。

（1）肺内广泛微血栓形成,可引起肺泡毛细血管膜损伤,出现成人呼吸窘迫综合征（ARDS）的临床症状。

（2）肾内广泛微血栓形成,可引起两侧肾皮质坏死和急性肾衰竭,临床表现为少尿、血尿和蛋白尿等

（3）消化系统出现DIC,可引起恶心、呕吐、腹泻、消化道出血。

（4）肝内微血栓形成,可引起门静脉高压和肝功能障碍,出现消化道淤血、水肿、黄疸和其他相关症状

（5）累及心脏,导致心肌收缩力减弱,心输出量降低,肌酸磷酸激酶和乳酸脱氢酶明显增高。

（6）累及肾上腺时,可引起皮质出血性坏死和急性肾上腺皮质功能衰竭,具有明显休克症状和皮肤大片瘀斑等体征,称为华-佛综合征。

（7）垂体发生坏死,可引起席汉综合征（Sheehan syndrome）。

（8）神经系统病变,则出现神志不清、嗜睡、昏迷、惊厥等非特异性症状。

（三）休克

急性DIC常伴有休克发生,DIC与休克之间是互为因果,可以形成恶性循环。DIC引起的休克常有以下特点：①突然出现或与病情不符;②伴有严重广泛的出血及四肢末梢的发绀;③伴有多器官功能不全综合征表现;④对休克的综合治疗缺乏反应,病死率高。

DIC引起休克的机制如下。

（1）DIC时,微循环内大量微血栓形成及血流受阻,回心血量减少;加上心肌受损,广泛出血等所致的血容量减少等因素,使有效循环血量显著下降,心输出量减少,导致全身微循环障碍。

（2）DIC 形成过程中，Ⅻ因子被激活和继发性纤溶系统的启动，使血中Ⅻa、凝血酶、纤溶酶增多，从而激活补体和激肽系统；其中缓激肽具有扩张微动脉及毛细血管前括约肌和增强血管壁通透性的作用，外周阻力下降，回心血量减少；同时补体中的 C3a、C5a 等可使肥大细胞和嗜碱粒细胞脱颗粒释放组胺、5-羟色胺，发挥类似激肽的作用，导致血压下降。

（3）FDP 增多，能增强组胺及激肽的作用，引起微血管扩张和通透性增高，导致有效循环血量减少。

（4）DIC 时，如冠状动脉内有大量微血栓形成，可致心肌缺血缺氧，心肌收缩性降低，心输出量减少，动脉系统灌流不足。

（四）微血管病性溶血性贫血

微血管病性溶血性贫血（microangiopathic hemolytic anemia，MHA）是 DIC 患者特有的溶血性贫血，其特征是外周血涂片中可见一些形态各异的红细胞碎片，称为裂体细胞（图 11-2）。由于裂体细胞脆性高，很容易发生溶血。

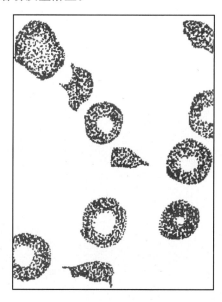

图 11-2　裂体细胞

☞考点：微血管病性溶血性贫血的概念

DIC 时，产生裂体细胞的机制是在凝血反应的早期，纤维蛋白丝在微血管内形成细网，当血循环的红细胞流过细网孔时，可以黏着、滞留或挂在纤维蛋白丝上，在血流不断冲击下，使红细胞破裂，形成裂体细胞；缺氧、酸中毒等使红细胞变形能力降低，易破裂发生溶血（图 11-3）。DIC 早期溶血较轻，不易察觉，后期在外周血中易发现裂体细胞。外周血破碎红细胞数大于 2%，对 DIC 有辅助诊断意义。慢性 DIC 和有些亚急性 DIC 往往可以出现溶血性贫血症状。

☞考点：DIC 的临床表现

图 11-3　红细胞碎片的形成机制示意图

目标检测

1. DIC 时血液凝固障碍表现为（　　）
　　A. 血液凝固性增高　　　　B. 纤溶活性增高
　　C. 先低凝后转为高凝　　　D. 先高凝后转为低凝
　　E. 高凝和低凝同时出现

2. 在 DIC 的原发病中，下列哪种疾病最为常见（　　）
　　A. 胎盘早期剥离　　　　　B. 外伤
　　C. 过敏性疾病　　　　　　D. 组织损伤
　　E. 感染性疾病

3. 大量组织因子入血的后果是（　　）
　　A. 激活内源性凝血系统　　B. 激活外源性凝血系统
　　C. 激活补体系统　　　　　D. 激活激肽系统
　　E. 激活纤溶系统

4. DIC 造成的贫血属于（　　）
　　A. 缺铁性贫血　　　　　　B. 中毒性贫血
　　C. 大细胞性贫血　　　　　D. 溶血性贫血
　　E. 失血性贫血

5. DIC 导致的后果，下列哪项除外（　　）
　　A. 出血　　　　　　　　　B. 休克
　　C. 器官功能障碍　　　　　D. 贫血
　　E. 血管内皮损伤

6. 急性 DIC 最突出的临床表现是（　　）
　　A. 贫血　　　　　　　　　B. 尿量减少
　　C. 多部位出血　　　　　　D. 休克
　　E. 多器官功能衰竭

7. 导致 DIC 发病的关键环节是（　　）
　　A. 凝血因子Ⅻ的激活　　　B. 组织因子大量入血
　　C. 血管内皮受损　　　　　D. 血中出现凝血酶
　　E. 血中激肽释放酶增多

8. DIC 晚期患者出血的主要原因是（　　）
　　A. 血小板减少　　　　　　B. 纤维蛋白消耗
　　C. 凝血酶原减少　　　　　D. 促凝物质减少
　　E. 纤溶酶增多

9. DIC 晚期下列哪些指标是错误的（　　）
　　A. 3P 试验阳性　　　　　　B. 凝血时间缩短

C. 血浆纤维蛋白原下降　　D. 血小板减少

E. 凝血酶原时间延长

10. 红细胞大量破坏引起 DIC 的主要机制是(　　)

A. 组织因子大量释放入血

B. ADP 和红细胞内磷脂作用

C. 5-HT 和 TXA_2 大量释放入血

D. 钙离子参与激活因子 X

E. 凝血活酶样物质释放入血

11. 微血管病性溶血性贫血的发病机制(　　)

A. 微血管内皮细胞大量受损

B. 小血管强烈收缩

C. 小血管内血流淤滞

D. 微血管内大量微血栓形成

E. 纤维蛋白丝在微血管腔内形成细网

12. DIC 高凝期(　　)

A. 血小板计数减少,凝血时间延长,纤维蛋白原含量降低

B. 血小板计数减少,凝血时间缩短,纤维蛋白原含量降低

C. 血小板计数增加,凝血时间缩短,纤维蛋白原含量增高

D. 血小板计数增加,凝血时间延长,纤维蛋白原含量降低

E. 血小板计数增加,凝血时间延长,纤维蛋白原含量增高

13. 关于 DIC 患者出血的叙述,下列哪项是正确的(　　)

A. DIC 患者晚期出血的主要原因是凝血

B. 出血与凝血因子Ⅻ被激活关系最为密切

C. DIC 患者早期出血的主要原因是继发性纤溶亢进

D. DIC 患者的出血具有自发性和多部位的特点

E. 单核-巨噬细胞系统功能下降可直接引起 DIC 患者出血

14. 下列哪项不是 DIC 产生休克的机制(　　)

A. 出血　　　　　　　　B. 补体激活

C. 回心血量减少　　　　D. FDP 形成

E. 儿茶酚胺增多

（牛春红）

第12章 应 激

学习目标

　　掌握应激、应激原、全身适应综合征的概念和分期。
　　理解应激的神经内分泌反应，应激性溃疡的定义和发病机制。
　　了解应激的机体代谢变化和功能变化。

　　任何躯体的或者心理的刺激，只要达到一定强度，除了引起与刺激因素直接相关的特异性变化外，都可以引起一组与刺激因素的性质无直接关系的全身性非特异反应，即为应激(stress)或应激反应，而刺激因素被称为应激原(stressor)。

　　应激是一种普遍存在的现象，是一切生命为了生存和发展所必需的，它是机体适应、保护机制的重要组成部分，有利于机体适应变动的环境。

　　凡是能引起应激反应的各种刺激因素皆可称为应激原，可分为以下三类：①环境因素，如温度、射线、低氧、电击、低压、中毒、创伤、感染等；②机体的内在因素：如血液成分改变、心功能低下、心律失常、器官功能的紊乱、性的压抑等；③心理、社会因素，大量事实表明，心理社会因素是现代社会中重要的应激原。职业的竞争、工作的压力、紧张的生活节奏等皆可引起应激反应。

　　心理社会因素作为应激原可引起良性应激(eustress)或劣性应激(distress)，前者如中奖、提升，后者如事业或学业失败、丧失亲人等。应激对健康的作用是双重的。应激原如强度适宜，作用时间适中，其所引起的应激将有助于动员机体更好地完成某项任务或躲避可能发生的危险。若应激原过分强烈和持久将导致机体的功能障碍。

☞考点：应激和应激原的概念，应激原的种类

一、应激反应的基本表现

　　应激反应基本的表现是以蓝斑-去甲肾上腺素能神经元/交感-肾上腺髓质轴(LC/NE)和下丘脑-垂体-肾上腺皮质轴(HPA)的强烈兴奋为代表的神经内分泌反应。

(一)应激的神经内分泌反应

　　1. 蓝斑-去甲肾上腺素能神经元/交感-肾上腺髓质轴(LC/NE)　应激时，交感神经兴奋、儿茶酚胺分泌增多是最重要的神经内分泌反应之一。应激时的交感-肾上腺髓质反应既有其防御意义，同时又可对机体产生不利的影响。

　　应激时的基本效应如下。

　　(1) 中枢效应：与应激时的兴奋、警觉有关，并可引起紧张、焦虑的情绪反应。

　　(2) 外周效应：主要表现为血浆中儿茶酚胺(包括肾上腺素、去甲上腺素及多巴胺)的浓度迅速升高。

　　儿茶酚胺对机体产生的有利影响有：①心跳加快，使心输出量增多；②血液重新分布，保证心脑血液供应；③促进胰高血糖素的分泌，抑制胰岛素分泌，使血糖升高；④提高中枢神经的兴奋性，使反应更灵敏；⑤促进脂肪分解，提供更多的能量。

　　儿茶酚胺对机体产生的不利影响有：①大量能源物质消耗和组织分解；②外周小血管收缩，导致局部组织缺血；③心肌耗氧增多，易发生致死性心率失常。

　　2. 下丘脑-垂体-肾上腺皮质轴(HPA)　HPA轴的基本组成单元为下丘脑的室旁核、腺垂体和肾上腺皮质，室旁核是该神经内分泌轴的中枢位点。

　　应激时的基本效应如下。

　　(1) 中枢效应：HPA轴兴奋释放的中枢介质为促肾上腺皮质激素释放激素(CRH)和促肾上腺皮质激素(ACTH)。CRH的作用：①刺激ACTH的分泌进而增加糖皮质激素(GC)的分泌；②调控应激时的情绪行为反应，促进适应；③促进内啡肽的释放，镇痛及增强免疫力。

　　适量CRH分泌可使机体兴奋或有愉快感，促进适应。但大量的CRH增加，特别是慢性应激时CRH的持续增加则造成适应机制障碍，出现抑郁、焦虑、食欲不振、性欲减退等。

　　(2) 外周效应：主要由于GC分泌增多，是应激最重要的一个反应。GC增加对机体的保护作用：①提高心血管系统对儿茶酚胺的敏感性；②升高血糖，促进蛋白质分解和糖原异生；③稳定溶酶体膜，使溶酶体内的溶酶不致逸出，以免损伤细胞；④抑制炎症介质的生成、释放和激活，避免发生过强的炎症和变态反应。

　　GC持续增加对机体的不利影响：①对免疫、炎症反应有显著的抑制作用，机体免疫力下降，易发生感染；②抑制生长激素的分泌，造成生长发育迟缓；③抑

制性腺轴,引起性功能减退、月经失调等;④抑制甲状腺素轴;⑤影响物质代谢,出现血脂增高、血糖升高、胰岛素抵抗等。

☞考点:应激时最主要的神经内分泌反应、肾上腺皮质对应激的影响

3. 其他激素的反应 应激时会导致多方面的神经内分泌变化。水平升高的激素有内啡肽、血管升压素、醛固酮、胰高血糖素、催乳素等;水平降低的激素有胰岛素、TRH、TSH、T_3、T_4、GnRH、LH、FSH。

（二）应激的细胞体液反应

细胞对多种应激原、特别是非心理性应激原,可出现一系列细胞内信号转导和相关基因的激活,表达一些相关的、多半具有保护作用的蛋白质,如急性期反应蛋白、热休克蛋白以及某些酶和细胞因子等。

1. 热休克蛋白(heat shock proteins,HSP) 是指细胞在热应激或其他应激原作用下细胞合成增加或新合成的一组高度保守蛋白质。HSP属非分泌性蛋白,主要在细胞内发挥保护作用。在细胞内含量相当高,约占细胞总蛋白的5%。HSP的生物功能涉及细胞的结构维持、更新、修复、免疫等,但其基本功能为帮助新生蛋白质的正确折叠、移位、维持以及受损蛋白质的修复、移除、降解,被人形象地称为"分子伴娘"。

HSP可增强机体对多种应激原的耐受能力,如可使机体对热、内毒素、病毒感染、心肌缺血等的抵抗力增强。

2. 急性期反应蛋白 感染、炎症、创伤、烧伤、手术等应激原可诱发机体出现快速启动的防御性非特异反应,如体温升高、血糖升高、外周血白细胞增高、血浆中某些蛋白质浓度升高等,这种反应称为急性期反应(acute phase response,APR),这些蛋白质被称为急性期反应蛋白(acute phase protein,AP),属分泌型蛋白质。AP的种类很多,功能也相当广泛,是一种启动迅速的机体防御机制,主要作用有抑制蛋白酶、清除异物和坏死组织、抗感染及抗损伤、结合及运输功能。

☞考点:应激的细胞体液反应

（三）应激时机体的功能代谢变化

1. 中枢神经系统 包括边缘系统的皮层、杏仁体、海马、下丘脑、脑桥的蓝斑等结构。在应激时可出现活跃的神经传导、神经递质和神经内分泌的变化,并出现相应的功能变化。

2. 免疫系统 是应激系统的重要组成部分。急性应激反应时,非特异性免疫反应常增加,但持续强烈的应激反应,常造成免疫功能的抑制或者功能紊乱,可诱发自身免疫病。

3. 心血管系统 基本变化为心率加快、心肌收缩力增强、心输出量增加、血压升高、冠状动脉血流通常增加,血管总外周阻力可升高(如失血、心源性休克或某些精神应激时),也可降低(与运动、战斗有关的应激)。某些强烈的精神应激可引起冠状动脉痉挛,导致心肌缺血,也可诱发室颤,导致猝死。

4. 消化系统 慢性应激时,消化功能的典型变化为食欲下降,严重时可诱发神经性厌食症。应激时由于交感-肾上腺髓质系统的强烈兴奋,胃肠血管收缩,血流量减少,特别是胃肠黏膜的缺血,可造成胃肠黏膜的损害,成为应激时出现胃肠道黏膜糜烂、溃疡、出血的基本原因。也可发生胃肠运动的改变。

5. 血液系统 急性应激时,血液表现出非特异性抗感染能力和凝血能力的增强,全血和血浆黏度升高,红细胞沉降率增快等。这些改变既有抗感染、抗损伤出血的有利方面,又有促进血栓、DIC发生的不利方面。慢性应激时,各种慢性疾病状态下,患者常出现贫血。

6. 泌尿、生殖系统 泌尿功能的主要变化是少尿、尿相对密度升高、水钠排泄减少。应激对生殖功能常产生不利影响,女性出现月经紊乱或闭经,哺乳期妇女乳汁分泌减少等。

☞考点:应激时机体的功能代谢变化

二、应激损伤与应激相关疾病

应激性疾病是指那些应激起主要致病作用的疾病,如应激性溃疡等。原发性高血压、动脉粥样硬化、冠心病、溃疡性结肠炎、支气管哮喘、抑郁症等,应激在其发生发展中是一个重要的原因或诱因,这些疾病暂称为应激相关疾病。

（一）全身适应综合征

全身适应综合征(general adaptation syndrome,GAS)是指机体自稳态受到威胁、扰乱后出现的一系列生理和行为的适应性反应。将其分为3期。

1. 警觉期(alarm stage) 在应激作用后迅速出现,为机体防御机制的快速动员期。交感-肾上腺髓质系统兴奋为主,使机体处于最佳动员状态,有利于机体的战斗和逃避。

2. 抵抗期(resistance stage) 应激原持续作用机体,产生警觉反应之后,机体将进入抵抗和适应阶段。肾上腺皮质激素增多为主,对特定应激原的抵抗程度增强,消耗了防御储备能力。

3. 衰竭期(exhaustion stage) 强烈刺激耗竭机体抵抗力,进入衰竭期,警觉期可再次出现。虽然肾上腺皮质激素增高,但GC受体数量和亲和力均下

降,陆续出现应激相关疾病。

上述三个阶段并不一定都依次出现,只要应激原及时撤除,多数应激只引起第一、第二期的变化,只有少数严重的应激反应才进入第三期。

☞考点:全身适应综合证(GAS)的分期

(二)应激性溃疡

患者在遭受各种严重创伤(包括大手术)、感染、重病及其他应激情况时,出现胃、十二指肠黏膜的糜烂、浅表溃疡、渗血等急性损伤,称为应激性溃疡。少数溃疡可较深或穿孔,当溃疡发展侵蚀大血管时,可引起大出血。应激性溃疡是一种典型的应激性疾病,不同于一般的消化性溃疡(图 12-1)。应激也可促进和加剧消化性溃疡的发展。

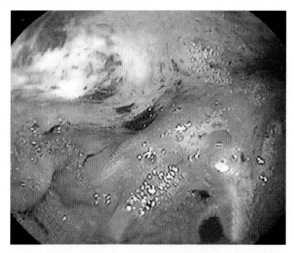

图 12-1　急性胃黏膜病变

发病机制:①胃、十二指肠黏膜缺血,由于应激时儿茶酚胺增多,内脏血流量减少,胃肠黏膜缺血,其黏膜的缺血程度常与病变程度正相关。②胃腔内 H^+ 向黏膜内的反向弥散,在创伤、休克等应激状态下,胃黏膜血流量减少,不能将侵入黏膜的 H^+ 及时运走,即使反向弥散至黏膜内的 H^+ 量不多,也将使黏膜内 pH 明显下降,造成细胞损害。③其他因素也参与应激性溃疡的发病,酸中毒时血流对黏膜内 H^+ 的缓冲能力降低,可促进应激性溃疡的发生。

☞考点:应激性溃疡的发生机制

//// **案例 12-1**

患儿,男,10 岁。左臂、左下肢大面积烫伤。入院时,体温 37.5℃,心率 125 次/分,血压 135/80mmHg,白细胞 $15×10^9/L$,中性粒细胞 0.90,血糖 10mmol/L。2~3 日后出现上腹部不适,伴黑便两次。大便潜血阳性。

问题:

患者处于什么病理状态?为什么出现黑便,其发病机制如何?患者神经-内分泌系统有何变化?

(三)应激与心血管疾病

主要有原发性高血压、冠心病和心律失常 3 种疾病。持续的负性情绪因素,特别是敌意情绪可促进原发性高血压和冠心病的发生。交感-肾上腺髓质轴的激活以及下丘脑-垂体-肾上腺皮质激素轴的激活都参与升高血压。上述因素都可能促进高血压和动脉粥样硬化的发生。应激对心脏节律影响,主要通过儿茶酚胺兴奋引起心率增加。严重时在冠状动脉和心肌已有病变基础上,诱发心律失常,致死性心律失常主要为室颤。

☞考点:应激与心血管疾病

(四)应激与免疫功能障碍

应激所导致的免疫功能障碍主要表现为自身免疫病和免疫抑制两大方面。

1. 自身免疫病　如类风湿关节炎、系统性红斑狼疮等。而且严重的心理应激常可诱发这些疾病的急性发作,如哮喘患者可因心理应激而发作。

2. 免疫抑制　在遭受严重精神创伤后一段时间内有明显的免疫功能低下,主要机制可能是 HPA 轴的持续兴奋,糖皮质激素过多所致。持续应激时,患者出现胸腺、淋巴结萎缩的现象。

☞考点:应激对免疫系统的影响

(五)应激与内分泌功能障碍

应激与多种内分泌功能的紊乱有关系,下面仅举几例。

1. 应激与生长轴及甲状腺轴　慢性应激可使儿童生长发育延迟,特别是失去父母或生活在父母粗暴、亲子关系紧张家庭中的儿童,可出现生长缓慢、青春期延迟,并常伴有行为异常,如抑郁、异食癖等,被称为心理社会呆小状态或心因性侏儒。

2. 应激与性腺轴　慢性应激时,如过度训练比赛的运动员、芭蕾舞演员,可出现性欲减退、月经紊乱或停经。急性应激时也可出现性腺轴紊乱,如突发的生活事件、丧失亲人等,可使 30 多岁的妇女突然绝经或哺乳期妇女突然断乳。

☞考点:应激对神经内分泌的影响

(六)应激与心理精神障碍

1. 应激对认知功能的影响　良性应激有利于神经系统的发育,使机体保持一定的"唤起"状态,对外界保持积极的反应,可增强认知功能。但劣性应激,如长时间噪音环境可使儿童的认知学习能力下降,特别是声音相关的认知学习功能的损害。

2. 应激对情绪及行为的影响　情绪是一个模糊的概念,一种主观感受。每个人都要经历各种各样的情绪,但又很难对情绪做出客观描述。在社会心理应激中,情绪往往是左右应激的关键之一。如在激烈的体育竞技项目中,常可见到运动员的失控行为。

3. 急性心因性反应　指在急剧而强烈的心理社会应激原作用后,数分钟至数小时内所引起的功能性精神障碍。

4. 延迟性心因性反应　又称创伤后应激障碍,指受到严重而强烈的精神打击(如经历恐怖场面、恶性交通事故、残酷战争、凶杀场面或被强暴后等)而引起的延迟出现或长期持续存在的精神障碍,一般在遭受打击后数周至数月发病,其主要表现为:做噩梦、易触景生情;易出现惊恐反应,如心慌、出汗、易惊醒,不与周围人接触等。

☞考点:应激对心理精神的影响

目 标 检 测

1. 应激时糖皮质激素不具有哪些作用(　　)
   A. 镇痛　　　　　　　　 B. 心率增加
   C. 低血压　　　　　　　 D. 心输出量减少
   E. 血中 ACTH 减少

2. 应激时心血管变化中下列哪项不存在(　　)
   A. 心肌收缩力减弱　　　 B. 心率加快
   C. 心律失常　　　　　　 D. 血管收缩
   E. 心肌耗氧增多

3. 全身适应综合征的抵抗期体内起主要作用的激素是(　　)
   A. 糖皮质激素　　　　　 B. ADH
   C. 儿茶酚胺　　　　　　 D. 胰岛素
   E. 胰高血糖素

4. 应激时 CRH 分泌增多,其主要作用是(　　)
   A. 促进蓝斑-交感-肾上腺能神经元的活动
   B. 调控应激时的情绪行为反应
   C. 促进内啡肽释放
   D. 刺激 ACTH 分泌进而增加 GC 的分泌
   E. 升高血糖,促进蛋白质分解和糖原异生

5. 能使细胞产生热休克蛋白的因素是(　　)
   A. 高温　　　　　　　　 B. 缺氧
   C. 中毒　　　　　　　　 D. 感染
   E. 以上都是

6. 应激时泌尿系统的变化中下列哪一项不存在(　　)
   A. 尿少　　　　　　　　 B. 尿相对密度高
   C. 肾小球滤过率降低　　 D. 尿钾降低
   E. 尿钠降低

7. 下列哪些疾病属于应激相关疾病(　　)
   A. 高血压　　　　　　　 B. 冠心病
   C. 支气管哮喘　　　　　 D. 溃疡性结肠炎
   E. 以上都是

8. 应激时交感-肾上腺髓质反应中,下列哪一项既具有防御意义,又具有不利影响(　　)
   A. 心率加快,心收缩力加强
   B. 儿茶酚胺增多
   C. 支气管扩张
   D. 促进糖原分解,升高血糖
   E. 血液重分布

9. 应激时,机体免疫系统功能抑制的主要原因是(　　)
   A. 吞噬细胞减少,活性降低
   B. 补体、C反应蛋白等非特异性抗感染的急性期蛋白减少
   C. 糖皮质激素和儿茶酚胺的分泌对免疫功能产生的抑制效应
   D. 热休克蛋白在应激时合成增加的作用
   E. 各种应激原对免疫系统的抑制作用

10. 应激时,消化系统的改变主要表现为(　　)
    A. 胃肠血管舒张、血流量增加
    B. 胃酸分泌增加
    C. 胃黏液蛋白分泌增加
    D. 平滑肌麻痹
    E. 胃黏膜糜烂、溃疡、出血

11. 关于热休克蛋白功能的叙述,正确的是(　　)
    A. 清除异物和坏死组织　　 B. 充当"分子伴娘"的作用
    C. 增强机体抗出血能力　　 D. 抑制蛋白酶活性
    E. 清除自由基

12. 有位女高中生,母亲因心脏病突然病故,一年后父亲又与一女友结了婚。她感到很失落,很沮丧。这些重大的生活事件给她带来的打击导致她其后 3 年多经常烦恼。这些重大生活事件所构成的是(　　)
    A. 应激效应　　　　　　 B. 打击效应
    C. 激活效应　　　　　　 D. 余波效应
    E. 困扰效应

(朱崇先)

第13章 缺血-再灌注损伤

📖 学习目标

理解缺血-再灌注损伤的原因和条件。

了解缺血-再灌注损伤的发生机制、主要器官缺血-再灌注损伤的变化。

各种原因造成的组织血液灌流量减少,恢复血液再灌注后,部分细胞功能代谢障碍及结构破坏反而加重,因而将这种血液再灌注使缺血性损伤进一步加重的现象,称为缺血-再灌注损伤。

📖考点:缺血-再灌注损伤的概念

一、缺血-再灌注损伤的原因和条件

1. 原因 凡是在组织器官缺血基础上的血液再灌注都可能导致缺血-再灌注损伤的发生。常见全身循环障碍后恢复血液供应,如心脏骤停后心肺复苏。组织器官缺血后血液恢复,如断肢再植术后。某一血管再通后,如动脉搭桥术、冠状动脉痉挛缓解后。

2. 条件 许多因素可影响缺血-再灌注损伤的发生及其严重程度。

(1) 缺血时间:缺血时间长短和再灌注损伤的发生与否有关。缺血时间过短或过长均不易发生再灌注损伤。

(2) 侧支循环容易形成者,因可缩短缺血时间和减轻缺血程度,不易发生再灌注损伤。

(3) 氧需求量高的组织器官,如心、脑等,易发生再灌注损伤。

(4) 低温(25℃)、低压、低pH、低钠、低钙液灌流,可减轻再灌注损伤,而高温、高压、高钠、高钙可诱发再灌注损伤。

📖考点:缺血-再灌注损伤的原因和条件

二、缺血-再灌注损伤的发生机制

(一)自由基的作用

自由基是指在外层电子轨道上具有单个不配对电子的原子、原子团和分子的总称。自由基的种类很多,如脂质自由基、氯自由基、和甲基自由基等。其中由氧诱发的自由基,称为氧自由基,可以分为:①非脂质氧自由基,包括超氧阴离子(O_2^-)、羟自由基(OH·)、一氧化碳(NO);②脂质氧自由基,如脂氧自由基(LO·)、脂过氧自由基(LOO·)、活性氧(ROS)。

📖考点:造成缺血-再灌注损伤常见的自由基

1. 自由基的代谢 细胞线粒体在将分子氧还原成水的过程中产生能量,同时会产生少量自由基。另外,在血红蛋白、肌红蛋白等氧化过程中也可生成超氧阴离子。

病理情况下,由于活性氧生成过多或机体抗氧化能力不足,可引发氧化应激反应,导致细胞损伤。

2. 缺血-再灌注时,氧自由基生成增多的机制

(1) 黄嘌呤氧化酶途径:当组织缺血时,细胞内Ca^{2+}增多(Ca^{2+}超载),激活Ca^{2+}依赖性蛋白酶,使黄嘌呤脱氢酶大量转变为黄嘌呤氧化酶;同时,由于ATP降解,ADP、AMP增加,并依次生成次黄嘌呤。再灌注时,大量分子氧随血液进入缺血组织,使缺血时积聚的次黄嘌呤在黄嘌呤氧化酶的作用下生成黄嘌呤,并进而催化黄嘌呤转变为尿酸,两步反应中都有大量活性氧生成,使活性氧在短时间内爆发性增多。

(2) 中性粒细胞:组织缺血可激活补体系统,或经细胞膜分解产生多种具有趋化活性的物质,如C3片段,吸引、激活中性粒细胞。再灌注期组织重新获得氧供应,激活的中性粒细胞耗氧显著增加,产生大量氧自由基,称为呼吸爆发或氧爆发,造成细胞损伤。

(3) 线粒体:缺血、缺氧使ATP减少,Ca^{2+}进入线粒体增多,使线粒体功能受损,细胞色素氧化酶系统功能失调,以致进入细胞内的氧经4价还原形成的水减少,而经单电子还原而形成的氧自由基增多。

📖考点:缺血-再灌注时氧自由基增多的机制

3. 自由基的损伤作用 自由基可与各种细胞成分(膜磷脂、蛋白质、核酸等)发生反应,造成细胞结构损伤和功能代谢障碍。

(1) 自由基对磷脂膜的损伤作用:主要表现为形成脂质自由基和过氧化物,造成多种损害,如破坏膜的正常结构、间接抑制膜蛋白功能、促进自由基及其他生物活性物质生成、减少ATP生成等。

(2) 抑制蛋白质功能:自由基可使细胞结构蛋白和酶的巯基氧化,形成二硫键;也可使氨基酸残基氧化,胞质及膜蛋白和某些酶交联形成二聚体或更大的聚合物,直接损伤蛋白质的功能。

(3) 破坏核酸及染色体:自由基可使碱基羟化或

DNA 断裂,从而引起染色体畸变或细胞死亡。

(二)钙超载

各种原因引起的细胞内钙含量异常增多并导致细胞结构损伤和功能代谢障碍的现象称为**钙超载**。

☞考点:何谓钙超载

1.细胞内钙超载的机制

(1)Na^+/Ca^{2+} 交换异常。再灌注时,缺血细胞重新获得氧及营养物质,细胞内高 Na^+ 迅速激活 Na^+/Ca^{2+} 交换蛋白,以反向转运的方式加速 Na^+ 向细胞外转运,将大量 Ca^{2+} 运入胞浆。

(2)再灌注使组织间液 H^+ 浓度迅速下降,而细胞内 H^+ 仍然很高,形成跨膜 H^+ 浓度梯度。可激活 Na^+/H^+ 交换蛋白,促进细胞内 H^+ 排出,而使细胞外 Na^+ 内流,细胞内高 Na^+ 就可继发性激活 Na^+/Ca^{2+} 交换蛋白,促进 Ca^{2+} 内流。

(3)缺血-再灌注损伤时,α_1 肾上腺素能受体激活 G 蛋白-磷脂酶 C 通路,促进细胞内 Ca^{2+} 释放,使胞浆 Ca^{2+} 浓度升高。另外,生物膜损伤,可使其通透性增加,细胞外 Ca^{2+} 顺浓度差进入细胞内,使细胞内 Ca^{2+} 分布异常,加重细胞功能紊乱与结构破坏。

2.钙超载引起再灌注损伤的机制

(1)线粒体功能障碍,再灌注后,胞质内 Ca^{2+} 浓度明显增加,刺激线粒体钙泵摄钙。线粒体过多摄入 Ca^{2+},除增加 ATP 消耗外,还干扰线粒体的氧化磷酸化,使 ATP 生成减少。

(2)激活多种酶,Ca^{2+} 浓度升高可激活磷脂酶类,促进膜磷脂分解,使细胞膜及细胞器膜结构均受到损伤。钙可激活蛋白酶,促进细胞膜和结构蛋白的分解。钙可激活某些 ATP 酶,加速 ATP 消耗。钙还可激活核酶,引起染色体损伤。

(3)再灌注性心律失常,通过 Na^+/Ca^{2+} 交换形成一过性内向电流,在心肌动作电位后形成延迟后除极,引起心律失常。

(4)促进氧自由基生成。

(5)肌原纤维过度收缩,再灌注使缺血细胞重新获得能量供应,在胞质存在高浓度 Ca^{2+} 的条件下,肌原纤维发生过度收缩,再灌注使缺血期堆积的 H^+ 迅速移出,减轻或消除了 H^+ 对心肌收缩的抑制作用。

(三)白细胞的作用

实验发现,结扎狗冠状动脉造成心肌局部缺血一段时间后,再解除结扎恢复血流,部分缺血区并不能得到充分的血液灌流,这称为**无复流现象**。

☞考点:何谓无复流现象

1.再灌注时白细胞激活 白细胞聚集和激活的主要机制是:①再灌注损伤可使细胞膜磷脂降解,释放出大量趋化因子,如白三烯、血小板活化因子等,吸引大量中性粒细胞聚集于缺血区的血管内并进入组织;②再灌注期,激活的中性粒细胞亦可释放具有趋化作用的炎性介质,如白介素等,促进更多的白细胞聚集和浸润;③再灌注期,中性粒细胞和血管内皮细胞表达黏附分子增加,加剧了缺血组织内白细胞积聚和激活。

2.中性粒细胞介导的再灌注损伤 再灌注早期,中性粒细胞黏附在血管内皮细胞上。随后,有血小板沉积和红细胞聚集、损伤的血管内皮细胞肿胀、造成毛细血管阻塞,微血管通透性增高。细胞损伤激活的中性粒细胞与血管内皮细胞可释放大量的致炎物质,如自由基、蛋白酶、细胞因子等,使周围组织细胞受到损伤,导致局部炎症反应。

三、缺血-再灌注损伤时机体的 功能及代谢变化

(一)心脏缺血-再灌注损伤的变化

1.心功能变化

(1)再灌注性心律失常,是指心肌再灌注过程中出现的心律失常。其中以室性心律失常,特别是室性心动过速和心室纤颤最为常见。发生机制可能涉及心肌 Na^+ 和 Ca^{2+} 负荷过度及动作电位时程的不均性有关系。

(2)心肌舒缩功能降低,缺血-再灌注导致的心肌损伤,均造成心肌舒缩功能降低,表现为心输出量减少,心室内压最大变化速率降低,左室舒张末期压力升高等。

☞考点:心肌缺血-再灌注过程中易出现的心律失常

2.心肌代谢变化 再灌注期高能磷酸化合物含量并未恢复正常。心肌氧化型谷胱甘肽含量进行性增加,还原型谷胱甘肽含量减少,再灌注时活性氧产生增多。

3.心肌超微结构的变化 表现为细胞膜破坏,线粒体肿胀、嵴断裂、溶解、空泡形成等。肌原纤维断裂、节段性溶解和出现收缩带。再灌注还可造成不可逆性损伤,出现心肌出血、坏死。

链 接 >>>

心肌缺血性损伤和再灌注性损伤

	缺血性损伤	再灌注性损伤
发病环节	缺血、缺氧	再灌注
微小血管	早期无堵塞现象	微小血管堵塞、出现无复流现象
心肌功能	进行性下降	心肌顿抑
心律失常	多缓慢发生	多突然发生

(二)脑缺血-再灌注损伤的变化

脑对缺氧最敏感,它的活动主要依靠葡萄糖有氧氧化提供能量,因此一旦缺血时间较长即可引起严重的不可逆性损伤。

1.脑细胞代谢的变化 脑缺血后短时间内

ATP、CP、葡萄糖、糖原等均减少,乳酸明显增加。缺血期 cAMP 含量增加,而 cGMP 含量减少。再灌注后脑内 cAMP 进一步增加,cGMP 进一步下降,这提示缺血-再灌注时脂质过氧化反应增强。

2. 脑再灌注损伤时组织学变化　脑最明显的组织学变化是脑水肿及脑细胞坏死。

（三）其他器官缺血-再灌注损伤的变化

肠缺血时,液体通过毛细血管滤出而形成间质水肿。缺血后再灌注,肠管毛细血管通透性更加升高,严重肠缺血-再灌注损伤的特征为黏膜损伤。肾缺血-再灌注损伤时,血清肌酐明显增高,表示肾功能严重受损。此外,骨骼肌缺血-再灌注可致肌肉微血管和细胞损伤,自由基生成增多,脂质过氧化增强。广泛的缺血-再灌注损伤还可引起全身炎症反应综合征甚至多器官功能障碍。

目 标 检 测

1. 再灌注损伤是指（　　）
   A. 缺血后恢复血流灌注引起的后果
   B. 缺血后恢复血流灌注引起的组织损伤
   C. 无钙后再用含钙溶液灌注引起的钙超载
   D. 缺氧后再用富含氧溶液灌流引起的组织损失
   E. 以上都不是

2. 缺血-再灌注损伤最常见于（　　）
   A. 心　　　　　　　　B. 脑
   C. 肺　　　　　　　　D. 肾
   E. 肠

3. 体内对缺血缺氧最敏感的器官是（　　）
   A. 心　　　　　　　　B. 脑
   C. 肝　　　　　　　　D. 肾
   E. 肺

4. 再灌注损伤不会在下列哪种情况发生（　　）
   A. 冠脉搭桥术后　　　　B. 体外循环后
   C. 器官移植后　　　　　D. 心肺复苏后
   E. 心肌梗死后

5. 缺血-再灌注损伤的发生机制主要与（　　）
   A. 无复流现象有关　　　B. 钙超载有关
   C. 白细胞浸润有关　　　D. 高能磷酸化合物缺乏有关
   E. 氧自由基损伤有关

6. 再灌注时氧自由基的原发来源一般认为是（　　）
   A. 线粒体　　　　　　　B. 儿茶酚胺
   C. 脂质过氧化　　　　　D. 中性粒细胞
   E. 内皮细胞

7. 缺血-再灌注性心率失常最常见的类型（　　）
   A. 房性心律失常　　　　B. 室性心律失常
   C. 房室交界部阻滞　　　D. 房室传导阻滞
   E. 房颤

8. 下述哪种物质收缩血管的作用最强（　　）
   A. 血管紧张素　　　　　B. 内皮素
   C. 白三烯　　　　　　　D. TXA_2
   E. PGI_2

9. 自由基攻击的细胞成分不包括（　　）
   A. 膜脂质　　　　　　　B. 蛋白质
   C. DNA　　　　　　　　D. 电解质
   E. 线粒体

10. 自由基对机体的损伤最主要是通过（　　）
    A. 蛋白质交联
    B. 对核酸的直接损伤
    C. 引发葡萄糖交联
    D. 引发脂质过氧化而引起的损伤
    E. 引起染色体畸变

（朱崇先）

第 14 章 黄 疸

📖 学习目标

掌握黄疸的概念、原因及发生机制。
理解黄疸的分类及对机体的影响。
了解三种黄疸的区别。

黄疸(jaundice)是由于血清胆红素浓度增高所引起的巩膜、皮肤、黏膜等组织黄染。高胆红素血症是指血清胆红素浓度增高。血清胆红素正常含量多在 $17.1\mu mol/L(10mg/L)$ 以下,若血清中胆红素浓度超过正常范围,但临床上未见巩膜、皮肤、黏膜黄染,则称为隐性黄疸。当血清胆红素浓度高于 $34.2\mu mol/L$ $(20mg/L)$ 时,临床上即可出现明显黄疸,称为显性黄疸。黄疸是高胆红素血症的临床表现。

☞考点:黄疸的概念

一、黄疸的类型、原因及发生机制

黄疸的原因和类型很多,常见分类:①根据黄疸的发生原因分溶血性、肝细胞性和阻塞性黄疸;②根据病变发生的部位分肝前性、肝性和肝后性黄疸;③根据血清中增多的胆红素的性质分未结合胆红素(非酯型胆红素或间接反应胆红素)性黄疸和结合胆红素(酯型胆红素或直接反应胆红素)性黄疸。

☞考点:黄疸的类型

(一)胆红素生成过多性黄疸(肝前性黄疸)

1. 原因及发生机制

(1)红细胞破坏增多:①红细胞膜异常,见于遗传性红细胞增多症等,由于其红细胞膜异常,Na^+ 的流入和转运增加,使红细胞形态发生改变,可塑性变小,导致红细胞破坏。②红细胞酶和能量代谢异常,由于成熟红细胞没有线粒体,其 ATP 来源只能通过无氧糖酵解和磷酸戊糖旁路两种途径产生。参与上述两种途径的酶较多,其中重要的有红细胞葡萄糖 6-磷酸脱氢酶(G6PD)、还原型谷胱甘肽(GSH)等。当应用伯氨喹、磺胺药、氯霉素等药物及蚕豆病、感染等都会影响红细胞代谢,导致红细胞破裂,产生血管内溶血。③物理性和机械性因素,如大面积烧伤、DIC等可使红细胞变形、易被破坏。④某些化学物质或毒物(苯肼、铅、砷),直接破坏红细胞的膜蛋白和脂类,使红细胞膜溶解破坏。⑤某些厌氧菌的毒素、蛇毒可

破坏红细胞膜使红细胞膜破裂。⑥脾功能亢进,脾脏对红细胞的阻留和吞噬功能增强而引起溶血。

(2)旁路性胆红素产生过多:较少见,见于恶性贫血、地中海贫血、再生障碍性贫血等疾病。由于造血功能紊乱,血红蛋白在骨髓内尚未成为红细胞成分之前就发生分解,骨髓中新生红细胞未释放前就发生裂解(图 14-1)。

2. 胆红素的代谢特点 肝脏功能有很大的储备能力,溶血性黄疸时,血清胆红素浓度增加,肝脏就可加速处理和排泄胆红素。

(1)血清中未结合胆红素增多:由于大量红细胞破坏,胆红素生成超过了肝的处理能力,故血中未结合胆红素含量增多,胆红素测定呈间接阳性。

(2)粪(尿)中粪(尿)胆素原增多:由于肝细胞对胆红素的摄取,结合和排泄功能代偿性加强,进入肠道的结合胆红素增多,因此在肠内形成的粪(尿)胆原增多,进一步氧化形成的粪胆素增多,使粪便颜色加深。由此经肠吸收入血的尿胆素原增加,再经肾排出的尿胆素也增加,使尿液颜色加深。

(3)尿中无胆红素:由于未结合胆红素入血后与白蛋白牢固结合,不能通过肾脏滤过、排出,故尿中无胆红素。

☞考点:肝性黄疸的原因及发生机制

▶▶▶ 案例14-1

患者,男,35 岁,巩膜、皮肤黄染,尿颜色深黄如茶,大便颜色变深,检查:尿中无胆红素,尿胆素增加。

问题:

患者属于哪种类型的黄疸?

(二)肝对胆红素的处理障碍(肝性黄疸)

1. 原因及发生机制 肝对胆红素的处理包括肝细胞对胆红素的摄取、结合(酯化)和分泌排泄三个过程。任何一个环节发生障碍,均可引起肝性黄疸。常见的原因如下。

(1)肝细胞对胆红素的摄取、运载功能障碍。常见原因:①肝细胞内的载体蛋白不足或缺乏,使肝细胞从血中摄取胆红素能力降低,导致血中未结合胆红素增多,如先天性非溶血性黄疸。②磺溴肽钠(BSP)、某些胆道造影剂、甲状腺素、脂肪酸、新生霉素等,与胆红素竞争被肝细胞摄取或与载体蛋白(Y蛋白)结合,从

图 14-1　肝前性黄疸时，胆红素的代谢变化示意图

而使肝细胞对胆红素的摄取和运载功能受抑制，而导致暂时性未结合胆红素升高，引起黄疸。

（2）肝细胞对胆红素的结合障碍（酯化障碍）：由于先天性或后天性因素造成肝细胞内葡萄糖醛酸基转移酶缺乏，使肝细胞对胆红素结合障碍，导致血中未结合胆红素增高。主要见于病毒性肝炎、药物中毒等引起的肝细胞损伤及新生儿非溶血性家族性黄疸。

（3）肝细胞对胆红素的分泌排泄障碍。肝细胞受损时，对胆红素的排泄发生障碍，引起的高胆红素血症，多见于肝细胞性黄疸和肝内胆汁淤积性黄疸。

链　接 >>>

先天性非溶血性黄疸

先天性非溶血性黄疸（Gilbert 综合征）是一组综合的病症，其特点为非溶血性、非结合性胆红素血症所致的黄疸。 先天性患者家族中约有 25％～50％的人有此病，为常染色体显性遗传病。 主要表现自幼年起的慢性间歇性黄疸，可呈隐性。 黄疸可以持续存在达老年，往往随着年龄的增长而逐渐减退。 血清胆红素有昼夜或季节性波动，可因疲劳、情绪波动、饥饿、感染、发热、手术、酗酒、妊娠诱发或加重黄疸。

（4）肝细胞对胆红素的综合处理功能障碍。在病毒性肝炎、钩端螺旋体病、败血症、肝脓肿、肝癌、四氯化碳或磷中毒时，肝细胞严重损害，发生的黄疸称为肝细胞性黄疸。

由于肝细胞对结合胆红素处理障碍，大量结合胆红素反流入血，所以血清中结合胆红素浓度升高。结合胆红素反流入血的机制：①肝细胞排泄障碍，结合胆红素在肝内滞留，反流入血；②相邻肝细胞坏死，引

起毛细胆管破裂，胆汁反流入血；③毛细胆管通透性增高，胆汁进入血液；④毛细胆管被胆栓阻塞或被变性肿大的肝细胞压迫阻塞，促进胆汁反流入血。

未结合胆红素增多的机制：①肝细胞损伤时，对未结合胆红素加工、处理障碍；②结合胆红素的排泄障碍，可反馈性抑制 BGT 活性和肝脏对未结合胆红素的摄取；③肝细胞损伤时，溶酶体释出的 β-葡萄糖醛酸酶，能将结合胆红素水解为未结合胆红素，而后反流入血。

2. 胆红素的代谢特点

（1）血清中结合与未结合胆红素均增高，胆红素测定呈双相阳性。

（2）粪便中粪胆素原减少，尿中尿胆素原增高。由于肝脏形成的结合胆红素减少，而且已形成的结合胆红素中又有一部分反流入血，所以进入肠道的胆红素少，肠内形成的粪胆素原减少，随大便排出的粪胆原及粪胆素都减少。从肠内吸收入血的尿胆素原虽然比正常时少，但肝细胞功能障碍，从肠吸收回肝的尿胆素原大部分由尿排出，故尿中尿胆素原含量增加。

（3）尿中出现胆红素：血中结合胆红素可通过肾小球滤出，故尿中出现胆红素（图 14-2）。

（三）肝外胆汁排泄障碍（肝后性黄疸）

1. 原因及发生机制　常见于胆道结石、蛔虫、肿瘤或胆管炎等，致胆道狭窄或阻塞，使胆管内大量胆汁淤积，胆管扩张，压力升高，胆汁则可通过破裂的小胆管和毛细胆管流入肝脏组织间隙和肝血窦，引起血中胆红素增多，导致黄疸。

☞考点：肝后性黄疸的原因及发生机制

图 14-2 肝性黄疸时,胆红素的代谢变化示意图

2. 胆红素的代谢特点

(1) 血中结合胆红素增多:肝胆道梗阻后,如果在肝细胞处理胆红素的能力未受影响时,血中结合胆红素增加,故胆红素测定呈直接阳性。

(2) 粪(尿)中粪(尿)胆素原减少或消失:由于胆道阻塞,胆汁不能排入肠道(完全阻塞)或排入减少(不完全阻塞),致使粪(尿)胆素原减少或消失,大便呈白陶土色。

(3) 尿中出现胆红素:在肝胆道完全梗阻时,肝细胞处理胆红素的能力未受影响,血中结合胆红素增加,结合胆红素可溶于水,能经肾小球滤过,故尿中出现胆红素,尿的颜色加深如浓茶样(图 14-3)。

案例14-2

患者,男,31 岁,巩膜皮肤黄染,尿颜色深黄如茶,大便颜色变浅。检查:尿中有胆红素,尿胆素增加。

问题:

患者属于哪种类型的黄疸?

许多疾病引起的黄疸,往往是多种因素多个环节共同作用的结果,如阻塞性黄疸,因毛细胆管破裂和胆汁溢出,引起肝细胞变性、坏死,除有阻塞性黄疸的特点外,又可有肝细胞性黄疸的某些特点。

三型黄疸主要特征比较见表 14-1。

链 接 »»

新生儿病理性黄疸的临床表现

新生儿黄疸:包括生理性、病理性黄疸两种。病理性黄疸的原因较其他年龄组更为复杂,严重者可引起核黄疸,又称胆红素脑病。其临床表现:①黄疸出现早,在出生后 24 小时内出现;②程度重,血清胆红素量超过生理性黄疸限度;③持续时间长,足月儿黄疸持续时间超过 2 周或早产儿超过 4 周;④结合胆红素大于 25.7 μmol/L (15mg/L)。

二、高胆红素血症对机体的影响

1. **皮肤表现** 黄疸患者的皮肤黄染颜色与患者原来肤色、血中胆红素性质、浓度高低等有关,如血中未结合胆红素增高所致黄疸(游离胆红素较难透过毛细胆管壁)组织黄染色浅;血中结合胆红素增高所致的黄疸(结合胆红素易透过毛细胆管壁,溶于水,易渗入体液)组织黄染色深、肤色鲜黄。

2. **对神经系统的影响** 血中未结合胆红素过多,可通过生物膜对细胞产生毒性作用,如新生儿血中未结合胆红素增加,高于 342μmol/L(200mg/L),则可通过新生儿血-脑屏障,使大脑基底核黄染和变性、坏死等,称胆红素脑病(核黄疸)。

血中结合胆红素浓度增加,超过 427.5μmol/L (250mg/L)时,可抑制脑细胞内氧化磷酸化过程,从而阻断脑能量供应,导致中枢神经系统功能障碍,甚至导致死亡。

3. **对肾的影响** 血中结合胆红素浓度过高,可使肾小管上皮细胞对缺血性损害的敏感性增高而易于发生变性、坏死。

表 14-1 三种类型黄疸的比较

区别类型	肝前性黄疸	肝性黄疸	肝后性黄疸
血胆红素	非酯型胆红素增加	酯型与非酯型胆红素增加	酯型胆红素
粪胆素原	增加	减少	减少或消失
尿胆素原	增加	增加	减少或消失
尿胆红素	无	有	有
粪便颜色	变深	变浅	白陶土色

图 14-3　肝后性黄疸时,胆红素的代谢变化示意图

4. 对肺的影响　非结合胆红素浓度过高能改变磷脂膜的表面张力,Ⅱ型肺泡上皮受损,使表面活性物质的合成与分泌减少。

5. 胆汁酸盐入血对机体的影响　阻塞性黄疸时,胆汁在血中淤积,胆盐、胆固醇等的血浆浓度也随相应增高,对机体造成各种不良影响。胆固醇在组织中沉积可形成黄色瘤;胆盐沉着于皮肤,可刺激感觉神经末梢引起皮肤瘙痒;胆盐刺激迷走神经,引起血压降低,心动过缓;胆盐不能进入肠道,可影响脂肪的消化吸收,导致脂溶性维生素(A、D、E、K)吸收障碍,而引起脂肪泻,出凝血时间延长和出血倾向等。

案例14-3

患者,女,54 岁,巩膜皮肤进行性黄染 1 个月,尿颜色深黄如茶,大便颜色呈陶土色 10 天,前来就诊。

问题:

患者属于哪种类型的黄疸?

目 标 检 测

1. 肝中与胆红素结合最主要的基团是(　　)
   A. 硫酸根　　　　　B. 乙酰基
   C. 葡萄糖醛酸基　　D. 甲基
   E. 以上都不是

2. 核黄疸是指(　　)
   A. 脑细胞核黄染变性
   B. 大脑皮质细胞核黄染变性
   C. 大脑基底核黄染变性
   D. 网状结构黄染
   E. 小脑核黄染

3. 长期肝外胆道梗阻后,患者出现以下哪种改变(　　)
   A. 胆红素测定呈双相阳性
   B. 尿中无胆红素
   C. 粪中粪胆原增多
   D. 粪中尿胆原增多
   E. 尿中粪胆原增多

4. 红细胞破坏过多,可引起(　　)
   A. 胆红素生成过多
   B. 胆红素在血液中运输障碍
   C. 胆红素在肝内代谢过程障碍
   D. 胆红素肝外排泄障碍
   E. 以上都不是

5. 黄疸时,下列哪项变化不会出现(　　)
   A. 核黄疸　　　　　B. 皮肤瘙痒
   C. 肺淤血　　　　　D. 消化不良
   E. 出血倾向

(丁运良)

第15章 肿 瘤

学习目标

掌握肿瘤、癌前病变、上皮瘤变、原位癌、早期浸润癌、转移、转移瘤、恶病质、原癌基因、抑癌基因的概念,肿瘤的一般形态和结构特点,肿瘤的异型性,肿瘤的生长方式,良恶性肿瘤的区别和肿瘤的命名。

理解肿瘤的扩散方式,肿瘤的复发,良恶性肿瘤对机体影响、肿瘤的分类方法。

了解癌与肉瘤的区别,肿瘤的病因与发病机制。

肿瘤(tumor,neoplasm)是一类常见病、多发病。其中恶性肿瘤是危害人类健康最严重的疾病之一。在欧美一些国家恶性肿瘤的死亡率仅次于心血管系统疾病而跃居第2位。在我国,城市人口中恶性肿瘤的死亡率居死因第一位(139.28/10万),农村人口中居死因第三位(105.57/10万)。最常见的十大恶性肿瘤为胃癌、肝癌、肺癌、食管癌、大肠癌、白血病、淋巴瘤、子宫颈癌、鼻咽癌、乳腺癌等。近年来随着人口老龄化和环境污染等因素的影响,恶性肿瘤的发病率和死亡率仍逐年上升。因此,对肿瘤的基础理论和防治的研究依然是医学乃至整个生命科学领域研究的重点。

第1节 肿瘤的概述

肿瘤是机体在各种致瘤因素作用下,局部组织的某个细胞基因调控失常,导致的克隆性异常增生而形成的新生物。这种新生物常形成局部肿块。

肿瘤细胞是由正常细胞转化而来的,一般是单克隆性增生,肿瘤细胞与正常细胞相比有两个显著特点:①瘤细胞失去分化成熟的能力,具有异常的形态、代谢和功能;②瘤细胞失控性增生,即使引起瘤变的因素消失,瘤细胞仍能持续性增生。

☞考点:肿瘤的概念,肿瘤细胞的两个显著特点

链接 »»»

肿瘤细胞生长失控

肿瘤细胞的分裂永远不会停止,不断的分裂需要养分,但人体内的养分有限,肿瘤细胞不断分裂,最后将吸取其他正常细胞的养分。

机体在生理状态或某些病理状态下的增生(如子宫内膜增生症、炎症时巨噬细胞增生、组织损伤时肉芽组织增生)称非肿瘤性增生。非肿瘤性增生与肿瘤性增生有着本质的区别(表15-1)。

表 15-1 肿瘤性增生与非肿瘤性增生的区别

	肿瘤性增生	非肿瘤性增生
引发原因	环境致瘤因素或内在致瘤因素	生理性更新、炎症、组织损伤
分化能力	细胞失去分化成熟的能力,增生的瘤细胞具有异常的形态、代谢和功能	细胞分化成熟,增生的细胞具有正常的形态、代谢和功能
增生形式	失控性增生,细胞增生旺盛,并具有相对的自主性,致瘤因素的作用消失后,细胞仍能持续增生	增生过程始终处于机体的精确调控之下,一旦原因消除,细胞便可停止增生

第2节 肿瘤的大体形态和组织结构

一、肿瘤的大体形态

肿瘤的形态多种多样,在一定程度上可反映肿瘤的良、恶性。

1. **肿瘤的数目** 通常为一个(单发),也可多个(多发与肿瘤的多灶性起源有关系),如多发性子宫平滑肌瘤、脂肪瘤等。

2. **肿瘤的大小** 大小不一,差异悬殊,小者仅数毫米,甚至只能在显微镜下发现,如原位癌;而大者直径可达数十厘米,重量可达数千克乃至数十千克,如卵巢浆液性囊腺瘤。肿瘤的大小与肿瘤的良恶性、生长时间和发生部位有一定关系。如生长在体表或腹腔内的肿瘤可以长得很大,而生长于密闭的狭小腔道(如颅腔、椎管)内的肿瘤则一般较小。

3. **肿瘤的形状** 多种多样(图15-1),发生于体表和空腔器官内的肿瘤多呈息肉状、蕈伞状、乳头状、菜花状;发生于深部组织和器官内的肿瘤多呈结节状、分叶状、哑铃状、囊状;恶性肿瘤则多呈浸润包块状、弥漫肥厚状、溃疡状。肿瘤形状上的差异一般与其发生部位、组织来源、生长方式和肿瘤的良恶性密切相关。

息肉状　　　　乳头状　　　　　结节状　　　　　分叶状　　　　　　囊状
（外生性生长）　（外生性生长）　（膨胀性生长）　（膨胀性生长）　（膨胀性生长）

弥漫性肥厚状　　　　　　溃疡状　　　　　　浸润性包块状
（外生伴浸润性生长）　　（浸润性生长）　　（浸润性生长）

图 15-1　肿瘤的外形和生长方式

4. 肿瘤的颜色　由组成肿瘤的组织、细胞及其产物的颜色决定。一般良性肿瘤的颜色与其起源组织的颜色近似，如脂肪瘤呈淡黄色。恶性肿瘤多呈灰白色或灰红色，且常因出血、坏死、囊性变或含有色素而呈不同的颜色。癌的切面多粗糙和干燥，肉瘤多细腻而湿润。

5. 肿瘤的硬度　与肿瘤的类型、实质与间质构成比例以及有无变性坏死等有关。如骨瘤很硬，脂肪瘤较软；瘤细胞丰富而间质成分少的肿瘤质地脆软，反之质地较硬；继发玻璃样变、钙化、骨化的肿瘤质地变硬，发生坏死、液化、囊性变的肿瘤质地变软。

6. 肿瘤的包膜　良性肿瘤常有完整包膜，与周围组织分界清楚，容易完整摘除；而恶性肿瘤大多无包膜，与周围组织分界不清，手术不易完整切除，术后易复发。

📖考点：肿瘤的一般形态特点

二、肿瘤的组织结构

肿瘤的组织结构千变万化，是肿瘤组织病理学诊断的基础。可分为实质和间质两种成分（绒癌和白血病例外）。

（一）肿瘤的实质

肿瘤的实质（parenchyma）即肿瘤细胞，是肿瘤的主要成分，决定了肿瘤的生物学特点和肿瘤的特殊性。不同组织起源的肿瘤，其实质各不相同，形态也多种多样（图 15-2，图 15-3）。肿瘤的诊断、分类和命名通常是根据肿瘤实质的细胞形态来进行的。因此，肿瘤实质是识别肿瘤的组织起源、判断肿瘤的良恶性以及分化程度的形态学依据。肿瘤的实质通常只有一种成分，但少数肿瘤可以含有两种甚至多种实质成

分。如乳腺纤维腺瘤含有纤维组织和腺组织两种实质成分，畸胎瘤含有三个胚层来源的异常增生和分化的多种实质成分。

图 15-2　乳腺癌
巢状排列，实质与间质分界清楚

图 15-3　子宫平滑肌肉瘤
弥漫分布，实质与间质分界不清

（二）肿瘤的间质

肿瘤的间质（mesenchyma，stroma）是肿瘤的非特异性成分，一般由结缔组织和脉管组成，对肿瘤实质起着支持和营养作用。间质血管的多少对肿瘤的生长快慢起决定作用。间质内淋巴细胞浸润，这是机体抗肿瘤免疫反应的表现，间质淋巴细胞的多少与预后有关。间质中的成纤维细胞、肌纤维母细胞以及形成的胶原纤维，可限制瘤细胞的活动，遏止瘤细胞侵入血管或淋巴管内，限制肿瘤细胞浸润，减少播散。

☞考点：肿瘤组织的构成

第 3 节　肿瘤的异型性

肿瘤组织无论在细胞形态和组织结构上，都与其起源的正常细胞和组织有不同程度的差异，这种差异称为异型性（atypia）。肿瘤异型性的大小反映了肿瘤组织的成熟程度，即分化程度。分化程度是指肿瘤细胞和组织与其起源的正常细胞和组织在形态和功能上的相似程度。一般说来，肿瘤组织的分化程度高，说明肿瘤与其起源的正常细胞和组织相似，即异型性小，恶性程度低；反之亦然。

间变（anaplasia）是指恶性肿瘤细胞缺乏分化，异型显著。间变性肿瘤细胞具有显著的多形性，通常难于确定其组织起源。间变性肿瘤几乎都是高度恶性肿瘤。

☞考点：肿瘤异型性和分化程度的概念

链接 >>>

癌症的病理分级和临床分期有什么不同？

病理分级反映肿瘤的恶性程度，分级的依据主要是组织结构异型性、细胞形态异型性和核分裂数，通常分为Ⅰ、Ⅱ、Ⅲ级，或低度、中度、高度恶性。临床分期反映恶性肿瘤的早晚和对患者造成的危害程度，分期的依据主要是原发瘤的大小、浸润深度和范围，是否累及周围组织，有无淋巴结转移、血道转移和远处转移。国际上广泛采用 TNM 分期系统。T 指肿瘤的原发灶，用 T1～T4 表示；N 指局部淋巴结受累情况，用 N0～N3 表示；M 指远处转移，用 M0～M1 表示。临床医师可根据病理分级和临床分期准确了解癌症患者的恶性程度和严重程度，有利于做出正确诊断，选择恰当的治疗方法，估计患者的预后。

一、肿瘤组织结构的异型性

肿瘤组织结构的异型性（architectural atypia）是指肿瘤组织在空间排列方式上（包括细胞的极性、排列的结构及与间质的关系等方面）与其起源的正常组织的差异（图 15-4）。良性肿瘤（腺瘤）瘤细胞异型性小，只是腺体数目增多，大小及排列异常；而恶性肿瘤（腺癌）瘤细胞异型性较大，腺体大小和形状十分不规则，排列较乱，细胞层次增多，紧密重叠，失去极性（图 15-5），并可呈实性或乳头状增生。

图 15-4　结肠腺瘤
瘤细胞异型性小，细胞排列与其起源组织相似

图 15-5　结肠腺癌
腺体大小和形状十分不规则，排列紊乱

二、肿瘤细胞的异型性

（一）瘤细胞的多形性

恶性肿瘤细胞一般比其起源的正常细胞大，且大小和形态很不一致，可出现瘤巨细胞，多形性明显，如多形性脂肪肉瘤（图 15-6）；少数分化很差的肿瘤，瘤细胞小而一致，具有明显的幼稚性，如小细胞肺癌（图 15-7）。

（二）瘤细胞胞核的多形性

瘤细胞胞核大，核浆比例增大接近 1：1（正常为 1：4～1：6）；核的大小、形状不一，可出现双核、多核、巨核、奇异形核等；核多深染，染色质呈粗颗粒状，堆积在核膜下使核膜增厚；核仁大，数目增多达 3～5 个；核分裂象常较多，可出现不对称性、多极性、顿挫性等病理性核分裂（图 15-8）。瘤细胞核的异型性和病理性核分裂象对于区别肿瘤的良、恶性具有重要意义。

图 15-6 多形性脂肪肉瘤

瘤细胞大小和形态很不一致,多形性显著,可见瘤巨细胞

图 15-7 小细胞肺癌

癌细胞小而一致,具有明显的幼稚性

图 15-8 病理性核分裂象

多极核分裂(↑)

（三）瘤细胞胞质的改变

胞质内核蛋白体增多,故多呈嗜碱性。亦可因产生的异常分泌物或代谢产物（激素、黏液、糖原、脂质、角蛋白和色素等）而使瘤细胞的胞质呈现不同的特点,这常有助于判断肿瘤的细胞起源。

第 4 节 肿瘤的生长与扩散

一、肿瘤的生长

（一）肿瘤的生长速度

肿瘤生长速度有很大差异,这主要取决于肿瘤细胞的分化程度。一般说来,分化好、异型性小的良性肿瘤生长较缓慢,可长达几年甚至几十年。如果短期内生长速度突然加快,应考虑可能发生了恶变。分化差、异型性大的恶性肿瘤生长快,短期内即可形成明显的肿块,并且当血管形成及营养供应相对不足时,易发生坏死、出血等继发改变。

（二）肿瘤的生长方式

肿瘤的生长方式主要有三种。

1. 膨胀性生长（expansive growth） 为多数良性肿瘤的生长方式。肿瘤分化较好,瘤细胞生长缓慢,不侵袭周围正常组织,瘤体如渐渐膨胀的气球,逐渐

推开或挤压四周组织。肿瘤大多呈结节状、分叶状、常有完整的包膜，与周围组织分界清楚（图 15-9）。临床检查时瘤体移动性良好，手术容易完整摘除，术后较少复发。

图 15-9　子宫平滑肌瘤
呈结节状、膨胀性生长，与周围组织分界清楚

2. 浸润性生长（infiltrating growth）　为大多数恶性肿瘤的生长方式。肿瘤分化差，瘤细胞生长速度快，宛如树根长入泥土一样，侵入周围组织间隙、淋巴管或血管内，浸润并破坏周围组织。肿瘤没有包膜，与周围组织分界不清（图 15-10）。临床检查时瘤体移动性差或固定，手术不容易完整摘除，术后较易复发。

图 15-10　乳腺癌
呈浸润性生长，无包膜，与周围组织分界不清

3. 外生性生长（exophytic growth）　发生在体表、体腔表面或管道器官（如消化道、泌尿道）表面的肿瘤，常向表面突起形成乳头状、息肉状（图 15-11）、蕈状或菜花状的肿物。良性肿瘤和恶性肿瘤都可呈外生性生长，但恶性肿瘤在向表面生长的同时，其基底部往往呈浸润性生长。

☞考点：肿瘤的生长方式

二、肿瘤的扩散

恶性肿瘤不仅在原发部位浸润性生长、蔓延，而且还可通过多种途径扩散到身体其他部位继续生长，

图 15-11　眼睑色素痣恶变为黑色素瘤
呈外生性生长，息肉状

这是恶性肿瘤的主要特征。

（一）局部直接蔓延

随着恶性肿瘤的不断长大，瘤细胞沿着组织间隙、淋巴管、血管或神经束衣浸润（图 15-12），破坏邻近组织或器官，并继续生长，称直接蔓延。例如，晚期子宫颈癌蔓延到直肠、膀胱或骨盆壁。

图 15-12　腺癌
癌细胞浸润神经束衣

（二）转移

瘤细胞从原发部位侵入淋巴管、血管或体腔，迁徙到他处继续生长，形成与原发瘤类型相同的肿瘤的过程称转移（metastasis），所形成的肿瘤，称转移瘤或继发瘤。常见的转移途径有以下几种。

1. 淋巴道转移（lymphatic metastasis）　为癌的常见转移方式。瘤细胞侵入淋巴管后，随淋巴液引流到局部淋巴结。通常瘤细胞先聚集于淋巴结的边缘窦（图 15-13），继而逐渐波及整个淋巴结，使淋巴结变大变硬；当瘤细胞侵犯出淋巴结被膜后或多个淋巴结受累时，相邻淋巴结可相互融合成团块；也可依次累及远处各组淋巴结或发生逆行转移，最后经胸导管进入血流，继发血道转移。在临床上最常见的是左锁骨上淋巴结转移，其原发癌多来自肺和胃肠道。

图 15-13　淋巴道转移

a. 癌的淋巴道转移模式图；b. 腺癌，淋巴结转移，癌细胞聚集于淋巴结边缘窦

2. 血道转移（hematogenous metastasis）　为肉瘤的常见转移方式。瘤细胞侵入血管（图 15-14）后，随血流到达远处器官并栓塞于器官内的小血管，继而从血管内皮细胞之间的间隙或内皮细胞的受损处穿出血管，侵入到组织内继续生长，形成转移瘤（图 15-15）。由于静脉壁较薄、压力较低，故瘤细胞多经静脉侵入。血道转移的途径通常与血流方向一致，因此肺和肝是最常被累及的器官。

图 15-14　血道转移

癌旁乳腺组织血管内癌栓

3. 种植性转移（implantation metastasis）　体腔内器官的瘤细胞蔓延到器官浆膜面时，瘤细胞可脱落并散落在体腔的浆膜或器官的表面继续生长，形成多个转移瘤，这种转移方式称种植性转移。种植性转移常见于腹腔器官的恶性肿瘤。如胃癌侵及浆膜后，可种植到大网膜、腹膜、肠、卵巢等处；手术也可能造成种植性转移，应引起注意。

图 15-15　转移瘤

原发性肝细胞癌肝内转移，形成卫星灶

恶性肿瘤浸润扩散与瘤细胞间的黏附力减弱、瘤细胞与基质的附着力增加、瘤细胞功能的改变以及机体免疫监视功能状态等因素有关。

☞考点：肿瘤扩散方式，转移和转移瘤的概念

链接 >>>

恶性肿瘤局部浸润和蔓延的相关机制

肿瘤细胞局部浸润和蔓延的机制比较复杂，以癌为例，可归纳为：①癌细胞表面黏附分子减少，使癌细胞彼此容易分离，以便于进一步与基膜附着；②癌细胞与基膜的黏附增加，使得从癌细胞群分离出的单个癌细胞能与基膜紧密黏着；③细胞外基质降解，使基膜产生局部缺损，利于癌细胞通过；④癌细胞的迁移，癌细胞借助于自身的阿米巴样运动，通过被降解的基膜缺损处游出。癌细胞穿过基膜后，进一步溶解细胞外基质，到达血管壁时，癌细胞以同样的方式穿过基膜进入血管。

第 5 节　肿瘤对机体的影响

良性肿瘤生长缓慢,不浸润,不转移,对机体的影响相对较小,通常以局部压迫或阻塞症状为主。恶性肿瘤生长快,浸润并破坏器官的结构和功能,发生转移,对机体的影响严重。

一、局 部 影 响

1. 压迫与阻塞　肿瘤无论良恶性,长到一定体积,均可压迫周围组织或器官,或阻塞某些器官的管道,引起相应的功能障碍。如消化道肿瘤可引起肠梗阻;颅内肿瘤可引起颅内压升高和相应的神经系统症状,严重者可引起脑疝,危及生命。

2. 侵袭与破坏　恶性肿瘤可侵袭破坏周围正常的组织器官,引起功能障碍。如巨大肝癌可引起肝功能障碍,骨肉瘤可致病理性骨折等。

3. 出血和感染　恶性肿瘤常因肿瘤局部缺血坏死或侵袭破坏血管而发生出血。如肺癌出现血痰,膀胱癌出现血尿,鼻腔和肝脏的血管瘤可引起大出血等。发生出血坏死后局部黏膜屏障破坏,容易继发感染。

4. 疼痛　恶性肿瘤晚期,肿瘤压迫浸润局部神经,可引起顽固性疼痛。

二、全 身 性 影 响

肿瘤除产生局部影响外,还会产生一系列全身性影响。

1. 恶病质　晚期恶性肿瘤患者,常出现乏力、极度消瘦、严重贫血和全身衰竭状态,称恶病质。其发生可能主要是肿瘤组织本身或机体反应产生的细胞因子等作用的结果。

2. 副肿瘤综合征　少数肿瘤患者由于肿瘤的产物(包括异位激素)或异常免疫反应(如交叉免疫、自身免疫、免疫复合物沉积等)或其他不明原因,引起内分泌、神经、消化、造血、骨关节、肾脏及皮肤等系统发生病变,出现相应的临床表现,这些表现不能用肿瘤的侵袭或转移来解释,但其症状可随肿瘤病情缓解而减轻,也可随肿瘤的复发而加剧,故称副肿瘤综合征。认识副肿瘤综合征的意义在于,它可能是一些隐匿肿瘤的早期表现,及早识别有助于肿瘤的早期诊治。

3. 内分泌症状　发生在内分泌腺的良性肿瘤常因能使某些激素的分泌过多而产生全身性影响,如垂体腺瘤可引起巨人症或肢端肥大症;胰岛细胞瘤可引起阵发性血糖过低。某些非内分泌腺肿瘤也能产生和分泌激素,引起内分泌紊乱症状,此类肿瘤称为异位内分泌肿瘤,其所引起的临床症状称为异位内分泌综合征。此类肿瘤大多数为恶性肿瘤,其中以神经内分泌肿瘤和癌为多,如肺癌、肝癌、胃癌等,某些肉瘤也能产生。

考点:肿瘤对机体的局部影响和全身影响,恶病质的概念

链接 ►►►

肿瘤患者 5 年生存率是怎么回事?

5 年生存率是指从确诊后再经过治疗,生存 5 年的患者数占同期患者总数的百分比来衡量疗效。 换句话说,肿瘤患者经治疗后能正常存活 5 年方可以记入疗效统计。

第 6 节　良性肿瘤与恶性肿瘤的区别

良性肿瘤和恶性肿瘤在生物学特性和对机体的影响上有明显不同。良性肿瘤一般对机体的危害小,易于治疗,疗效好;恶性肿瘤危害大,治疗难度大,疗效不理想。如果把恶性肿瘤误诊为良性,会延误治疗,亦可因治疗不彻底而造成复发、转移;相反,把良性肿瘤误诊为恶性,则可误导过度治疗,使患者遭受不应有的痛苦、伤害和精神负担。正确区分良、恶性肿瘤,对于肿瘤的治疗和预后意义重大。良、恶性肿瘤的区别主要表现在形态结构、生物学行为及对机体的影响三个方面(表 15-2)。

表 15-2　良性肿瘤与恶性肿瘤的区别

	良性肿瘤	恶性肿瘤
组织分化程度	分化好,异型性小,与起源组织的形态相似	分化差,异型性大,与起源组织的形态差别大
核分裂象	无或稀少,不见病理性分裂象	多见,可见病理性核分裂象
生长速度	通常缓慢	较快
生长方式	多呈膨胀性或外生性生长,常有包膜或蒂形成,边界清楚,通常可推动	多呈浸润性生长或外生性生长,无包膜,边界不清,通常不能推动
继发改变	很少发生出血、坏死	常发生出血、坏死、溃疡形成等
转移	不转移	常有转移
复发	切除后很少复发	切除等治疗后较易复发
对机体影响	较小,主要为局部压迫或阻塞,如发生在要害部位,也可引起严重后果	较大,除压迫阻塞外,还可破坏原发处和转移处的组织器官,引起坏死、出血,合并感染,甚至恶病质

良、恶性肿瘤之间也没有绝对界限。有些肿瘤的组织形态和生物学行为介于良、恶性肿瘤之间,称交界性肿瘤,或灰色病变,如卵巢浆液性交界性肿瘤和黏液性交界性肿瘤、膀胱乳头状瘤等。这一类肿瘤具有潜在恶性表现,应采取积极的治疗措施,以免恶变或复发。

☞考点:良性肿瘤与恶性肿瘤的区别,交界性肿瘤的概念

第7节　肿瘤的命名与分类

一、肿瘤的命名

人体任何部位、任何组织、任何器官几乎都可发生肿瘤,因此肿瘤的种类繁多,必须进行科学的命名和分类。一般是根据其组织起源和生物学行为来命名。

（一）肿瘤一般命名原则

1. 良性肿瘤的命名　良性肿瘤在其起源组织名称之后加一"瘤"字。例如,起源于纤维结缔组织的良性肿瘤称纤维瘤,起源于腺体和导管上皮的良性肿瘤称腺瘤,含有腺体和纤维两种成分的良性肿瘤称纤维腺瘤。有时还结合肿瘤的形态特点命名,如乳头状囊腺瘤、息肉状腺瘤等。

2. 恶性肿瘤的命名　一般亦根据其组织起源命名。

（1）癌(carcinoma):起源于上皮组织的恶性肿瘤称为癌,命名时在其起源组织名称之后加一"癌"字。如起源于鳞状上皮的恶性肿瘤称为鳞状细胞癌,起源于腺体和导管上皮的恶性肿瘤称为腺癌。有些恶性肿瘤结合其形态特点而命名,如形成乳头状及囊状结构的腺癌,则称为乳头状囊腺癌。

（2）肉瘤(sarcoma):起源于间叶组织的恶性肿瘤称肉瘤,命名时在起源组织名称之后加"肉瘤"二字。如起源于纤维结缔组织的肉瘤称为纤维肉瘤,起源于横纹肌组织的肉瘤称为横纹肌肉瘤。未分化肉瘤是指形态或免疫表型可以确定为肉瘤,但缺乏特定间叶组织分化特征的肉瘤。

（3）癌肉瘤(carcinosarcoma):肿瘤既有癌的成分,又有肉瘤的成分,则称为癌肉瘤。

（二）肿瘤的特殊命名

少数肿瘤不按上述原则命名。

（1）母细胞瘤:是起源于分化或发育十分幼稚组织的肿瘤,恶性者如神经母细胞瘤、髓母细胞瘤、肾母细胞瘤等;良性者如骨母细胞瘤、脂肪母细胞瘤等。

（2）在肿瘤名称前冠以"恶性"二字的肿瘤:如恶性黑色素瘤、恶性畸胎瘤、恶性脑膜瘤、恶性神经鞘瘤等。

（3）以"人名"或"病"命名的恶性肿瘤:如白血病、霍奇金病、尤文肉瘤等。

（4）以"瘤"命名的恶性肿瘤:如精原细胞瘤、骨髓瘤、淋巴瘤等。

（5）以"瘤病"命名的肿瘤:多用于多发性良性肿瘤,如神经纤维瘤病、脂肪瘤病、血管瘤病等。

☞考点:肿瘤命名的原则

二、肿瘤的分类

肿瘤的分类通常是以它的组织发生为依据。每一类又按其分化成熟程度和对机体的影响分为良性和恶性两大类。肿瘤分类列举见表15-3。

表 15-3　肿瘤分类举例

组织起源	良性肿瘤	恶性肿瘤
上皮组织		
鳞状上皮	鳞状上皮乳头状瘤	鳞状细胞癌
基底细胞		基底细胞癌
腺上皮	腺瘤	腺癌(各种类型)
移行上皮	移行上皮乳头状瘤	移行上皮癌
间叶组织		
纤维细胞	纤维瘤	纤维肉瘤
纤维组织细胞	纤维组织细胞瘤	恶性纤维组织细胞瘤
脂肪组织	脂肪瘤	脂肪肉瘤
平滑肌组织	平滑肌瘤	平滑肌肉瘤
横纹肌组织	横纹肌瘤	横纹肌肉瘤
血管组织	血管瘤	血管肉瘤
淋巴管组织	淋巴管瘤	淋巴管肉瘤
骨组织	骨瘤	骨肉瘤
软骨组织	软骨瘤	软骨肉瘤
滑膜组织	滑膜瘤	滑膜肉瘤
间皮	间皮瘤	恶性间皮瘤
淋巴造血组织		
淋巴组织		淋巴瘤
造血组织		白血病
神经组织		
神经鞘膜组织	神经纤维瘤、神经鞘瘤	恶性外周神经鞘瘤
胶质细胞	胶质细胞瘤	恶性胶质细胞瘤
原始神经细胞		髓母细胞瘤
脑膜组织	脑膜瘤	恶性脑膜瘤
交感神经节	节细胞神经瘤	神经母细胞瘤
其他肿瘤		
黑色素细胞	色素痣	黑色素瘤
胎盘组织	葡萄胎	绒毛膜上皮癌、恶性葡萄胎
生殖细胞		精原细胞瘤、无性细胞瘤、胚胎性癌
三个胚层组织	畸胎瘤	恶性畸胎瘤

☞考点:肿瘤分类方法

三、癌与肉瘤的区别

癌与肉瘤均为恶性肿瘤，分别起源于上皮组织和间叶组织，其临床表现和病理变化各有特点。正确掌握两者的特点，对临床诊断和治疗非常重要。癌与肉瘤的区别（表 15-4）。

表 15-4　癌与肉瘤的区别

	癌	肉瘤
组织起源	上皮组织	间叶组织
发病率	较常见，约为肉瘤的 9 倍，多见于 40 岁以后的成人	较少见，大多见于青少年
大体特点	质较硬，色灰白，较干燥	质软，色灰红，湿润，鱼肉状
组织学特征	多形成癌巢，实质与间质分界清楚，纤维组织常有增生	瘤细胞多弥漫分布，实质与间质分界不清，间质内血管丰富，纤维组织少
网状纤维	癌细胞间多无网状纤维	肉瘤细胞间多有网状纤维
转移	多经淋巴道转移	多经血道转移

☞考点：癌与肉瘤的区别

第 8 节　癌前病变、上皮内瘤变、原位癌及早期浸润癌

正确识别癌前病变、上皮内瘤变、原位癌和早期浸润癌对于肿瘤早期诊断及防治有重要意义。

一、癌前病变

癌前病变（precancerous lesions）是指某些具有潜在癌变可能性的良性病变，如长期存在即有可能转变为癌。临床上常见的癌前病变有以下几种。

1. 黏膜白斑　常发生在口腔、外阴、阴茎等处，呈白色病变，故称白斑。主要变化是黏膜鳞状上皮过度增生和角化，并出现一定的异型性。如果长期不愈可能转变为鳞状细胞癌。

2. 慢性子宫颈炎　是已婚妇女常见的疾患。宫颈阴道部的柱状上皮细胞或鳞状上皮细胞在致炎因子的作用下发生坏死脱落，然后发生修复性改变或鳞状上皮化生。上述过程反复进行，可转变为宫颈鳞状细胞癌。

3. 乳腺导管上皮增生性病变　这是一组细胞形态和组织结构不同的增生性病变，主要发生于末梢导管小叶单位，包括普通型导管上皮增生和导管上皮内瘤变（图 15-16），这类病变与乳腺癌的发生密切相关。

4. 结直肠息肉状腺瘤　较为常见，可单发或多发（图 15-17），均可发生癌变。其中多发者常有家族史，属遗传性病变，几乎 100% 的患者在 50 岁前发生癌变。

图 15-16　导管上皮异型增生
细胞形态单一，分布均匀，核异型性小，呈筛状排列

图 15-17　结肠多发性息肉
a. 肉眼观，散在的大小不一的息肉；b. 镜下观，隐窝上皮增生，呈管状，取代正常腺体，对比鲜明

5. 慢性萎缩性胃炎及胃溃疡　慢性萎缩性胃炎的胃黏膜腺体可发生肠上皮化生,这种肠上皮化生与胃癌有一定关系,久治不愈可癌变;慢性胃溃疡时溃疡边缘黏膜因受刺激而增生,也可转变为癌,其癌变率约为 1%。

6. 慢性溃疡性结肠炎　在反复溃疡和黏膜增生基础上可发生结肠腺癌。

7. 皮肤慢性溃疡　久治不愈的皮肤溃疡和瘘管,特别是小腿慢性溃疡和瘘管,由于长期慢性炎症的刺激,鳞状上皮增生,可发生癌变。

8. 肝硬化　由慢性病毒性肝炎所致结节性肝硬化的患者,相当一部分可发展为肝细胞性肝癌。

二、上皮内瘤变

上皮内瘤变(cervical intraepithelial neoplasia,CIN)常指鳞状上皮,特点为增生的上皮细胞有一定的异型性,但不足以诊断为癌。镜下观,细胞极性紊乱,核大深染,核不规则,核质增粗,核分裂象增多,病变细胞未突破基膜。根据其异型程度可分为轻、中、重度上皮内瘤变。累及上皮全层下 1/3 为轻度,累及上皮全层下 2/3 为中度,累及上皮全层的 2/3 以上,但还没有达到全层者为重度。轻度、中度的病因消除后可恢复正常,而重度则很难逆转,常转变为癌(图 15-18)。

图 15-18　鳞状上皮内瘤变
a. 轻度;b. 中度;c. 重度

三、原位癌及早期浸润癌

原位癌是指病变累及上皮全层,但尚未浸破基膜(图 15-19)。原位癌常见于子宫颈、食管、皮肤、膀胱等鳞状上皮和移行上皮被覆的部位,也可发生在腺上皮。早期浸润癌是指癌细胞突破基膜向间质内浸润,但浸润深度不超过基膜下 3mm。早期浸润癌一般肉眼不能判断,只有在显微镜下才能确诊。

考点:癌前病变、非典型增生、原位癌、早期癌的概念

图 15-19　子宫颈原位鳞癌
癌细胞累及上皮全层,但尚未浸破基膜

第 9 节　肿瘤的病因与发病机制

肿瘤防治的关键是查明病因和发病机制,而肿瘤的病因和发病机制极为复杂。研究表明,肿瘤是基因病。各种环境的和遗传的致癌因素可能以协同或序贯的方式引起细胞非致死性 DNA 损害,从而激活原癌基因或灭活肿瘤抑制基因,加上凋亡调节基因或 DNA 修复基因的改变,继而引起表达水平的异常,使靶细胞发生转化。初期被转化的细胞呈多克隆性增生,经过一个漫长的多阶段演进过程,其中一个克隆相对无限制的扩增,获得浸润和转移的能力,形成了恶性肿瘤。

一、肿瘤发生的分子生物学基础

原癌基因、癌基因、肿瘤抑制基因等,对细胞生长、分化起正向或反向调节的基因,对于保持细胞的正常状态起重要作用。如发生异常改变,则可能引起细胞的转化和肿瘤的发生。

1. 癌基因(oncogene)　可以理解为由原癌基因衍生而来的具有转化细胞能力的基因,如 c-ras、c-myc 等。原癌基因是指存在于正常细胞内,编码促进细胞生长物质的基因序列。它们对正常细胞的生长与分化起正性调控作用。在致癌因素作用下,原癌基因可被激活为具有促进细胞转化能力的癌基因。

2. 肿瘤抑制基因(tumor suppressor gene)　又称抑癌基因,与原癌基因编码的蛋白质促进细胞生长相反,肿瘤抑制基因编码的蛋白质能抑制细胞生长,对细胞的生长、分化起负性调控作用。在某些致癌因素作用下,抑癌基因可通过突变或缺失等方式而失活,功能表达丧失,导致促进细胞的转化,引起细胞分化不成熟和过度增生,进而发生恶变。目前,了解最多的肿瘤抑制基因是 Rb 基因和 p53 基因。Rb 基因纯

合性缺失见于所有视网膜母细胞瘤及部分骨肉瘤、乳腺癌和小细胞肺癌等肿瘤。p53 基因缺失或突变时，损伤的 DNA 不能修复，细胞继续增殖，最终可以发展成恶性肿瘤。超过 50% 的人类肿瘤存在 p53 基因突变，尤其在结肠癌、肺癌、乳腺癌和胰腺癌的突变更为多见。

3. 凋亡调节基因　除了原癌基因的激活与肿瘤抑制基因的失活外，还发现调节细胞进入凋亡的基因及其产物在某些肿瘤的发生上也起着重要作用。如在 B 细胞淋巴瘤/白血病家族中的 bcl-2 蛋白可以抑制凋亡，而 bax 蛋白则可以促进凋亡。

4. DNA 修复调节基因　致癌物质和因素都可引起 DNA 损伤。如果 DNA 损伤程度超过了细胞的承受范围，则受损的细胞会以凋亡的形式死亡；反之，则可通过 DNA 修复机制及时修复。而在遗传性 DNA 修复调节基因突变或缺陷的人群中，肿瘤的发病率极高，如着色性干皮病。

5. 端粒、端粒酶和肿瘤　正常细胞分裂一定次数后就失去了分裂能力，这是由一种位于染色体末端的叫做端粒的 DNA 重复序列控制的。细胞分裂一次，其端粒就缩短一点，分裂一定次数后，端粒缩短使得染色体相互融合，导致死亡。端粒酶的存在可使缩短的端粒得以恢复。肿瘤细胞能够几乎无限制地分裂下去，也是因为有一定程度的端粒酶活性。

考点：癌基因、原癌基因、抑癌基因的概念

二、环境致癌因素及致癌机制

1. 化学因素　化学致癌物在结构上是多种多样的，其中少数不需经体内转化即可致癌，称直接致癌物，如烷化剂；绝大多数则需在体内（主要是肝脏）进行代谢、活化后才能致癌，称间接致癌物，如 3,4-苯并芘。某些物质本身虽无致癌性，但可使化学致癌物的致癌作用增强，这种增加致癌效应的物质称促癌物，如巴豆油、激素、酚等。常见的化学致癌物及致癌作用见表 15-5。

2. 物理因素　物理性致癌因素主要是电离辐射（X 射线、γ 射线，亚原子微粒如 β 粒子、质子、中子或 α 粒子）以及紫外线照射。长期接触 X 射线及镭、铀、氡等放射性核素可引起各种癌症（如皮肤癌、白血病、肺癌等）；在日本长崎、广岛受原子弹爆炸影响的幸存居民中，慢性粒细胞白血病、甲状腺癌、乳腺癌、肺癌等发生率明显增高。紫外线长期过度照射可引起外露皮肤的鳞状细胞癌、基底细胞癌和恶性黑色素瘤。辐射能使染色体断裂、易位和突变，从而激活癌基因或灭活肿瘤抑制基因，导致肿瘤的发生。

3. 生物因素　能引起人或动物肿瘤，或在体外能使细胞发生恶性转化的病毒，称为肿瘤病毒。肿瘤病毒已知有上百种，其中 2/3 为 RNA 病毒，1/3 为 DNA 病毒。

（1）RNA 病毒：可通过转导或插入突变将其遗传物质整合到宿主细胞 DNA 中，使宿主细胞发生转化。人类 T 细胞白血病/淋巴瘤病毒 1（HTLV-1）是一种与发生在日本和加勒比地区 T 细胞白血病/淋巴瘤有关的 RNA 病毒。

（2）DNA 病毒：有 50 多种 DNA 病毒可引起动物肿瘤。与人类肿瘤发生密切相关的 DNA 病毒有三种：人类乳头状瘤病毒与子宫颈鳞癌，EB 病毒与 Burkitt 淋巴瘤、鼻咽癌、某些霍奇金淋巴瘤和免疫抑制患者发生的 B 细胞淋巴瘤，乙型肝炎病毒与肝细胞肝癌等。

表 15-5　常见化学致癌物及致癌作用

化学致癌物	存在形式	致癌作用
多环芳烃（如 3,4-苯并芘、1,2,5,6-双苯丙蒽、3-甲基胆蒽、9,10-二甲基苯蒽）	石油、煤焦油、烟草燃烧的废气、烟雾及烟熏烧烤的鱼肉食品	在肝内氧化形成环氧化物后，以亲电子基团与核酸结合而致突变，引起肺癌、胃癌
芳香胺与氨基偶氮染料（如乙萘胺、联苯胺、4-氨基联苯）	为工业用品和原料	在肝内活化为羟胺衍生物，再在泌尿道活化为羟胺基膀胱癌；而奶油黄、猩红则引起肝癌
亚硝胺类	食品保存剂和着色剂	在胃内与来自食物的二级胺合成亚硝胺，再经羟化作用而活化，形成烷化碳离子，引起食管癌、胃癌、肝癌
霉菌毒素	霉变的粮食作物	黄曲霉素 B_1 为异环芳烃，在肝细胞内氧化成环氧化物而致突变，引起肝细胞肝癌
烷化剂与酰化剂（如环磷酰胺、氮芥、苯丁酸氮芥、亚硝基脲）	抗癌药	粒细胞性白血病
其他致癌物	金属元素镍、铬、镉、铍	鼻咽癌、肺癌
	非金属元素砷	肾癌、前列腺癌
	有机化合物苯	皮肤癌
		白血病

（3）幽门螺杆菌：引起的慢性胃炎与胃低度恶性B细胞淋巴瘤的发生有关,对该淋巴瘤患者行抗生素治疗可使部分淋巴瘤消退。

（4）寄生虫：日本血吸虫病与结肠癌的发生有关,华支睾吸虫病与胆管细胞性肝癌的发生有关。

考点：外界致癌因素

链接

恶性肿瘤的预防

医学研究表明：1/3的恶性肿瘤可以预防而不发生,1/3的可以早期诊断并得到根治,1/3可以通过有效治疗而延长生命,提高生活质量。恶性肿瘤预防措施如下：

1. 戒烟、限酒　吸烟与肺癌、喉癌等多种肿瘤的发生有关,长期处于吸烟环境中肺癌发病率增加9~23倍,而且吸烟年龄越早、数量越多、烟龄越长,肺癌发生率越高。而长期饮酒则与肝癌、口腔癌、咽喉癌、食管癌、结肠癌和乳腺癌有关。

2. 合理膳食　选择适宜的、多样化的和营养平衡的饮食,少吃腌、熏、炸、烤食品,不吃霉变食品可减少癌症的发生。此外,饮食过热、过快、咀嚼不细等产生慢性炎症而致细胞癌变。

3. 保持理想体重　过于肥胖的人容易患乳腺癌、内分泌系统癌、结肠癌和肾癌等。

4. 保持良好心理状态　开朗、达观、宽容、理解、体谅他人的个性,有利于身体内环境的稳定,避免功能失常,防止癌症发生。

三、影响肿瘤发生发展的内在因素

环境因素对机体的影响是普遍存在的,但肿瘤的发生是有限的,因此机体内在因素在肿瘤发生和发展中起着重要作用。

1. 遗传因素

（1）常染色体显性遗传的肿瘤：如视网膜母细胞瘤、肾母细胞瘤、肾上腺或神经节的神经母细胞瘤、结肠家族性多发性腺瘤性息肉病、神经纤维瘤病Ⅰ型和Ⅱ型等,虽然本身不是恶性肿瘤,但恶变率极高。其中,结肠家族性多发性腺瘤性息肉病100%在50岁前发生恶变,且为多发性结肠腺瘤。

（2）常染色体隐性遗传的遗传综合征：如着色性干皮病、毛细血管扩张性共济失调症、Bloom综合征（先天性毛细血管扩张性红斑及生长发育障碍）。上述三种遗传综合征均为常染色体隐性遗传的DNA修复基因缺陷。

（3）遗传因素与环境致癌因素在肿瘤发生中起协同作用,而环境因素更重要,如乳腺癌、胃肠癌、肝癌、鼻咽癌、白血病、子宫内膜癌、前列腺癌、恶性黑色素瘤等。

2. 宿主对肿瘤的反应——肿瘤免疫　正常细胞发生恶性转化是由于遗传基因改变引起的。有些异常基因表达的蛋白质可以引起免疫反应,从而使机体能够消灭这些转化的细胞。如果没有机体的免疫监视功能,肿瘤的发生比实际上或许会多得多。CD8$^+$的细胞毒性T细胞(CTL)在免疫监视机制中扮演了重要角色。

链接

肿瘤的生物治疗

肿瘤的生物治疗是指应用各种生物治疗制剂和手段来调节和增强机体的免疫力和抗癌能力的方法,有变被动抗癌为主动抗癌的特点,有着巨大的潜力,具有决定性的长期疗效。例如,抗肿瘤单克隆抗体导向治疗,是把单克隆抗体当做导弹,把抗癌药、毒素或同位素当做"核弹头"接在单克隆抗体上,利用抗原抗体相结合的原理,当这种带有"核弹头"的导弹注入机体后,就会追踪到肿瘤细胞并进行攻击,以达到消灭肿瘤的目的。又如肿瘤基因更换和修复治疗,是根据肿瘤发生的基因学说而兴起的一种治疗方法,是及时更换或修复"致癌基因"或已突变的"抑癌基因",使癌肿的形成和发展被终止。

3. 种族、年龄、性别和激素因素　胃癌日本人多见,乳腺癌欧美人多见,而广东人鼻咽癌多见；神经母细胞瘤、肾母细胞瘤等好发于儿童,骨肉瘤、横纹肌肉瘤好发于青年人,癌多见于老年人；肺癌、食管癌、胃癌、大肠癌、肝癌男性较女性多见,而生殖器官、甲状腺、乳腺及胆囊的肿瘤女性较男性多见。种族、年龄和性别对肿瘤发生的影响,可能与遗传、生活习惯、地理环境、接触致癌物质的机会以及体内激素水平不同有关。

第10节　常见肿瘤举例

一、上皮组织肿瘤

由上皮组织发生的肿瘤最为常见,其中恶性上皮组织肿瘤（癌）对人类的危害最大,也最常见。

（一）良性上皮组织肿瘤

1. 乳头状瘤(papilloma)　起源于被覆上皮细胞,呈外生性生长,形成多个乳头状或手指状突起,也可呈菜花状或绒毛状外观,根部常变细形成蒂。镜下观,乳头轴心为结缔组织间质,表面覆盖的瘤细胞因起源组织不同而异,可为鳞状上皮（图15-20）、柱状上皮或移行上皮等。发生于外耳道、阴茎和膀胱的乳头状瘤容易恶变为癌。

图 15-20　皮肤乳头状瘤

a. 肉眼观,肿瘤表面形成许多手指样或乳头状突起;

b. 镜下观,乳头表面覆盖增生的鳞状上皮,中心为结缔组织

2. 腺瘤(adenoma)　起源于腺上皮,多见于甲状腺、乳腺、胃肠道、涎腺、卵巢等处。发生于腺器官的腺瘤多呈结节状,常有包膜(图 15-21);发生于黏膜的腺瘤多呈息肉状;分化较好的腺瘤常具有相应的分泌功能。

图 15-21　甲状腺滤泡型腺瘤

瘤包膜完整,瘤细胞呈滤泡状排列,瘤组织与周围组织分界清楚

(二) 恶性上皮组织肿瘤

1. 鳞状细胞癌(squamous cell carcinoma)　多发生在有鳞状上皮被覆的皮肤、鼻咽、食管、阴茎、阴道、子宫颈等处,非鳞状上皮被覆的部位(如肺、肾盂、膀胱)也可发生。肿瘤多呈菜花状、溃疡状。镜下观,癌细胞呈不规则的巢状排列,癌巢中央可出现层状角化物,称为角化珠(keratin pearl)或癌珠(图 15-22)。

2. 基底细胞癌(basal cell carcinoma)　起源于皮肤的基底细胞,多见于中老年人的面部,尤以眼睑、颊和鼻翼处多见。镜下观,癌细胞由深染的基底样细胞构成,呈巢状排列,癌巢边缘细胞呈栅栏状。肿瘤生长较慢,表面常形成溃疡,可浸润破坏深层组织,但很少发生转移,对放射治疗很敏感,预后较好。

图 15-22　鳞状细胞癌

癌细胞呈巢状排列,角化珠形成

3. 移行细胞癌(transitional cell carcinoma)　起源于膀胱和肾盂等处的移行上皮细胞,常呈多发性,乳头状,也可溃破形成溃疡或广泛浸润膀胱壁。镜下观,癌细胞似移行上皮,呈乳头状或巢状排列,有一定异型性。

4. 腺癌(adenocarcinoma)　起源于腺上皮,常见于乳腺、胃肠道、肝、胆囊、子宫体、甲状腺等处。以发生部位不同,肿瘤可呈息肉状、溃疡状、结节状等。镜下观,癌细胞具有腺上皮特点,呈管状、腺泡状、乳头状、条索状、实性巢状排列。胃肠道的腺癌分泌大量黏液,堆积在腺腔内或破入间质中,称黏液腺癌。如癌细胞产生的黏液储积于细胞质内,核受压偏于细胞一侧,形如戒指,称印戒细胞癌。

5. 未分化癌(undifferentiated carcinoma)　是一种分化极差,难以确定其组织起源的高度恶性的癌。癌细胞异型性显著,核分裂象常见,弥散排列似肉瘤,但仍有巢索状排列的倾向。

案例 15-1

患者,女,45岁。发现右乳房肿物3个月,开始为蚕豆大小,近半月肿物生长加快,并出现乳头血性溢液。体格检查:右乳外上象限近乳晕区触及一质硬肿物,大小为3cm×2cm×3cm,边界不清,活动度差。肿物表面皮肤呈橘皮样,乳头稍内陷(图4-18)。右腋窝可扪及蚕豆大质硬淋巴结一个。手术切除标本见乳腺组织内有一大小为3cm×3cm×3cm的结节状肿物,切面灰白色颗粒状,边界不清。镜下观,瘤细胞呈实性巢状排列,细胞较大,异型显著,核分裂象易见,间质较丰富。

问题:

诊断是什么?依据是什么?肿物为何活动度差、边界不清?右腋下肿大的淋巴结可能是什么病变?肿物表面皮肤为什么呈橘皮样?乳头为什么内陷?为何乳腺癌常规行免疫组织化学检测ER、PR、C-erbB2?

二、间叶组织肿瘤

(一)良性间叶组织肿瘤

1. 纤维瘤(fibroma) 多见于躯干及四肢皮下,呈结节状,与周围组织分界清,有包膜,切面灰白色,呈编织状,质地韧硬。镜下观,肿瘤组织内胶原纤维排列呈束状,互相交织,其间有细长的分化好的纤维细胞。肿瘤生长缓慢,切除后一般不复发(图15-23)。

图 15-23 纤维瘤

纤维细胞细长,异型性小,束状排列,互相交织,胶原纤维丰富

2. 脂肪瘤(lipoma) 常发生于四肢和躯干的皮下组织,多为单发,也可多发,多呈扁圆形、分叶状或结节状,包膜薄而完整,切面淡黄色,质地柔软,有油腻感,似正常脂肪组织。镜下观,肿瘤由分化成熟的脂肪细胞构成,间质为少量纤维组织和血管,与正常脂肪组织的差别就在于肿瘤有包膜。一般无症状,极少恶变,手术易切除。

3. 脉管瘤 包括血管瘤和淋巴管瘤;分别由分化成熟的血管和淋巴管组成,为先天性脉管组织发育畸形,没有包膜,分界不清,多见于儿童。

4. 平滑肌瘤(leiomyoma) 多见于子宫,也可发生于皮肤、胃肠道和软组织。肉眼观,呈球形结节状,境界清楚,可有假包膜,切面灰白色、编织状。镜下观,肿瘤由形态较一致的梭形平滑肌样细胞组成,排列成束状,互相编织,核呈杆状,两端钝圆,核分裂象少见。瘤体较大者常继发玻璃样变、黏液样变、坏死、出血和囊性变。

5. 骨瘤(osteoma) 好发于颅面骨,常为单发,生长缓慢,境界清楚,在局部形成无痛性隆起。主要由成熟的骨组织构成,但骨小梁排列紊乱,缺乏正常的哈佛管系统;间质为纤维组织,有时可见脂肪及造血细胞。

6. 软骨瘤(chondroma) 肿瘤的主要成分是透明软骨,切面呈灰白或淡蓝色,可有钙化和骨化。镜下观,肿瘤由分化成熟的软骨细胞和软骨基质组成,呈不规则分叶状,小叶由疏松的纤维血管间质包绕。发生在手、足短骨的软骨瘤多为良性,而发生在胸骨、肋骨、盆骨、椎骨及四肢长骨的软骨瘤易发生恶变。

(二)恶性间叶组织肿瘤

1. 纤维肉瘤(fibrosarcoma) 不多见,常见于成人的浅部或深部结缔组织。多呈结节状或不规则形,可有假包膜。镜下观,肿瘤由梭形瘤细胞和胶原纤维组成。分化好者瘤细胞异型性小,常排列呈束状并相互交织,呈"鲱鱼骨"样,似纤维瘤;分化差者瘤细胞丰富,异型性明显,胶原纤维及网状纤维均少见(图15-24)。

图 15-24 纤维肉瘤

瘤细胞丰富,呈梭形,大小一致,束状交织排列,胶原纤维稀少

2. 脂肪肉瘤(liposarcoma) 常见,好发于中老年人的大腿及腹膜后的深部软组织,极少发生于皮下脂肪,这与脂肪瘤的分布相反。肿瘤多呈结节状或分叶状,直径多为5～10cm,可有薄层包膜。分化好者呈黄色,似脂肪组织;分化差者可呈黏液样或鱼肉状改变。镜下观,肿瘤由不同异型程度的脂肪细胞和脂肪母细胞构成,后者呈星形、梭形、小圆形或多形性,胞

质内有大小不等的脂滴空泡,可挤压细胞核,形成压迹。

3. 横纹肌肉瘤(rhabdomyosarcoma) 较常见,高度恶性,由不同分化阶段的横纹肌母细胞组成,分化好者胞质红染可见纵纹和横纹。根据形态特点可分为三型:①胚胎性横纹肌肉瘤,好发于婴幼儿、儿童的头颈区、腹膜后和泌尿生殖道;②腺泡状横纹肌肉瘤,主要发生于青少年的四肢等处;③多形性横纹肌肉瘤(图15-25),常见于中老年人的股部、躯干和头颈部等处。横纹肌肉瘤早期经血道转移,预后差。

4. 平滑肌肉瘤(leiomyosarcoma) 好发部位与平滑肌瘤类似,常见于中老年人。肿瘤呈不规则结节状,可有假包膜,常继发坏死、出血、囊性变。镜下观,分化较好者瘤细胞呈梭形,异型性小,呈相互交织状排列;分化差者瘤细胞多形性显著,排列紊乱,核分裂象易见,可见凝固性坏死灶。

5. 血管肉瘤(hemangiosarcoma) 好发于中老年人,男性多见,起源于血管内皮细胞,可发生于各器官和软组织。肿瘤大小不等,边界不清。切面呈灰褐色或棕红色,质软呈海绵状,常伴坏死、出血。镜下观,分化好者主要由肿瘤性血管内皮细胞和其围成的血管组成;分化差者瘤细胞异型性明显,呈实性巢状或弥漫分布,血管腔不明显。血管肉瘤的复发率和转移率都较高,预后很差。

6. 骨肉瘤(osteosarcoma) 最常见的恶性间叶组织肿瘤,好发于青少年,男性多见,多发生于股骨下端、胫骨和肱骨上端,常形成梭形肿块,切面灰白色鱼肉状,常见出血坏死。镜下观,瘤细胞异型显著,常见骨母样细胞、软骨母样细胞、纤维母样细胞和肿瘤性骨样组织成分(图15-26)。恶性度高,生长快,侵袭破坏能力强,常经血道转移到肺,预后差。

7. 软骨肉瘤(chondrosarcoma) 好发于40～70岁,多见于盆骨,也可发生于股骨、胫骨等长骨和肩胛骨、肋骨等处。肿瘤位于骨髓腔内,呈灰白色、半透明的分叶状肿块,可见钙化或骨化灶。镜下观,软骨基质中散布异型的软骨细胞,常见双核、多核和巨核的瘤巨细胞。一般比骨肉瘤生长慢,转移也较晚。

三、其他组织肿瘤

1. 黑色素瘤(melanoma) 是一种能产生黑色素的高度恶性肿瘤,几乎均发生于成人。好发于皮肤,多见于足底、头皮、外阴及肛门周围的皮肤,通常由交界性色素痣恶变而来,也可一开始即为恶性。此瘤也可发生于黏膜、内脏和软组织。镜下观,组织结构多样,可呈巢状、索状、腺泡状排列,也可弥漫性分布。瘤细胞大小不等,细胞形态多样,可呈多边形、梭形、圆形,核大,常有嗜酸性大核仁。胞质内可找到黑色素颗粒(图15-27)。本瘤恶性度高,预后差,晚期可发生淋巴道和血道转移。

2. 视网膜母细胞瘤(retinoblastoma) 是来源于神经外胚层的视网膜胚基的恶性肿瘤,多见于3岁下的婴幼儿,预后不好。肉眼观,肿瘤为灰白色或黄色的扁平状或结节状肿物,切面可有明显的出血、坏死和钙化点。镜下观,肿瘤由小细胞构成,核圆形、分裂象多见,常有裸核。

3. 淋巴瘤(lymphoma) 较常见,是原发于淋巴网状组织的恶性肿瘤,恶性度较高,见于各年龄阶段,多发生于淋巴结,也可发生于结外,分为霍奇金淋巴瘤和非霍奇金淋巴瘤两大类,每类又分若干类型。临床表现多为淋巴结无痛性肿大,饱满质硬。镜下观,淋巴结结构破坏。其中非霍奇金淋巴瘤的瘤细胞弥漫性分布,类型单一,有异型性(图4-28)。霍奇金淋巴瘤的瘤细胞(HRS细胞)数量极少,背景以小淋巴细胞为主,散在浆细胞、组织细胞、嗜酸粒细胞等(图4-29)。

图 15-25 多形性横纹肌肉瘤
a. 瘤细胞异型性和多形性均显著;b. Desmin 阳性表达

图 15-26　骨肉瘤

a. 肱骨上段骨破坏,软组织阴影;b. 离断的上肢;c. 肉眼观,肿瘤呈鱼肉状,破坏骨皮质和髓腔,并向骨外生长;
d. 镜下观,瘤细胞异型明显,大量肿瘤骨样组织

图 15-27　恶性黑色素瘤

针吸细胞学,瘤细胞核大,核仁显著,胞质内有黑色素颗粒

图 15-28　非霍奇金淋巴瘤

针吸细胞学,淋巴样瘤细胞弥漫分布,类型单一,有异型性

图 15-29 霍奇金淋巴瘤
针吸细胞学,中央为典型的 R-S 细胞,背景为小淋巴细胞

考点:常见肿瘤,癌前病变

目 标 检 测

1. 肿瘤细胞特点下列哪项不对( )
  A. 失去分化成熟的能力 B. 失控性生长
  C. 具有异常的形态 D. 具有异常的功能
  E. 有正常的代谢

2. 我国最常见的恶性肿瘤是( )
  A. 肝癌 B. 肺癌
  C. 肠癌 D. 胃癌
  E. 肾癌

3. 下列哪项是诊断恶性肿瘤的最可靠依据( )
  A. 边界不清 B. 出血坏死
  C. 出现转移 D. 切除后复发
  E. 增长速度加快

4. 肿瘤的基本结构是( )
  A. 血管 B. 实质和间质
  C. 瘤细胞 D. 癌细胞巢
  E. 结缔组织

5. 瘤细胞分化程度高表明( )
  A. 异型性大 B. 异型性小
  C. 病理性核分裂象多 D. 恶性程度大
  E. 预后差

6. 外生性生长可见于( )
  A. 良性肿瘤 B. 恶性肿瘤
  C. 上皮性肿瘤 D. 以上三者都有
  E. 以上三者都无

7. 恶性肿瘤异型性主要表现在( )
  A. 细胞质嗜碱性 B. 可见核分裂
  C. 细胞核的多形性 D. 细胞分泌减少
  E. 组织结构紊乱

8. 良性肿瘤异型性主要表现在( )
  A. 细胞形态不一 B. 核分裂象增多

  C. 组织结构紊乱 D. 细胞间变明显
  E. 细胞分泌减少

9. 淋巴结转移性癌的确切诊断依据是( )
  A. 淋巴结肿大 B. 淋巴结质地变硬
  C. 淋巴结疼痛 D. 淋巴结内出现上皮细胞
  E. 淋巴结内出现癌巢

10. 左锁骨上淋巴结转移性腺癌的原发部位最可能是( )
  A. 甲状腺 B. 胃
  C. 食管 D. 乳腺
  E. 肝

11. 恶性肿瘤最本质的表现是( )
  A. 浸润性生长 B. 生长迅速
  C. 无完整包膜 D. 异型性明显
  E. 有出血坏死

12. 下列哪项不是良性肿瘤的表现( )
  A. 局部压迫 B. 局部阻塞
  C. 分泌激素 D. 局部破坏
  E. 出血和感染

13. 良性肿瘤对机体的影响最主要决定于( )
  A. 肿瘤的病程 B. 肿瘤的大小
  C. 肿瘤组织的来源 D. 肿瘤发生的部位
  E. 肿瘤出现继发性变化

14. 良性肿瘤与恶性肿瘤最根本的区别是( )
  A. 分化程度 B. 生长方式
  C. 生长速度 D. 对人体的影响
  E. 复发

15. 癌和肉瘤的镜下区别为( )
  A. 瘤细胞大小不一致 B. 瘤细胞异型性大
  C. 瘤的形态 D. 瘤细胞排列与间质的关系
  E. 核分裂象的多少

16. 下列哪种是肉瘤( )
  A. 脂肪瘤 B. 血管瘤
  C. 软骨瘤 D. 尤文瘤
  E. 平滑肌瘤

17. 白血病的本质是( )
  A. 癌 B. 肉瘤
  C. 血瘤 D. 炎症
  E. 以上都不对

18. 不支持原位癌的特征是( )
  A. 发生于黏膜、表皮和腺体
  B. 癌细胞占据上皮全层,但基膜仍完整
  C. 可以治愈
  D. 癌细胞突破基膜不超过 3mm
  E. 宫颈原位鳞癌累及腺体

19. 不符合上皮内病变的描述是( )
  A. 属癌前病变
  B. 增生的细胞大小形态不一、核深染、核分裂增多
  C. 轻度和中度非典型增生是不可逆转的
  D. 重度上皮内病变需积极治疗
  E. 可发展为原位癌

20. 腺鳞癌是指(　　)
    A. 伴有鳞状上皮化生的腺癌
    B. 既有上皮成分,又有间质成分的肿瘤
    C. 介于良性与恶性之间的肿瘤
    D. 同时具有癌和肉瘤结构的肿瘤
    E. 肿瘤中既有鳞状细胞癌成分,又有腺癌成分

21. 发生于儿童的恶性肿瘤是(　　)
    A. 肾母细胞瘤　　　B. 黑色素瘤
    C. 骨髓瘤　　　　　D. 鳞状细胞癌
    E. 腺癌

22. 不符合鳞状细胞癌的主要诊断依据是(　　)
    A. 发生于鳞状上皮的覆盖部位
    B. 呈浸润性生长
    C. 癌细胞形成角化珠和细胞间桥
    D. 肿瘤质软细腻呈鱼肉状
    E. 经淋巴道转移

23. 不符合皮肤基底细胞癌的描述是(　　)
    A. 好发于面部　　　B. 多见于老年人
    C. 可形成溃疡　　　D. 与紫外线照射有关
    E. 易发生转移

24. 有关畸胎瘤的描述,错误的是(　　)
    A. 好发于卵巢、睾丸

B. 由两个胚层以上的组织构成
C. 未成熟型可见原始神经组织
D. 多呈囊性,囊内充满油脂、毛发
E. 肿瘤起源于生发上皮

25. 下列哪种不是致癌因子(　　)
    A. 硒　　　　　　　B. 紫外线
    C. 苯并芘　　　　　D. 黄曲霉素
    E. 亚硝胺

26. 下列与遗传关系最密切的是(　　)
    A. 胃癌　　　　　　B. 肺癌
    C. 肾癌　　　　　　D. 视网膜母细胞瘤
    E. 肝癌

27. 下列肿瘤与内分泌因素关系密切的是(　　)
    A. 肝癌　　　　　　B. 肺癌
    C. 乳腺癌　　　　　D. 宫颈癌
    E. 肾母细胞瘤

28. 下列哪种病毒与鼻咽癌关系密切(　　)
    A. EB 病毒　　　　B. 乙肝病毒
    C. 单纯疱疹病毒　　D. 乳头状瘤病毒
    E. 巨细胞病毒

(任玉波　张朝霞)

第16章 心血管系统疾病

学习目标

掌握动脉粥样硬化、冠心病、心绞痛、心肌梗死、风湿病、风湿小体、原发性高血压、高血压脑病的概念，动脉粥样硬化、冠状动脉粥样硬化、风湿病的基本病理变化，重要器官的病变及后果，原发性高血压的类型及病理变化。

理解二尖瓣狭窄、二尖瓣关闭不全引起的血流动力学和心脏改变。

了解急性感染性心内膜炎和亚急性感染性心内膜炎的心瓣膜病变。

心血管系统疾病是严重危害人类健康和生命的疾病之一。在我国，心血管系统疾病在疾病死亡率中一直处于上升趋势。心血管系统疾病的种类较多，本章仅介绍常见的心脏和动脉疾病。

第1节 动脉粥样硬化

动脉粥样硬化(atherosclerosis，AS)是一种与血脂异常及血管壁成分改变有关的动脉疾病，主要累及大动脉(主动脉及其一级分支)和中等动脉(冠状动脉、脑动脉等)。它是最常见的心血管系统疾病，也是危害人类健康的常见病。病变特征是血中脂质在动脉内膜中沉积，引起内膜灶性纤维性增厚及其深部成分的坏死、崩解，形成粥样物，并使动脉壁变硬、管腔狭窄。本病多见于中、老年人，以40～49岁年龄组发展最快，临床上常有心、脑等缺血引起的症状，主要并发症包括缺血性心脏病、心肌梗死、卒中和四肢坏疽等。

动脉粥样硬化是动脉硬化的一种类型，动脉硬化泛指以动脉管壁增厚、变硬、弹性降低为特征的一类疾病，包括AS、细动脉硬化、动脉中层钙化3种类型。

☞考点：动脉粥样硬化的概念及病变特征

一、病因和发病机制

(一)危险因素

AS的病因尚不明确，下列因素被视为危险因素。

1. 高脂血症(hyperlipidemia) 是指血浆总胆固醇(TC)或三酰甘油(TG)的异常增高。流行病学调查证明，大多数AS患者血中胆固醇水平比正常人高，而AS的严重程度随血浆胆固醇水平的升高呈线性加重，特别是血浆低密度脂蛋白(LDL)、极低密度脂蛋白(VLDL)水平的持续升高和高密度脂蛋白(HDL)水平的降低与AS的发病率呈正相关。

目前认为，氧化LDL(ox-LDL)是损伤内皮细胞和平滑肌细胞的主要因子。Ox-LDL不能被正常LDL受体识别，而被巨噬细胞的清道夫受体识别后快速摄取，促进巨噬细胞形成泡沫细胞。与之相反，HDL可通过胆固醇逆向转运机制清除动脉壁的胆固醇，防止AS的发生。此外，HDL还有抗氧化作用，防止LDL的氧化，以减少内皮细胞对其的摄取量。LDL、VLDL是判断AS和CHD(冠脉粥样硬化性心脏病)的最佳指标，而HDL是抗AS和CHD的重要因子。

2. 高血压(hypertension) 高血压患者与同年龄、同性别的无高血压者相比，AS发病较早，病变较重。高血压时血流对血管壁的机械性压力和冲击作用，引起血管内皮的损伤和功能障碍，使内膜对脂质的通透性增加，促进AS发生和发展。

3. 吸烟 是心肌梗死主要的、独立的危险因子。大量吸烟可导致血中一氧化碳浓度升高，碳氧血红蛋白增多，引起血管内皮细胞的缺氧性损伤，并刺激内皮细胞释放生长因子，诱导中层平滑肌细胞向内膜移行并增生。大量吸烟可使血中的LDL易于氧化，ox-LDL有更强的致AS的作用。烟内含有一种糖蛋白，可激活凝血因子Ⅻ及某些致突变物质，后者可引起血管壁平滑肌细胞增生。

4. 糖尿病和高胰岛素血症等 糖尿病患者血中TG、VLDL水平明显升高，而HDL水平较低；高血糖可致LDL氧化，促进血中单核细胞迁入内膜及转变为泡沫细胞。高胰岛素血症可促使动脉壁平滑肌细胞增生，并且与血中HDL的含量呈负相关。甲状腺功能减退症和肾病综合征都可引起高胆固醇血症，使血浆LDL显著增高。

5. 其他因素 冠心病有明显的家族聚集倾向，提示遗传因素是AS的危险因素之一。AS的检出率和病变程度还随年龄而增加，女性在绝经期前其HDL水平较男性高，LDL水平较男性低，动脉粥样硬化的发病率低于同龄男性，而绝经期后两性间差异消失，这可能与雌激素的影响有关。肥胖易患高脂血症、高血压和糖尿病，间接促进AS的发生。

☞考点：动脉粥样硬化的危险因素

（二）发病机制

AS 的发生机制复杂,一般倾向于以下学说。

1. 损伤应答学说　各种原因(机械性、LDL、高胆固醇血症)引起内皮细胞的损伤,损伤的内皮细胞分泌生长因子,如单核细胞趋化蛋白,吸引单核细胞聚集、黏附于内皮,并迁入内皮下间隙,源源不断地摄取已进入内膜发生氧化的脂质,形成单核细胞源性泡沫细胞。内皮细胞分泌的生长因子激活动脉中膜平滑肌细胞经内弹力膜的窗孔迁入内膜,并发生增生以及合成细胞外基质。平滑肌细胞吞噬脂质,形成平滑肌源性泡沫细胞。

2. 脂质渗入学说　认为 AS 的发生是血浆中含量高的脂质沉积在动脉内膜并刺激结缔组织增生的结果。因为高脂血症引起的内皮细胞损伤和内皮细胞通透性增加使血液中的脂质易于沉积在内膜,引起巨噬细胞的清除反应和中膜平滑肌细胞的增生形成粥样斑块。

3. 单核/巨噬细胞作用学说　动脉粥样硬化中,单核/巨噬细胞主要有以下作用:①吞噬作用,摄入大量的胆固醇,成为泡沫细胞;②促进增殖作用,被激活的巨噬细胞可以释放多种生长因子和细胞因子,促进中膜平滑肌稀薄的迁移和增生;③参与炎症与免疫过程,在 AS 中可见 T 淋巴细胞的浸润,T 淋巴细胞是通过巨噬细胞的相互作用,参与 AS 形成的。

二、病理变化

（一）基本病变

AS 主要发生在大、中等动脉的分叉、分支开口、血管弯曲面等部位。AS 的基本病变是在动脉内膜形成粥样斑块,主要有 3 种成分:①细胞,包括平滑肌细胞、巨噬细胞和 T 淋巴细胞;②细胞外基质,包括胶原、弹性纤维和蛋白多糖;③细胞内和细胞外脂质。典型病变的发展过程分为以下几个阶段。

1. 脂纹与脂质斑块期　最早病变。肉眼观,病变处动脉内膜表面出现帽针头大小的黄色斑点或宽约 1mm 长短不一的黄色条纹。光镜下,病变处内皮细胞下有大量泡沫细胞聚集,细胞体积较大,胞质内含有大小不一的脂质空泡(图 16-1)。细胞外脂质沉积,纤维组织轻度增生及少量的白细胞浸润等。

2. 纤维斑块期　脂纹、脂质斑块继续演变发展,病变处血管内膜面形成散在不规则、表面隆起的斑块,颜色从浅黄或灰黄色变为瓷白色(图 16-2)。光镜下,典型的病变由 3 个部分组成:纤维帽,由病灶表层的胶原纤维、平滑肌细胞、弹性纤维及蛋白聚糖形成;

图 16-1　泡沫细胞
脂质丰富,充满小空泡、核类圆形

图 16-2　纤维斑块
黄白色斑块

脂质区,为纤维帽下方不等量的泡沫细胞、细胞外脂质、坏死细胞碎片构成;基底部,由增生的平滑肌细胞、结缔组织及炎细胞组成。

3. 粥样斑块期　又称为粥瘤。肉眼观,内膜面可见灰黄色斑块既向内膜表面隆起又向深部压迫中膜。切面,斑块的管腔面为白色质硬组织,深部为黄色或黄白色质软的粥样物质。光镜下,在纤维帽之下含有大量不定形的坏死崩解产物、胆固醇结晶(针状空隙)和钙盐沉积(图 16-3),斑块底部和边缘出现肉芽组织,少量淋巴细胞和泡沫细胞,中膜因斑块压迫、平滑肌细胞萎缩、弹力纤维破坏而变薄。

4. 继发病变　在纤维斑块和粥样斑块的基础上,可继发以下病变。

（1）斑块内出血:斑块边缘或底部新生的毛细血管在血流冲击力作用下破裂出血,或血液经斑块破裂口进入斑块内,引起斑块内血肿,使斑块扩大隆起,动脉管腔变小或完全闭塞,导致急性供血中断。

（2）斑块破裂形成溃疡:斑块表面的纤维帽破裂,粥样物自裂口逸入血流,遗留粥瘤样溃疡。排入血流的坏死物和脂质可形成胆固醇栓子,引起栓塞。

图 16-3 粥样斑块

a. 肉眼观,灰黄色斑块向内膜表面隆起;b. 镜下观,胆固醇结晶和钙盐沉积

(3) 血栓形成:病灶处粥瘤性溃疡形成造成较深的内膜损伤,引起血小板在局部黏集形成血栓;血栓形成可加重血管腔阻塞,如脱落可引起栓塞,均可导致梗死。

(4) 钙化:钙盐沉积于纤维帽及粥样斑块内,使动脉管壁变硬、变脆。

(5) 动脉瘤形成:粥样斑块底部的中膜平滑肌萎缩、弹性下降,在血管内压力作用下,动脉管壁发生局限性扩张,形成动脉瘤(aneurysm),动脉瘤破裂可致大出血。血液还可经粥瘤性溃疡处侵入大动脉中膜,或动脉中膜内血管破裂出血,形成夹层动脉瘤(图 16-4)。

图 16-4 动脉粥样硬化主动脉瘤

(6) 血管腔狭窄:弹力肌层动脉可因粥样斑块导致管腔狭窄,引起所供应区的血量减少,致相应器官发生缺血性病变。

📖考点:动脉粥样硬化基本病理变化

(二) 主要动脉的病变

1. 主动脉粥样硬化 病变好发于主动脉的后壁及其分支开口处,以腹主动脉病变最为严重。前述主动脉内膜出现的各种病变均可见到,但由于主动脉管腔大,虽有严重粥样硬化,并不引起明显的症状。但病变严重者,因中膜萎缩及弹力板断裂使管壁变得薄弱,受血压作用易形成动脉瘤。

2. 脑动脉粥样硬化 由于脑动脉管腔狭窄,脑组织长期供血不足而发生脑萎缩,严重脑萎缩者智力减退,甚至痴呆。由于斑块处常继发血栓形成而管腔阻塞,引起脑梗死(脑软化)。脑 AS 病变常可形成动脉瘤,患者血压突然升高时,可致小动脉瘤破裂引起脑出血。

第 2 节 冠状动脉粥样硬化性心脏病

冠状动脉粥样硬化性心脏病是 AS 中对人类构成威胁最大的疾病,占冠状动脉病变的 95%～99%。冠状动脉粥样硬化较主动脉粥样硬化晚发,病变检出率有性别差异,在 20～50 岁组,男性显著高于女性,60 岁以后男女无明显差异。

冠状动脉粥样硬化病变通常左侧多于右侧,大分支多于小分支,同一支的近端多于远端,多累及心肌表面走行的一段。病变以左冠状动脉前降支最多,其余依次为右主干、左主干或左旋支、后降支。冠状动脉粥样硬化的病变多呈节段性,斑块常在血管的心肌侧,呈新月形,偏心位、使管腔呈不同程度的狭窄(图 16-5)。依照管腔狭窄程度分为四级:Ⅰ级≤25%、Ⅱ级 26%～50%、Ⅲ级 51%～75%、Ⅳ级>76%。

📖考点:冠状动脉粥样硬化的好发部位

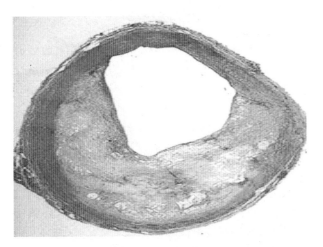

图 16-5　冠状动脉粥样硬化

内膜不规则增厚,粥样斑块形成,管腔狭窄程度为Ⅲ级

冠状动脉性心脏病(coronary artery heart disease,CHD)简称冠心病,是由于冠状动脉狭窄所致心肌供血的心脏病,也称缺血性心脏病(ischemic heart disease,IHD)。冠心病绝大多数为冠状动脉粥样硬化引起,故将冠心病视为冠状动脉粥样硬化性心脏病的同义词,但是只有当冠脉粥样硬化引起心肌缺血、缺氧的功能性或器质性病变时,才称为 CHD。冠心病包括心绞痛、心肌梗死及心肌纤维化。

一、心　绞　痛

心绞痛(angina pectoris,AP)是冠状动脉供血不足或心肌耗氧量骤增,致使心肌急剧的暂时性缺血、缺氧所引起的临床综合征。表现为阵发性胸骨后压榨性或紧缩性疼痛感,可放射至心前区或左上肢,持续数分钟,经休息或服用硝酸酯制剂而缓解。心绞痛可分为三型。

1. 稳定性心绞痛　一般不发作,仅在体力活动过度、心肌耗氧增多时发作。

2. 不稳定性心绞痛　临床上颇不稳定,在负荷时、休息时均可发作,其强度或频率逐渐增加。患者多有一支或多支冠状动脉病变。

3. 变异性心绞痛　多无明显诱因,常于休息或梦醒时发作。

链接 >>>

心绞痛发生机制

心肌缺血、缺氧造成酸性代谢产物或多肽类物质堆积,这些物质刺激心脏局部的神经末梢,信息经第 1~5 胸交感神经节和相应的脊髓段传至大脑,产生痛觉,并引起相应脊髓段脊神经所分布的皮肤区域产生不适感(胸闷、压榨或紧缩感)。

链接 >>>

介入治疗

冠状动脉介入治疗技术主要包括球囊扩张和支架置入,通过一侧股动脉或桡动脉穿刺,将装有球囊的导管插入动脉系统,在 X 线透视监视下,将支架系统送达冠状动脉的狭窄部位后,在体外将球囊加压膨胀,使支架扩张,撑开狭窄或堵塞的血管并将输送系统退出,血管弹性回缩产生的环形压力使支架附着牢固,使血管腔恢复通畅。它可以解除心肌缺血、消除心绞痛等症状、避免发生心肌梗死等。

二、心　肌　梗　死

心肌梗死(myocardial infarction,MI)是由于冠状动脉供血中断,引起供血区持续缺血而导致的较大范围的心肌坏死。临床上有剧烈而较持久的胸骨后疼痛,用硝酸酯制剂或休息后症状不能缓解,可并发心律失常、休克或心力衰竭。MI 多发生于中老年人,部分患者发病前有明显诱因。

1. 原因及机制　主要是在冠状动脉粥样硬化基础上,又并发血栓形成、斑块内出血、冠状动脉痉挛,使冠状动脉循环血量急剧减少,或因心肌需氧量急剧增加等,导致冠状动脉供血严重不足,加之病变发展迅速,侧支循环不能及时有效建立,引起心肌缺血坏死。

2. 部位及类型　绝大多数心肌梗死病变局限在左心室范围,少数病例可为广泛多发,心肌梗死部位及发生率(表 16-1)。

表 16-1　心肌梗死部位及发生率

冠状动脉分支	梗死发生率(%)	梗死部位
左前降支	40~50	左室前壁、心尖部、室间隔前 2/3
右冠状动脉	30~40	左室后(下)壁、室间隔后 1/3
左旋支	15~20	左室侧壁

☞考点:心肌梗死好发部位

根据梗死的深度分为:①心内膜下心肌梗死,又称薄层梗死,指梗死仅累及心室壁心内膜侧 1/3 的心肌,可波及肉柱及乳头肌,表现为多发性、小灶性(0.5~1.5cm)坏死,不规则地分布于左心室周围;②区域性心肌梗死,又称透壁性心肌梗死,为典型心肌梗死类型,病灶较大,累及心室壁全层或未累及全层但已深达室壁 2/3,梗死部位与闭塞的冠状动脉支供血区一致(图 16-6)。

☞考点:心肌梗死类型

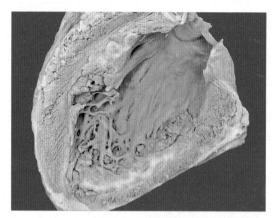

图 16-6　心肌梗死
梗死灶呈灰白色

3. 病理变化　心肌梗死为贫血性梗死。心肌梗死的形态学变化是一个动态演变过程。肉眼观,早期(6 小时内)无明显改变,继而逐渐出现苍白色或灰黄色、质地干硬、边缘不规则的梗死灶,外围出现充血出血带;随后梗死灶逐渐被瘢痕组织取代,形成灰白色陈旧性病灶。光镜下,心肌细胞呈凝固性坏死改变、核碎裂、消失,胞质均质红染或不规则粗颗粒状,间质水肿,少量中性粒细胞浸润(图 16-7);约 1 周后,边缘区出现肉芽组织,以后梗死灶机化或瘢痕形成。

图 16-7　心肌梗死
心肌细胞模糊不清,肌浆变成均质细颗粒状,心肌细胞
间隙中可见中性粒细胞浸润

链接 ▶▶▶

心肌梗死的生化改变

心肌缺血 30 分钟内,心肌细胞内糖原减少或消失,心肌细胞受损,肌红蛋白逸出,进入血液并从尿中排出,可从血和尿中检测出肌红蛋白值升高;细胞变性、坏死,心肌细胞内的天冬氨酸氨基转移酶(GOT)、丙氨酸氨基转移酶(GPT)、肌酸磷酸激酶(CPK)及乳酸脱氧酶(LDH)释放入血,引起血液中相应酶的含量升高。其中 CPK 最为敏感,一般在 12～24 小时达高峰,在 2～4 天降至正常水平。检测血中 CPK 可有助于心肌梗死的诊断。CPK 的同工酶 CK-MB 和 LDH 的同工酶 LDH_1 对心肌梗死的诊断特异性最高。

4. 合并症　心肌梗死,尤其是区域性梗死,可并发下列病变。

(1) 心力衰竭及心源性休克:梗死后心肌收缩力降低,血液排出量显著减少所致,为患者死亡的最常见原因。

(2) 心脏破裂:为区域性梗死的严重并发症,约占心肌梗死致死病例的 3%～13%,多发生在心肌梗死后 1～2 周内,主要由于梗死灶内坏死心肌溶解所致;心脏破裂可发生在心室壁或室间隔,导致心包压塞或左、右心室沟通而猝死。

(3) 急性心包炎:约占心肌梗死的 15%,心肌梗死区域表现为纤维素性心包炎。

(4) 心律失常:约占心肌梗死的 75%～95%,心脏传导系统受累,可导致心脏骤停、猝死。

(5) 室壁瘤:常发生在梗死灶纤维化的愈合期,为梗死区瘢痕组织在心室内压作用下形成的局限性向外膨隆;多见于左心室前壁近心尖部,约占心肌梗死的 10%～30%。在室壁瘤的基础上可继发附壁血栓、心力衰竭、心律失常。

(6) 附壁血栓形成:心肌梗死波及心内膜使之粗糙,或因室壁瘤形成处血流出现涡流等原因,可促进局部附壁血栓形成。附壁血栓脱落可引起栓塞。

🔲考点:心肌梗死合并症

三、心肌纤维化

心肌纤维化(myocardial fibrosis)或称心肌硬化,是由于中、重度的冠状动脉粥样硬化性狭窄,引起心肌纤维持续性或反复加重的缺血、缺氧所产生的结果。肉眼观,心脏体积增大,重量增加,心腔扩张,以左心室明显,心室壁厚度一般可正常。镜下观,心内膜下心肌细胞弥漫性空泡变,多灶性的陈旧性心肌梗死灶或瘢痕灶。

链接 ▶▶▶

冠状动脉性猝死

患者多见于 40～50 岁,男多于女,多在某种诱因(饮酒、劳累、运动)后突然昏倒、四肢抽搐、小便失禁或突发呼吸困难、口吐白沫,可立即死亡或在 1 至数小时后死亡,有的则在夜间睡眠中死亡。引起猝死的原因,主要为狭窄性冠状动脉粥样硬化,或伴有血栓形成、斑块内出血、冠状动脉痉挛。

第 3 节　原发性高血压

高血压(hypertension)是以体循环动脉血压持续升高为主要表现的疾病。正常人的血压在不同的生理状态下有一定波动,且随年龄增加而增高,但舒张

压较为稳定。1998 年世界卫生组织及国际高血压协会(WHO/ISH)提出了高血压定义及高血压水平分类的建议(表 16-2)。

表 16-2　高血压水平(WHO/ISH)

分类	收缩压/mmHg	舒张压/mmHg
理想血压	<120	<80
正常血压	<130	<85
正常高值	130~139	85~89
一级高血压(轻度)	140~159	90~99
亚组:临界高血压	140~149	90~94
二级高血压(中度)	160~179	100~109
三级高血压(重度)	≥180	≥110
单纯收缩性高血压	≥140	<90
亚组:临界高血压	140~149	<90

　　高血压分为原发性和继发性两类。继发性高血压是继发于其他疾病(慢性肾小球肾炎)的一种体征,较为少见,约占高血压病例的 5%~10%,其特点将在相应的疾病中介绍。本节主要介绍原发性高血压。

　　原发性高血压(primary hypertension)又称特发性高血压、高血压病,是我国最常见的心血管疾病,约占全部高血压病例的 90%~95%。多见于中、老年人,无明显性别差异,绝大多数病程漫长,症状显隐不定,不易坚持治疗。晚期常引起心、脑、肾及眼底病变,严重者可因心、脑、肾病变而致死。

一、病因及发病机制

　　原发性高血压的病因与发病机制复杂,尚未完全阐明。

　　1. 病因　比较明确的致病因素有如下几种。

　　(1) 遗传因素:75% 的高血压患者有遗传素质。近年发现有原发性高血压倾向者,可伴有血管紧张素编码基因分子变异;还发现高血压患者的血清中有一种激素样物质,可抑制细胞膜 Na^+-K^+-ATP 酶活性,导致细胞内 Na^+、K^+ 浓度升高,血管壁收缩加强,使血压升高。

　　(2) 膳食因素:日均摄盐量高的人群比日均摄盐量低的人群的高血压患病率明显升高,限制 Na^+ 的摄入或使用利尿药增加 Na^+ 的排泄,可降低高血压患病率,增加 K^+、Ca^{2+} 摄入可使有些患者血压降低。WHO 建议每人每日摄盐量控制在 5g 以下,可起到预防高血压的作用。

　　(3) 职业和社会心理:长期或反复处在精神紧张状态的职业,比其他职业的高血压患病率高;过度惊恐、忧伤等应激性生活事件,可使神经精神受到刺激,改变体内激素平衡,导致高血压的发生和发展。

　　(4) 其他因素:肥胖、吸烟、饮酒、年龄增长、缺乏体力活动等均可促使血压升高。肥胖儿童高血压患病率是正常体重儿童的 2~3 倍。高血压患者中,约 1/3 有不同程度肥胖。

　　2. 发病机制

　　(1) 钠、水潴留:摄盐过多、血管紧张素系统基因缺陷,均可导致肾性钠、水潴留,血液增多,血容量增加,心输出量增加,导致血压升高。

　　(2) 功能性血管收缩:①长期精神不良刺激,导致大脑皮质的兴奋与抑制平衡失调,皮层下血管中枢收缩冲动占优势,引起小动脉收缩或痉挛;②交感神经兴奋导致肾缺血,刺激肾小球球旁细胞分泌肾素,血管紧张素Ⅱ活性增强,可直接引起细小动脉强烈收缩;③血管平滑肌 Na^+、Ca^{2+} 跨膜转运的遗传缺陷,使血管平滑肌对血管收缩物质敏感性增高。

　　(3) 细小动脉结构性管壁肥厚:血管反应性升高和血管痉挛,导致血管平滑肌细胞增生、肥大,使管壁增厚、管腔缩小,外周血管阻力增加,血压升高。

　　原发性高血压的发病机制可简要归纳如图 16-8。

图 16-8　原发性高血压的发病机制示意图

二、类型与病理变化

原发性高血压可分为缓进型高血压和急进型高血压两种类型。

（一）缓进型高血压

缓进型高血压又称良性高血压，占原发性高血压的95%，多见于中老年人，起病隐匿，病程长，进展慢，少数患者首发症状即为合并症。按病变发展过程分为三期。

1. 功能紊乱期　为早期阶段，主要改变为全身细小动脉间歇性痉挛，血管及其他器官无器质性病变。临床表现为血压升高，但常有波动，可伴有头痛、头晕，经适当休息后可恢复正常。

2. 动脉病变期　主要影响细动脉和小动脉，主要病变为细动脉壁玻璃样变和肌型小动脉硬化（图16-9），细动脉玻璃样变最易累及肾的入球小动脉和视网膜动脉。其形态变化及发生机制（表16-3）。此期血压进一步升高，并持续在较高水平，失去波动性，尿中可有少许蛋白，常需降压药才能降低血压。

图16-9　肾小球入球小动脉玻璃样变
管壁增厚呈红染、均质状，管腔狭窄

3. 内脏病变期　内脏器官受累，以心、肾、脑、视网膜为最重要。

（1）心脏病变：主要为左心室肥大。左心室因血压升高，压力负荷增加而发生代偿性肥大。心脏肥大，重量增加可达400g（正常约为250~350g）以上，

有的可达800g以上。左心室壁增厚，可达1.5~2.5cm（正常<1.2cm），乳头肌和肉柱增粗变圆，但心腔不扩张，称向心性肥大（图16-10）。光镜下，肥大的

图16-10　心脏向心性肥大
左心室室壁增厚，乳头肌显著增粗，心腔相对较小

心肌细胞变粗、变长，胞核大而深染。病变继续发展，肥大的心肌可因供血不足，心肌收缩力减弱，心腔容量负荷增加，心脏逐渐扩张，此时称为离心性肥大；严重失代偿时可发生心力衰竭。

（2）肾脏病变：主要为细、小动脉硬化。肉眼观，双侧肾脏体积缩小，重量减轻，质地变硬，表面呈均匀弥漫的细颗粒状，被膜不易剥离；切面皮质变薄，皮髓质分界模糊，肾盂周围脂肪组织增多，称为细动脉性肾硬化或原发性颗粒性固缩肾（图16-11）。光镜下，①肾小球小动脉管壁玻璃样变性，使管壁增厚、管腔狭窄或闭塞，小叶间动脉及弓形动脉内膜胶原纤维增多，管壁增厚、管腔狭窄；②受累肾单位因缺血而萎缩、纤维化和玻璃样变，肾小球体积缩小，所属肾小管因缺血而萎缩、消失，局部间质纤维化及少量淋巴细胞浸润（该处萎缩下陷）；③病变轻微区的肾小球因功能代偿而肥大，所属肾小管也相应地代偿扩张（该处肥大隆起），管腔内可见蛋白管型。

（3）脑病变：高血压时，由于脑的细小动脉痉挛和硬化，导致局部组织缺血，毛细血管通透性增加，脑可发生一系列病变。主要有以下三种。

表16-3　动脉病变期细、小动脉病变及发生机制

病变部位	形态变化	发生机制
细动脉	血管内皮下间隙及管壁呈无结构、均质状伊红染色物质，管壁增厚、变硬、管腔缩小	管壁平滑肌痉挛使管壁缺氧，内皮细胞间隙增大，血浆蛋白渗入内皮下以至更深的血管壁中；内皮细胞及平滑肌细胞分泌细胞外基质增多，使动脉壁逐渐为上述血浆蛋白和细胞外基质所代替
小动脉	肌型小动脉血管壁增厚，管腔狭窄	小动脉内膜胶原纤维及弹性纤维增生，内弹力膜分裂，中膜平滑肌细胞不同程度增生肥大，并伴胶原纤维及弹力纤维增生

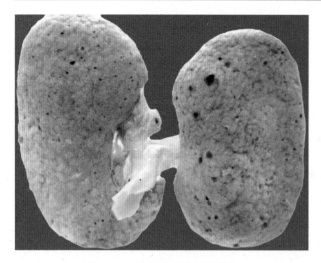

图 16-11　原发性颗粒性固缩肾

肾脏缩小,质地变硬,表面呈细颗粒状

1) 高血压脑病:由于脑小动脉硬化和痉挛,局部组织缺血,毛细血管通透性增加,发生脑水肿。临床表现为头痛、头晕、眼花等,如出现意识障碍、抽搐等危重症状,称为高血压危象。

2) 脑软化:由于脑的细小动脉硬化和痉挛,供血区脑组织缺血而发生多数小坏死灶,即微梗死灶。光镜下,组织液化坏死,形成质地疏松的筛网状病灶,后期坏死组织被吸收,由胶质纤维增生来修复。

3) 脑出血:为高血压严重而致命性的并发症。一般认为脑动脉痉挛和硬化,使组织缺血缺氧,血管壁通透性增加,同时血管内压力增高,引起漏出性出血或细小动脉壁破裂出血;或因细小动脉硬化使血管壁变脆、弹性降低、失去管壁外组织支撑;或发生微小动脉瘤,当血压突然升高时,引起破裂性出血。破裂性出血多发生在豆纹动脉,这是由于豆纹动脉从大脑中动脉呈直角分出,在较高压力的血流冲击下,已有病变的豆纹动脉容易发生破裂,所以出血部位多见于

基底节、内囊,其次为大脑白质、脑桥和小脑。出血区的脑组织被破坏形成囊腔状,其内充满坏死的脑组织和凝血块(图 16-12)。出血范围大时,可破入侧脑室。

图 16-12　高血压脑出血

(4) 视网膜病变:视网膜中央动脉发生细小动脉硬化。眼底检查见血管迂曲,反光增强,动静脉交叉处静脉受压。严重时可出现视盘水肿、视网膜出血、视力减退等。

高血压主要脏器病变及其后果见表 16-4。

（二）急进型高血压

急进型高血压又称为恶性高血压,多见于青壮年,临床上表现为显著血压升高,超过 230/130mmHg（30.7/17.3kPa）,占原发性高血压的 1％～5％,多为原发性,部分可继发于良性高血压。病理变化:增生性小动脉硬化和坏死性细动脉炎,主要累及肾,前者主要表现为动脉内膜显著增厚,伴有平滑肌细胞增生,胶原纤维增多,致血管壁呈层状葱皮样增厚,管腔狭窄。后者病变累及内膜和中膜,管壁发生纤维素样坏死,HE 染色管壁伊红深染,周围有单核细胞及中性粒细胞浸润。

☞考点:缓进型和急进型高血压病理变化

表 16-4　缓进型高血压主要脏器病变及其后果

	动脉	心	肾	脑	视网膜
主要病变	细动脉玻璃样变、小动脉内膜增厚	左心室肥大	原发性固缩肾	水肿、出血、微梗死灶	视网膜中央动脉硬化
后果	导致各脏器病变的基础	左心衰竭、心绞痛、心肌梗死	肾功能不全、晚期尿毒症	脑出血、颅内高压	视盘水肿、视网膜出血
辅助检查	眼底检查、冠状动脉造影术	X线、心电图、超声心动图检查	肾功能检查	CT 检查	眼底检查

☞考点:高血压各期变化特点及病理临床联系

第 4 节 风 湿 病

风湿病(rheumatism)是一种与 A 组乙型溶血性链球菌感染有关的变态反应性疾病。病变主要侵犯全身结缔组织,心脏、关节和血管较常受累,尤以心脏病变最为严重。急性期称为风湿热,常出现发热、关节痛、白细胞增多、血沉加快、抗链球菌溶血素"O"滴度升高等表现,反复发作后,可引起病变器官的器质性损害。

本病多发生在儿童,以 6~9 岁为发病高峰,无明显性别差异,但地区差异较大,南方气候潮湿地区(如四川)发病率高于北方,以秋冬春季为多发。

一、病因及发病机制

本病的发生认为与 A 组乙型溶血性链球菌感染有关,其依据是:①好发季节与链球菌性咽喉炎的流行季节相似,并且两者发病率呈正相关;②多数患者发病前 2~3 周有链球菌感染史,95% 的患者血中多项抗链球菌抗体滴度增高;③预防和治疗链球菌感染可减少本病的发生。

但风湿病并非链球菌直接引起的,其理由是:①发病多在链球菌感染后 2~3 周;②本病的局部病变是结缔组织的变态反应性炎症,而不是化脓性炎症;③典型病变多出现在远离链球菌感染灶的组织器官(如心、关节)。

风湿病的发病机制多数倾向于抗原抗体交叉反应学说,即链球菌细胞壁的 C 抗原(糖蛋白)引起的抗体可与结缔组织(如心脏瓣膜及关节等)的糖蛋白发生交叉反应,而链球菌壁的 M 蛋白与存在于心脏、关节及其他组织中的糖蛋白亦发生交叉反应,导致组织损伤。

二、基本病理变化

风湿病病变主要累及全身结缔组织,典型的病变过程大致经历以下阶段。

1. 变质渗出期　病变部位的结缔组织发生浆液、纤维素性渗出性病变,结缔组织中的胶原纤维发生纤维素样坏死。病灶中有少量淋巴细胞、浆细胞浸润。此期约持续 1 个月,之后病变可完全吸收,或发生纤维化而愈合,或继续发展。

2. 肉芽肿期　在变质渗出和纤维素样坏死基础上,局部吞噬细胞增生、聚集,吞噬纤维素样坏死物所形成的肉芽肿称风湿性肉芽肿(图 16-13),亦称为风湿小体或阿绍夫小体(Aschoff body),是风湿病特征性病变,具有病理诊断意义。风湿小体多在心肌间质小血管周围形成,细胞体积肥大、圆形或多边形、胞质丰富,核圆形或卵圆形,核膜清晰、染色质集中于中央,沿细胞核纵切时呈毛虫状,横切时呈枭眼状。此期约持

续 2~3 个月左右。

图 16-13　风湿性肉芽肿
心肌间质见梭形阿绍夫小体

3. 纤维化期　亦称为硬化期,风湿性肉芽肿中的纤维素样坏死物被溶解吸收,风湿细胞变为纤维细胞,并产生胶原纤维,风湿小体逐渐纤维化或玻璃样变性,成为梭形小瘢痕。此期约持续 2~3 个月。

风湿病病程约 4~6 个月,因反复发作,故受累器官中常新旧病变并存;若病变持续反复进展,可导致较严重的纤维化和瘢痕形成。

☞考点:风湿病基本病变

三、风湿性心脏病

风湿性心脏病包括急性期的风湿性心肌炎和静止期的慢性风湿性心脏瓣膜病。风湿性心肌炎根据病变累及的部位又分为风湿性心内膜炎、风湿性心肌炎和风湿性心外膜炎。若病变累及心脏全层则称为风湿性全心炎。

(一)风湿性心内膜炎

风湿性心内膜炎是风湿病最重要的病变,主要侵犯心瓣膜及瓣膜周围的心内膜和腱索,瓣膜病变以二尖瓣多见(约占 50%),其次为二尖瓣和主动脉瓣联合受累,三尖瓣、肺动脉瓣一般极少累及。

病变早期,瓣膜间质黏液样变性和纤维素样坏死,并可出现单核细胞浸润和风湿小体形成,瓣膜肿胀、增厚。肿胀瓣膜在血流冲击和关闭时的摩擦作用下,闭锁缘的内皮细胞可损伤、脱落,内皮下胶原纤维暴露,随之血小板在该处沉积、凝集,形成粟粒大小、灰白色、半透明的疣状赘生物。赘生物常呈串珠状、单行排列,与瓣膜粘连紧密,不易脱落,称疣状心内膜炎。病变后期赘生物机化,瓣膜本身发生纤维化及瘢痕形成,如瓣膜病变反复发生,可引起瓣膜增厚、变硬、卷曲、短缩,瓣叶间相互粘连,腱索增粗、短缩,使瓣膜口发生狭窄或关闭不全,引起慢性心瓣膜病。

急性期临床上可因发热、贫血及相对性二尖瓣关闭不全,在心尖区出现较轻度收缩期杂音,或因瓣膜肿胀、二尖瓣相对狭窄出现心尖区柔和的舒张期杂音。

☞考点:风湿性心内膜炎的病变

(二)风湿性心肌炎

成人病变常以心肌间质内小血管附近出现风湿小体为特征,并可有间质水肿和淋巴细胞浸润。风湿小体呈弥漫性或局限性分布,最常见于左心室后壁、室间隔、左心房及左心耳等处,后期小体发生纤维化,形成梭形小瘢痕。儿童病变则多表现为弥漫性间质性心肌炎,心肌间质明显水肿,弥漫性炎细胞浸润,心肌细胞水肿及脂肪变性,并有心肌条束状纤维素样坏死。

风湿性心肌炎影响心肌收缩力,可出现与体温不相称的窦性心动过速、第一心音减弱、房室传导阻滞等临床表现;儿童病例可发生急性充血性心力衰竭。

☞考点:风湿性心肌炎病变

(三)风湿性心外膜炎

风湿性心外膜炎多为风湿性全心炎的一部分,病变心包脏层间皮细胞脱落,间皮细胞下间质充血,炎细胞浸润,浆液及纤维素渗出。以浆液渗出为主时,形成心包腔炎性积液,导致心界扩大,心音遥远;以纤维素渗出为主时,渗出的纤维素覆盖在心包表面,因心脏搏动牵拉而呈绒毛状,称绒毛心,听诊可闻及心包摩擦音。活动期后,渗出的浆液纤维素可完全溶解吸收,少数病例纤维素未被完全溶解可发生机化粘连,严重者可致缩窄性心包炎。

四、其他组织器官病变

除心脏外,风湿病变还可累及关节、皮肤、动脉血管及脑组织,其病变特点及临床表现可归纳(表16-5)。

/// 案例 16-1

患者,女,10岁。不规则发热10天,痰中带血5天,下肢水肿2天。继往史:一个月前曾患急性扁桃体炎。体检:急性病容,端坐呼吸,体温38.5℃,脉搏150次/分,呼吸35次/分,口唇轻度发绀,眼睑、下肢中度凹陷性水肿,颈静脉怒张,听诊双肺可闻及湿啰音,叩诊心界扩大,心前区可闻及心包摩擦音,肝肋下2cm、剑下3cm,质中、有轻压痛,脾左肋下约2cm。实验室检查:抗"O"800U,血沉45mm/h(韦氏法)。血象:白细胞12×10⁹/L,中性粒细胞0.79,淋巴细胞0.20。入院后经抗炎、利尿、强心、激素等治疗,疗效不显著,心界进行性扩大,终因呼吸、循环衰竭死亡。

尸体解剖:颜面、下肢凹陷性水肿,双侧胸腔有黄色混浊积液200ml,心脏似球形增大,心外膜附一层蛋白性渗出物,绒毛状,全心扩张,左室为甚。二尖瓣肿胀增厚,闭锁缘有一排粟粒大、灰白色赘生物,与瓣膜紧密结合。镜检:赘生物由血小板、纤维蛋白组成,心肌间质见不典型风湿结节;肺泡腔内明显浆液、红细胞渗出;肝大,肝窦、中央静脉明显扩张充血;脾大,肝窦扩张充血状。

问题:

诊断为何种疾病?其依据是什么?哪些症状与心脏功能障碍有关?

☞考点:风湿病的皮肤病变和风湿性关节炎

表 16-5　心脏外风湿病变的特点及临床表现

病变部位	病变特点	临床表现
风湿性关节炎	多见于成年人,病变累及肩、腕、肘、膝、髋等大关节,关节滑膜充血、肿胀,关节腔内大量浆液渗出。急性期后渗出物可完全吸收而不留痕迹	关节局部出现红、肿、热、痛、活动受限等炎症表现,并呈游走特点
皮肤环形红斑	多见于儿童躯干和四肢皮肤,为非特异性渗出性炎症表现,持续1~2天即消退	病变处皮肤呈淡红色环状红晕,微隆起,中央皮肤色泽正常
皮下结节	多见于四肢大关节附近伸侧面皮下,结节中央纤维素样坏死,外周成纤维细胞、风湿细胞呈"栅栏"状排列,淋巴细胞浸润,病变持续数天至数周后逐渐消退	可在病变处触摸到单个或多个直径0.5~2cm,圆形或椭圆形,活动无痛性结节
风湿性动脉炎	大小动脉均可受累,以小动脉病变较为常见;急性期血管壁纤维素样坏死和淋巴细胞、单核细胞浸润,可有风湿小体形成;后期血管壁发生纤维化而增厚,管腔变窄甚至闭塞	依动脉狭窄或闭塞程度,出现相应部位的缺血症状
风湿性脑病	多为5~12岁儿童,女孩较多,出现神经细胞变性,胶质细胞增生,胶原结节形成	病变累及基底节、黑质等部位时,出现面肌及肢体不自主运动,称小舞蹈症

第5节 感染性心内膜炎

感染性心内膜炎(infective endocarditis)是由病原微生物引起的心内膜(主要为心瓣膜)炎症性疾病,主要由细菌感染引起,故又称为细菌性心内膜炎。本病分为急性和亚急性两类,其中亚急性者多见。

一、急性感染性心内膜炎

急性感染性心内膜炎多由毒力较强的化脓菌引起,其中约50%~80%为金黄色葡萄球菌,其次为链球菌。本病多发生在正常的心内膜上,最常累及二尖瓣,其次为主动脉瓣。病变多发生在二尖瓣的心房面和主动脉瓣的心室面,这与血流冲击瓣膜易引起机械性损伤有关。

肉眼观,病变瓣膜上可见灰黄色或灰绿色赘生物,质地松脆,易脱落,可引起体循环器官的栓塞、梗死及多发性小脓肿。若瓣膜破坏严重,可发生破裂或穿孔。光镜观,赘生物由血小板、纤维蛋白、红细胞、白细胞和细菌构成,瓣膜溃疡底部组织坏死,有大量中性粒细胞浸润,可见肉芽组织形成。

本病起病急,病程短,病情严重。近年来由于广泛应用抗生素,使本病死亡率明显下降。大量抗生素治疗后,炎症可逐渐消退,赘生物被逐渐吸收和机化,溃疡愈合或因大量胶原纤维形成而导致慢性心瓣膜病。

☞考点:急性感染性心内膜炎病变

二、亚急性感染性心内膜炎

1. 病因 多见于青壮年,主要由致病力相对较弱的草绿色链球菌等引起。病原菌多由感染灶入血引起菌血症,随后侵犯心瓣膜。某些医源性操作(如拔牙、导尿、内窥镜检查、刮宫等)或心脏原有的病变(如风湿性心瓣膜病、先天性心脏病、心内异物等)为细菌的入侵提供了条件。

2. 病理变化 主要累及二尖瓣和主动脉瓣。肉眼观,病变瓣膜上出现单个或多个大小不一、形状不规则、呈息肉状、菜花状、鸡冠状突出于瓣膜表面的疣状赘生物(图16-14),赘生物色灰黄、污秽、干燥质脆,易于脱落成为栓子引起栓塞。病变瓣膜增厚、变形,重者可出现溃疡、穿孔等病变。光镜观,疣状赘生物由纤维蛋白、血小板、中性粒细胞、坏死组织和细菌菌落构成,还可见心内膜的原有病变,赘生物与瓣膜附着处可见肉芽组织增生及炎细胞浸润。

☞考点:亚急性感染性心内膜炎的心瓣膜病变

图16-14 亚急性感染性心内膜炎
瓣膜可见疣状赘生物,呈小菜花状,质松脆,易破碎脱落

3. 病理临床联系 本病依其病变发展可引起以下临床表现。

(1)瓣膜病变:瓣膜疣状赘生物被机化形成瘢痕,易引起瓣膜变形和腱索增粗缩短,致使瓣膜口狭窄或关闭不全。若发生瓣膜穿孔或腱索断裂,可引起急性瓣膜功能不全。

(2)败血症:赘生物内的病原菌侵入血液并在血液中繁殖释放毒素,引起败血症。患者可出现败血症的一系列临床表现。

(3)脾大:一般呈中度,镜下观,单核/巨噬细胞增生,脾窦扩张充血。

(4)贫血:脾大时脾功能亢进,加之草绿色链球菌有轻度溶血作用所致。

(5)栓塞:瓣膜上的赘生物脱落入血,可引起各器官的动脉栓塞,常见于脑、肾和脾,冠状动脉栓塞少见。由于赘生物内细菌毒力较弱或栓子多来自赘生物外层,不含病原菌,故栓塞后多引起非感染性梗死。

(6)免疫性合并症:病原菌持续释放抗原入血,导致血中大量的循环免疫复合物形成,可引起关节炎、指甲下条纹状出血、紫癜、肾小球肾炎,脑内小动脉壁可见纤维蛋白样坏死及炎细胞浸润,受累的小动脉可发生细菌性动脉瘤,易并发血栓形成或破裂出血。皮肤出现红色、微隆起、有压痛的小结节,称为Osler小结。

第6节 心瓣膜病

心瓣膜病(valvular vitium of the heart)是指因先天发育异常或后天性疾病造成的心瓣膜器质性病变,表现为瓣膜口狭窄或关闭不全。瓣膜口狭窄是指瓣膜开放时不能充分张开,使瓣膜口缩小,血流通过障碍。瓣膜关闭不全是指心瓣膜关闭时瓣膜口不能完全闭合,使一部分血液反流。瓣膜口狭窄和关闭不全

可单独存在,也可并存,可累及一个瓣膜,也可两个以上瓣膜同时或先后受累(此时称联合瓣膜病)。

心瓣膜病少数为先天发育异常外,大多数为风湿性心内膜炎和感染性心内膜炎导致瓣膜机化、纤维化、玻璃样变性及钙化,使瓣膜增厚、变硬、卷曲、短缩,相邻的瓣膜粘连所致。部分可出现瓣膜破损、穿孔、腱索融合缩短等。

一、二尖瓣狭窄

二尖瓣狭窄(mitral stenosis)是指在左心室舒张期,二尖瓣因纤维化变硬或相互粘连融合,而不能完全打开,左心房血液不能完全顺利进入左心室。二尖瓣狭窄大多数由风湿性心内膜炎所致,少数由感染性心内膜炎引起。

1. 病理变化　二尖瓣由前内侧的主瓣和后外侧的小瓣组成,正常成人开放时面积约为 5cm^2(通过两个手指),狭窄时可缩小至 1～2cm^2,甚至只能通过探针。依瓣膜病变可分为:①隔膜型,瓣膜轻中度增厚,瓣叶间粘连,小瓣病变较重,主瓣仍可轻度活动;②漏斗型,主瓣严重增厚,失去活动性,瓣叶间严重粘连,瓣膜口缩小呈鱼口状。此型常伴有显著关闭不全。

2. 血流动力学变化和病理临床联系

(1) 左心房代偿性扩张和肥大:由于二尖瓣口狭窄,舒张期血液从左心房流入左心室受到阻碍,以致舒张期末仍有部分血液在左心房滞留,加上来自肺静脉的血液,使左心房内血容量比正常增多,心肌纤维拉长以加强收缩力,心腔扩大以容纳更多的血液,发生左心房代偿性扩张和肥大。临床听诊在心尖区可闻及舒张期隆隆样杂音,X 线检查可见左心房扩大。

(2) 左心房失代偿性扩张:左心房壁薄,代偿能力低,后期心房肌收缩力减弱而呈失代偿性扩张(肌源性扩张)。此时,左心房血液淤积,肺静脉血回流受阻,引起肺淤血、肺水肿、肺出血。临床上出现心悸、呼吸困难、发绀、咳嗽、咳白色或粉红色泡沫痰。

(3) 肺动脉高压、右心室代偿性肥大和扩张:肺淤血可直接或通过血氧分压下降,反射性引起肺动脉痉挛,导致肺动脉压力升高,因而右心室负荷加重,右心室发生代偿性肥大和扩张。当右心室失代偿时,又可导致右心房扩大,最终导致腔静脉淤血。临床听诊时,在三尖瓣区可闻及收缩期吹风样杂音,下肢水肿、腹水、肝大和压痛,颈静脉怒张。X 线检查可见左室正常或缩小,其余 3 个心腔增大的"三大一小"现象,呈"梨形心"影像。

☞考点:二尖瓣狭窄引起的血流动力学和心脏改变

图 16-15　二尖瓣狭窄
瓣膜增厚,粘连、钙化

二、二尖瓣关闭不全

二尖瓣关闭不全(mitral insufficiency)是指在左心室收缩期,二尖瓣因变形或缩短而不能完全关闭(图 16-16),左心室一部分血液通过关闭不全的二尖瓣口反流到左心房。二尖瓣关闭不全常与二尖瓣狭窄合并存在,主要是风湿性心内膜炎的后果,其次为亚急性感染性心内膜炎所引起。

图 16-16　二尖瓣关闭不全

二尖瓣关闭不全时,左心收缩期左心室部分血液反流进入左心房,加上肺静脉输入的血液,左心房血容量较正常增加,左心房压力升高,久之左心房代偿肥大。左心房血容量增加,左心舒张期左心室血容量增多,左心室因收缩加强而发生代偿性肥大。以后,左心失代偿(左心衰竭),则依次出现肺淤血、肺动脉高压、右心室和右心房代偿性肥大、右心衰竭及体循环淤血。二尖瓣关闭不全可出现左心室代偿性肥大和失代偿后出现的扩张。因此,X 线检查,心脏四腔均肥大扩张,呈现"球形心"影像。

☞考点:二尖瓣关闭不全引起的血流动力学和心脏改变

图 16-17　二尖瓣狭窄引起血流动力学变化和病理临床联系示意图

三、主动脉瓣狭窄

主动脉瓣狭窄(aortic valve stenosis)时,心室收缩期左心室排血受阻,左心室因压力负荷升高而发生代偿性肥大,这种肥大不伴有心腔的扩张,称向心性肥大。血液在加压情况下快速通过狭窄的主动脉瓣口,引起主动脉瓣区喷射状杂音。久之左心室失代偿,即出现肌源性扩张,左心室血容量增加,继而波及左心房、右心室,并可依次出现左心衰竭、肺淤血、肺动脉高压及右心衰竭的临床表现。X线检查,左心室突出呈"靴形心"影像。

四、主动脉瓣关闭不全

主动脉瓣关闭不全(aortic valve insufficiency)时,左心室舒张期,主动脉部分血液经未完全闭合的主动脉瓣口反流进入左心室,使左心室容量负荷增加而发生代偿性肥大。由于舒张期主动脉血部分反流,使舒张压下降,脉压增大,可出现脉压增大及周围血管征等临床表现。听诊在主动脉瓣区可闻及舒张期杂音。久之出现失代偿性肌源性扩张,并依次出现左心衰竭、肺淤血、肺动脉高压、右心衰竭、体循环淤血。

目标检测

1. 关于动脉粥样硬化的描述,哪项是正确的(　　)
    A. 主动脉脂纹仅见于中年以上人群
    B. 粥瘤内的泡沫细胞均来自单核细胞
    C. 脂纹以主动脉前壁多见
    D. 氧化低密度脂蛋白具有细胞毒性
    E. 粥瘤胶原由成纤维细胞形成
2. 造成动脉粥样硬化病灶中纤维增生的主要细胞是(　　)
    A. 内皮细胞　　　　　B. 泡沫细胞
    C. 平滑肌细胞　　　　D. 成纤维细胞
    E. 淋巴细胞

3. 高血压血压持续升高的重要原因是(　　)
    A. 广泛的细、小动脉痉挛
    B. 广泛的细、小动脉硬化
    C. 肾素的作用
    D. 左心室肥大、心肌收缩力加强
    E. 儿茶酚胺的作用
4. 代偿性高血压性心脏病的特征是(　　)
    A. 左心室扩张　　　　B. 左心室向心性肥大
    C. 心壁肉柱扁平　　　D. 弥漫性心肌纤维化
    E. 以上都不是
5. 有关亚急性细菌性心内膜炎的叙述中,错误的是(　　)
    A. 心瓣膜赘生物中常有细菌
    B. 心瓣膜赘生物不易脱落
    C. 脾大、贫血
    D. 广泛性血管炎
    E. 脑栓塞
6. 下述关于慢性心瓣膜病的叙述中,错误的是(　　)
    A. 多由风湿性和亚急性细菌性心内膜炎引起
    B. 表现为心瓣膜狭窄或关闭不全
    C. 二尖瓣最常受累,其次是主动脉瓣
    D. 狭窄和关闭不全常同时存在
    E. 两个以上的瓣膜不会同时受累
7. 关于二尖瓣狭窄的叙述中,下列哪一项是错误的(　　)
    A. 左心室肥大、扩张　　B. 右心室肥大、扩张
    C. 左心房肥大、扩张　　D. 右心房肥大、扩张
    E. 肺淤血,水肿
8. 引起冠心病的最常见原因是(　　)
    A. 贫血　　　　　　　B. 冠状动脉炎症
    C. 冠状动脉栓塞　　　D. 冠状动脉粥样硬化
    E. 冠状动脉痉挛
9. 风湿性心内膜炎瓣膜上的赘生物为(　　)
    A. 透明血栓　　　　　B. 白色血栓
    C. 混合血栓　　　　　D. 红色血栓
    E. 微血栓
10. 下列关于风湿性心内膜炎的描述中哪一项是正确的(　　)
    A. 瓣膜赘生物牢固相连　　B. 瓣膜赘生物内有细菌

C. 受累瓣膜易穿孔　　　D. 受累瓣膜以三尖瓣为主

E. 赘生物位于房室瓣的心室面

11. 关于二尖瓣狭窄的叙述中,哪一项是错误的(　　)

A. 左心室肥大、扩张　　B. 右心室肥大、扩张

C. 左心房肥大、扩张　　D. 右心房肥大、扩张

E. 肺淤血、水肿

12. 风湿小体最典型的细胞是(　　)

A. 阿绍夫细胞　　　　　B. 朗格汉斯细胞

C. 泡沫细胞　　　　　　D. 成纤维细胞

E. 淋巴细胞

13. 单纯性二尖瓣狭窄,心脏首先衰竭的部位是(　　)

A. 右心室　　　　　　　B. 左心房

C. 左心室　　　　　　　D. 右心房

E. 以上都不对

14. 二尖瓣狭窄心脏在 X 线片上常呈(　　)

A. 靴型心　　　　　　　B. 梨型心

C. 球形心　　　　　　　D. 绒毛心

E. 虎斑心

15. 患者,男,64 岁。突发心前区疼痛,有严重的窒息感,伴有恶心、呕吐及出冷汗,休息及含服硝酸甘油不能缓解,最可能的诊断是(　　)

A. 急性胆囊炎　　　　　B. 急性胃炎

C. 急性心肌梗死　　　　D. 急性胰腺炎

E. 心肌炎

16. 患者,男,70 岁,心前区疼痛就诊,既往有心绞痛 13 年。鉴别急性心肌梗死与心绞痛,症状的主要区别是(　　)

A. 疼痛的性质不同　　　B. 疼痛的持续时间不同

C. 疼痛的部位不同　　　D. 引起诱因不同

E. 疼痛的表现不同

17. 患者,女,21 岁,发热、头痛、乏力,双膝关节疼痛 3 天。平时身体健康,无特殊不适。体检:体温 38.5℃,心率 97 次/分,心尖部有轻微舒张期隆隆样杂音,两肺未闻及干、湿啰音。无下肢水肿。实验室检查红细胞沉降率 50mm/h,抗链球菌溶血素"O"抗体>500U。应首先考虑的疾病是(　　)

A. 肺结核　　　　　　　B. 肺心病

C. 肺气肿　　　　　　　D. 支气管扩张

E. 风湿性心脏病

(18、19 题)

患者,女,65 岁,冠心病史 10 年,突然出现心前区疼痛伴大汗 3 小时,急诊就医,医生诊断为心肌梗死。

18. 冠状动脉粥样硬化最常累及的动脉分枝是(　　)

A. 右冠状动脉主干　　　B. 左冠状动脉主干

C. 右冠状动脉回旋支　　D. 左冠状动脉回旋支

E. 左冠状动脉前降支

19. 心肌梗死最常见的部位是(　　)

A. 左心室后壁

B. 左心室前壁

C. 左心室后壁及室间隔后 1/3 部

D. 左心室前壁、心尖部及室间隔前 2/3 部

E. 右心室前壁

(20~22 题)

患者,女,54 岁,心慌气短 10 多年,2 天前突然咯血,呈鲜红色混有泡沫,既往有关节肿痛病史。查体:面部轻度发绀,心率 87 次/分,心尖部闻及舒张期隆隆样杂音。心电图提示 P 波呈双峰状。诊断为风湿性心脏病。

20. 本病最常受累的心瓣膜是(　　)

A. 二尖瓣　　　　　　　B. 二尖瓣和三尖瓣

C. 三尖瓣和主动脉瓣　　D. 主动脉瓣

E. 二尖瓣和主动脉瓣

21. 本病的特征性病变是(　　)

A. 纤维素样坏死　　　　B. 黏液样变性

C. 风湿小体　　　　　　D. 间叶细胞增生

E. 纤维化及瘢痕

22. 本病最常见的并发症是(　　)

A. 亚急性感染性心内膜炎　B. 心律失常

C. 栓塞　　　　　　　　D. 充血性心力衰竭

E. 肺部感染

(23~25 题)

患者,女,64 岁。高血压病史 5 年,2 小时前发现血压急剧升高,剧烈头痛、呕吐、大汗。

23. 最可能的诊断是(　　)

A. 脑梗死　　　　　　　B. 脑栓塞

C. 高血压危象　　　　　D. 脑膜炎

E. 脑血栓

24. 如果突然出现昏迷,呼吸加深,脉搏加速,一侧肌腱反射消失,肢体痉挛性麻痹及大小便失禁等表现,应诊断为脑出血,出血最可能的部位是(　　)

A. 小脑　　　　　　　　B. 延髓

C. 脑桥　　　　　　　　D. 丘脑

E. 内囊

25. 如患者发生左心衰竭,主要通过哪种因素导致的(　　)

A. 压力负荷增加　　　　B. 容量负荷增加

C. 心肌能量释放障碍　　D. 心肌能量储存障碍

E. 心肌能量利用障碍

(杨明亮)

第17章 心力衰竭

📖 学习目标

掌握心力衰竭的概念、原因、诱因。

理解心力衰竭的代偿活动、发病机制、临床表现的病理生理学基础。

了解心力衰竭预防的病理生理学基础。

心力衰竭(heart failure)是指在各种致病因素作用下心肌收缩或舒张功能障碍,使心输出量减少,以致不能满足机体代谢需要的病理过程。当心力衰竭呈慢性经过时,往往伴有血容量和组织间液增多及静脉系统淤血,临床上称为充血性心力衰竭。

☞考点:心力衰竭的概念

心力衰竭一般是指心功能不全的失代偿阶段,患者已出现明显的症状和体征。心功能不全是指从心泵功能下降但尚未出现症状和体征的代偿阶段直至失代偿阶段的全过程。

一、原因、诱因及分类

(一)原因

心力衰竭由心脏本身的疾病引起,也可以继发于某些心外疾病,如甲状腺功能亢进、维生素 B_1 缺乏、严重贫血等。

1. 原发性心肌损害

(1)心肌病变:若病变损害较轻,或病变呈慢性经过,则对损害的反应是心肌肥大等代偿性、适应性变化。在某些诱因的作用下,代偿状态可转向失代偿而发生心力衰竭。

(2)心肌能量代谢障碍:长期严重的缺血、缺氧,心肌供血不足,最常见的原因是冠状动脉粥样硬化。此外,严重的维生素 B_1 缺乏,严重贫血、糖尿病、心肌淀粉样变性等也可致心肌代谢障碍而生发心力衰竭。

2. 心脏负荷过度 心脏负荷包括压力负荷和阻力负荷两种。

(1)阻力负荷过度:阻力负荷是指心室射血所需克服的阻力,又称后负荷。阻力负荷过度常见于高血压、主动脉瓣狭窄、肺动脉高压、肺动脉瓣狭窄、肺脉栓塞等。

(2)压力负荷过度:压力负荷即容量负荷,是指心室收缩前所承受的负荷,取决于心室舒张末期的容量,又称前负荷。压力负荷过度常见于心脏瓣膜关闭不全,房(室)间隔缺损,严重贫血、甲亢等。

(二)诱因

常见的诱因有感染,水、电解质、酸碱平衡紊乱,心律失常,妊娠与分娩,输液过多过快,劳累,激动,洋地黄中毒等。

☞考点:心力衰竭的原因、诱因

▶▶▶ 案例 17-1

患者,男,50 岁,被诊断为冠心病 10 年。某日因琐事与他人发生口角,突感胸闷气短,倒地后不省人事。后送医院经抢救无效死亡。

问题:

患者死亡的原因和机制是什么?

(三)分类

常用的分类方法有几种。

1. 按发病速度分类

(1)急性心力衰竭:发病急骤,心输出量急剧减少,机体来不及充分发挥代偿作用,常伴有心源性休克。常见原因有急性心肌梗死,严重的心肌炎等。

(2)慢性心力衰竭:较常见,患者长期处于一种持续的心力衰竭状态,并伴有静脉淤血和水肿。常见的原因为心瓣膜病、高血压、肺动脉高压等。

2. 按发生部位分类

(1)左心衰竭:多见于冠心病、高血压、主动脉狭窄或关闭不全、二尖瓣关闭不全等。

(2)右心衰竭:见于肺心病和肺动脉瓣疾病,并常继发于左心衰竭。

(3)全心衰竭:左、右心都发生衰竭时,称为全心衰。见于左、右心波及另一侧演变而来;心肌炎、心肌病如发生在全心也可引起全心衰竭。

3. 按心输出量分类

(1)低心输出量性心力衰竭,常见于冠心病、高血压、心肌病、心瓣膜病等,此种患者在基础状态下心输出量就低于正常。

(2)高心输出量性心力衰竭,常见甲状腺功能亢进、贫血、维生素 B_1 缺乏和动静脉瘘等。发生心力衰竭时,心输出量降低不明显,但由于组织需氧量增高、外周血管扩张、动静脉短路等原因,这些患者的组织供氧仍不足。

▶▶▶ 案例 17-2

患者,女,47岁,患风湿性心脏病二尖瓣狭窄6年余。近日上呼吸道感染后出现乏力,稍活动就心悸、憋气,伴食欲不振、肝区胀痛,双下肢轻度水肿,双肺底湿啰音,心率128次/分。

临床诊断:心力衰竭。

问题:

患者心力衰竭的类型是什么?临床表现的发生机制是什么?

二、发生过程中机体的代偿反应

心力衰竭发生的关键环节是心输出量减少,机体出现一系列的代偿活动,通过代偿活动可使心血管系统的功能维持相对正常的状态,心输出量能满足机体正常活动需要者,称为完全代偿。心输出量仅能满足机体在安静状态下的需要者,称不完全代偿。心输出量不能满足机体安静状态下的需要,而出现心力衰竭,谓之失代偿。机体的代偿活动可表现为心脏本身的代偿和心外代偿。

(一) 心脏本身的代偿

1. 心率加快 是一种快速代偿活动。心力衰竭时,通过神经反射使交感神经兴奋,使心率加快。在一定限度内心率加快,可以提高心输出量,使心输出量维持在一定的水平. 但如心率过快(超过 150～160次/分)时。则由于心脏舒张期过短,心肌耗氧量过多,故每搏输出量明显减少,甚至因每分钟输出总量减少而失去代偿意义。

2. 心脏紧张源性扩张 在心脏回心血量增加时,由于心室舒张末期容积及压力增加,按照 Frank-Starling 定律,在一定的范围内(心肌节被拉长不超过 2.2μm),心肌收缩力随肌节被拉长而增加,称为紧张源性扩张。

3. 心肌肥大 主要是心肌细胞体积增大,心脏重量增加(图17-1)。一方面可使心肌总收缩力增强,输出量增多,维持在适应机体需要。心肌肥大能降低室壁张力,降低心肌耗氧量,有助于减轻心脏负担,因此,心肌肥大是一种有效而持久的代偿方式。但是,心肌肥大也可发生不同程度缺氧、能量代谢障碍等负面影响。

心肌肥大有向心性心肌肥大和离心性肥大两种形式。当心室受到过度的压力负荷时,收缩期室壁张力增加可引起心肌纤维肌节的并联增生,使心肌纤维变粗,室壁增厚形成向心性肥大。当心室受到过度的容量负荷时,舒张期室壁张力的增加可引起心肌纤维中肌节的串联性增生,心肌纤维长度加大,心室腔因而扩大,即发生了离心性肥大。这两种心脏的肥大在心脏功能的代偿上都起重要的作用(图17-2)。

图 17-1 左心室壁心肌肥大

向心性肥大示意图　　　　离心性肥大示意图

图 17-2 心肌肥大两种形式示意图

(二) 心脏外的代偿

1. 增加血容量 心力衰竭时,肾素-血管紧张素-醛固酮系统被激活,钠、水潴留,血容量增加,心输出量增加。

2. 血流重新分配 心力衰竭时,交感-肾上腺髓质系统兴奋,使血流重分配,皮肤、骨骼肌、腹腔内脏器官供血减少,脑血流量供应增加,这样既防止血压下降,又保证重要器官血液供应。

3. 红细胞增多 心衰时可造成组织淤血缺氧,缺氧刺激肾脏分泌促红细胞生成素增多,使骨髓造血增强,提高血液的携氧能力。

4. 组织用氧能力增强 心功能不全时,因血流变慢而发生循环性缺氧,组织、细胞中线粒体的呼吸酶活性增加,在慢性缺氧时,细胞内线粒体的数量还可增多,因而组织的利用氧的能力增强。

☞考点:心力衰竭时机体的代偿机制

三、心力衰竭的发生机制

(一) 心肌收缩功能障碍

1. 心肌结构破坏 完整而正常的心肌结构是保证心肌收缩活动的先决条件。当心肌细胞严重缺氧、感染、中毒而坏死时,大量的收缩蛋白被分解破坏,心肌收缩力下降。

2. 心肌能量代谢障碍 心肌收缩是一个主动耗

能过程,心肌能量代谢障碍可致心肌收缩力下降。

(1) 产能障碍:心肌主要靠有氧氧化而获取能量,同时心肌对氧的需要量很大,摄氧能力也很强。严重的贫血、冠状动脉粥样硬化等引起的心肌缺氧是导致心肌细胞内能量代谢障碍的常见原因。此外,维生素 B_1 缺乏或氧化还原酶的损伤可使心肌细胞的有氧氧化发生障碍,ATP 生成减少。

(2) 储能障碍:甲亢时甲状腺素增多,使氧化磷酸化过程减弱,能量不能储存在 ATP 当中,而以热能的形式丢失。

(3) 利用能障碍:心肌细胞内氧化磷酸化过程所产生的 ATP,在心肌兴奋-收缩偶联过程中受到肌球蛋白头部 ATP 酶的作用而水解,为心肌收缩提供能量。当心肌过度肥大时,心肌收缩蛋白的结构发生变化,肌球蛋白头部 ATP 酶活性下降,ATP 水解减少,使 ATP 的化学能向心肌收缩的机械能转化过程受阻,而发生心力衰竭(图 17-3)。

图 17-3 心肌用能障碍

3. 心肌兴奋-收缩偶联障碍 心肌兴奋-收缩偶联的程度取决于心肌细胞质中 Ca^{2+} 的浓度,任何影响 Ca^{2+} 的转运、分布的因素都可引起心肌兴奋-收缩偶联障碍(图 17-4)。①过度肥大的心肌中,肌浆网 Ca^{2+}-ATP 酶活性下降,肌浆网摄取、储存、释放 Ca^{2+} 量减少。②酸中毒时,Ca^{2+} 与肌浆网结合更牢固,影响 Ca^{2+} 的释放,同时酸中毒时 H^+ 浓度升高,H^+ 与 Ca^{2+} 竞争肌钙蛋白的结合位点,影响肌球-肌动蛋白复合体的形成。③高钾血症时,细胞外液中的 K^+ 浓度升高,K^+ 和 Ca^{2+} 在心肌细胞膜上有互相竞争的作用,动作电位中 Ca^{2+} 内流就减少,因而心肌细胞质中 Ca^{2+} 的浓度降低。④心衰时细胞膜钙通道开放减少,Ca^{2+} 内流减少。

考点:心力衰竭时心肌收缩性下降的发生机制

(二) 心室舒张功能障碍

心脏射血不仅取决于心脏的收缩功能,也取决于心脏的舒张功能。大约 30% 的心力衰竭的发生是由心室舒张功能障碍引起的。

1. 心室顺应性降低 心室顺应性是指心室在单位压力变化下所引起的心室容积的变化:常见于心肌肥大、心肌炎性病变、水肿、间质增生、纤维化等。

2. 心室舒张能力降低 主要原因:①Ca^{2+} 复位延缓。常见于缺血、缺氧引起的心力衰竭。由于

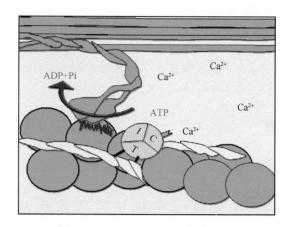

图 17-4 心肌收缩机制模式图

ATP 不足或肌浆网 Ca^{2+}-ATP 酶活性下降,使 Ca^{2+} 复位延缓,Ca^{2+} 在胞质中的浓度不能迅速下降到使脱离肌钙蛋白的水平,导致心肌舒张延缓或不全,影响心脏的充盈。②肌球肌动蛋白复合体解离障碍。这一过程需要 Ca^{2+} 从肌钙蛋白复合体脱离,而且需要 ATP 参与。心力衰竭时 Ca^{2+} 与肌钙蛋白亲和力增加,或 ATP 不足,肌球蛋白和肌动蛋白复合体解离障碍,造成心肌处于不同程度的收缩状态而发生舒张功能障碍。

(三) 心脏各部分舒缩功能不协调

为了保证心输出量正常,需要心房和心室有规律地进行舒缩活动。一旦心房和心室舒缩活动的协调性被破坏,将会导致心脏泵功能紊乱而使心输出量下降。心脏各部分舒缩功能不协调常见于心肌梗死、心肌炎、心内传导阻滞等。

综上所述,心力衰竭的发生、发展是多种机制共同作用的结果。心力衰竭的原因不同,其发生机制也不相同,但多数心力衰竭是由于心肌收缩性减弱所致。

四、机体的功能与代谢的变化

心力衰竭时机体出现一系列机能和代谢的变化,并引起器官组织功能障碍和代谢紊乱。

(一) 心功能的变化

1. 心输出量减少 心力衰竭时每搏输出量和每分输出量均降低。往往低达 2.5L/min 以下。左心衰竭和全心衰竭时,心输出量减少,体循环动脉系统供血不足,各组织器官缺血缺氧,中枢神经系统可表现为情绪激动、烦躁、失眠、倦怠、表情淡漠、甚至昏迷。有效循环血量减少时,反射性地引起醛固酮及抗利尿激素分泌增多,导致钠水潴留。

2. 动脉血压的变化 急性心力衰竭时,由于心输出量锐减,导致动脉血压明显下降,甚至发生心源性休克。慢性心力衰竭时,机体通过各种代偿措施使

外周血管收缩,心率加快及血容量增多,动脉血压可维持在正常范围。

3. 静脉系统的淤血 心力衰竭时,因钠、水潴留及舒张末期室内压升高,使静脉压升高,静脉回流受阻,引起静脉淤血。左心衰竭可引起肺淤血,肺静脉压和肺毛细血管压升高,严重者出现肺水肿和呼吸困难。右心衰竭可引起体循环静脉淤血和压力升高,出现颈静脉怒张、表浅静脉异常充盈、肝肿大和全身水肿。

(二)呼吸系统功能的变化

呼吸系统功能的变化是左心衰竭时最早出现的变化,主要临床表现呼吸困难。

1. 劳力性呼吸困难 轻度患者,仅在体力活动时出现呼吸困难,休息后消失,称为劳力性呼吸困难,为左心衰竭的最早表现。其机制是:①体力活动时四肢血流量增加,回心血量增加,肺循环淤血加重;②机体活动时心率加快,舒张期缩短,左室充盈减少,肺循环淤血加重;③机体活动时需氧量增加,因此机体缺氧进一步加重,刺激呼吸中枢,使呼吸加深加快,出现呼吸困难。

☞考点:心力衰竭时劳力性呼吸困难的发生机制

案例17-3

患者,女,32岁,患风湿性心脏病二尖瓣狭窄合并关闭不全、伴房颤5年余。近日因受凉后发热38℃,咳嗽、黄痰,给予抗生素静脉滴注。输液的过程中突感气促,并咳粉红色泡沫痰。

问题:

患者发生了什么病理变化?为什么咳粉红色泡沫痰?

2. 端坐呼吸 重症患者,在安静情况下也感到呼吸困难,卧位时更为明显,须被迫采取端坐位或半卧位以减轻呼吸困难的程度,称为端坐呼吸。其机制是:①端坐呼吸时下半身血液回流减少,减轻肺淤血;②端坐呼吸时膈肌下移,胸腔容积加大,肺活量增加,通气改善;③端坐位可以减少下肢水肿液的吸收,使血容量减少,减轻肺淤血。

☞考点:心力衰竭时端坐呼吸的发生机制

3. 夜间阵发性呼吸困难 患者夜间入睡后突感气闷而被惊醒,在坐起咳嗽和喘息后逐渐缓解,称为夜间阵发性呼吸困难。为左心衰竭的典型表现。其机制是:①平卧时下半身静脉回流增多,组织水肿液吸收入循环也增多,加重肺淤血;②入睡后迷走神经兴奋性也增高,使支气管收缩,气道阻力加大;③入睡后神经反射敏感性下降,只有肺淤血水肿严重到一定的程度时,才能刺激呼吸中枢,使患者感到呼吸困难而惊醒。如患者在咳嗽喘息的同时伴有哮鸣音,则称为心源性哮喘。

☞考点:心力衰竭时夜间阵发性呼吸困难的发生机制

(三)其他器官功能的变化

1. 肝功能的变化 右心衰时,上下腔静脉回流受阻,肝淤血、肿大,局部有压痛,颈静脉怒张,肝-颈静脉回流征阳性。长期严重的右心衰竭,还可造成心源性肝硬变。

2. 胃肠功能改变 慢性心力衰竭时,由于胃肠道淤血、水肿,可出现消化功能障碍。患者表现为消化不良、食欲不振、恶心、呕吐、腹泻等。

3. 肾功能的改变 心力衰竭时,肾脏因血流量减少或淤血,使肾小球的滤过率下降,钠、水潴留,常出现少尿、夜尿增多。

(四)水、电解质和酸碱平衡紊乱

心力衰竭时,除钠、水潴留外,在进食少、忌盐和应用利尿剂等情况下,常常发生低钠血症、低钾血症和代谢性酸中毒。

链接 >>>

心脏的功能分级

根据患者临床表现分四级。心功能一级:体力劳动不受限,为心功能的代偿期。心功能二级:体力劳动轻度受限,在从事原有的日常生活和工作的劳动时可引起症状。心功能三级:体力劳动明显受限,稍微活动即可引起症状。心功能四级:患者不能从事任何体力劳动,即使休息也可出现症状。

五、心力衰竭预防原则

1. 积极治疗原发病 消除病因及诱因

2. 选用有效药物改善心脏的收缩功能 对于因心肌收缩功能减退所致的心力衰竭,可考虑正肌力药物如洋地黄制剂、多巴胺类等提高心肌的收缩性,增加心输出量。

3. 减轻心脏前后负荷、提高心输出量 选择合适的动脉血管扩张剂如肼苯达嗪、卡托普利、钙拮抗剂等降低心脏的后负荷,减少心肌耗氧量,增加心输出量。使用静脉扩张剂,可以减少回心血量,减轻心脏前负荷。

4. 降低血容量、控制水肿 适当的限制盐的摄入量,并选用合适的利尿剂排除多余的水、钠,降低血容量。

5. 改善心肌供氧及能量代谢 对于严重的心力衰竭,可以给予氧气吸入,还可以给予能量合剂、葡萄糖及氯化钾等以改善心肌的能量代谢,增加心肌输出量。

6. 心脏移植 对于严重的、药物治疗不能控制的心力衰竭,可考虑心脏移植。

目 标 检 测

1. 心力衰竭时心输出量减少的直接原因是(　　)
   A. 心肌结构破坏 　　　B. 压力负荷过重
   C. 心肌肥大 　　　　　D. 心肌收缩力减弱
   E. 心肌萎缩

2. 左心衰竭最常见的表现是(　　)
   A. 颈静脉怒张 　　　　B. 肝大
   C. 呼吸困难 　　　　　D. 腹水
   E. 下肢水肿

3. 后负荷过重引起的心力衰竭可见于(　　)
   A. 高血压 　　　　　　B. 心瓣膜关闭不全
   C. 心肌梗死 　　　　　D. 严重贫血
   E. 输液过多

4. 右心衰竭不可能出现的表现是(　　)
   A. 下肢水肿 　　　　　B. 肝大
   C. 少尿 　　　　　　　D. 心源性哮喘
   E. 颈静脉怒张

5. 心力衰竭最常见的诱因是(　　)
   A. 酸中毒 　　　　　　B. 输液过多
   C. 妊娠 　　　　　　　D. 感染
   E. 心情紧张

6. 心力衰竭时最早出现变化的是(　　)
   A. 循环系统 　　　　　B. 呼吸系统
   C. 消化系统 　　　　　D. 泌尿系统
   E. 神经系统

7. 心力衰竭时最常出现的酸碱紊乱是(　　)
   A. 代谢性酸中毒 　　　B. 代谢性碱中毒
   C. 呼吸性酸中毒 　　　D. 呼吸性碱中毒
   E. 混合性酸碱紊乱

8. 心力衰竭最具特征性的血流动力学变化是(　　)
   A. 肺动脉循环充血 　　B. 动脉血压下降
   C. 心输出量降低 　　　D. 毛细血管前阻力增大
   E. 体循环静脉淤血

9. 心肌收缩性减弱与下列哪项因素无关(　　)
   A. ATP 供给不足
   B. 心肌细胞死亡
   C. 肌浆网 Ca^{2+} 摄取能力下降
   D. 肌浆网 Ca^{2+} 释放能力下降
   E. 肌钙蛋白活性下降

10. 下列哪项属于心力衰竭时肺循环淤血的表现(　　)
    A. 肝-颈静脉反流征阳性 　　B. 夜间阵发性呼吸困难
    C. 下肢水肿 　　　　　　　D. 肝大、压痛
    E. 颈静脉怒张

11. 下列哪项反应已失去代偿意义(　　)
    A. 心率加快 　　　　　B. 心肌肥大
    C. 肌源性扩张 　　　　D. 红细胞增多
    E. 血流重分布

12. 下列哪项不是心力衰竭时心输出量减少的征象(　　)
    A. 皮肤苍白 　　　　　B. 脉压变小
    C. 端坐呼吸 　　　　　D. 尿少
    E. 嗜睡

13. 心力衰竭时,下列哪项代偿反应主要由肾脏引起(　　)
    A. 红细胞增多 　　　　B. 血流重分布
    C. 紧张源性扩张 　　　D. 肌红蛋白增加
    E. 细胞线粒体数量增多

14. 下列哪种疾病可引起心脏压力负荷过重
    A. 肺动脉瓣关闭不全 　　B. 动-静脉瘘
    C. 甲亢症 　　　　　　　D. 室间隔缺损
    E. 主动脉瓣狭窄

15. 患者,男,60 岁。冠心病,稍事活动后即可有心悸、气短,根据其临床表现可诊断为(　　)
    A. 心功能Ⅰ级 　　　　B. 心功能Ⅱ级
    C. 心功能Ⅲ级 　　　　D. 心功能Ⅳ级
    E. 心功能 0 级伴老年性肺气肿

16. 患者,男,68 岁。患急性广泛前壁心肌梗死,入院后常出现夜间阵发性呼吸困难,心率 120 次/分,心尖部闻及舒张早期奔马律,两肺底闻及湿啰音,正确的是急性心肌梗死伴有(　　)
    A. 支气管哮喘发作 　　B. 左心衰竭
    C. 右心衰竭 　　　　　D. 左、右心衰竭
    E. 急性心包压塞

(齐贵胜)

第18章 呼吸系统疾病

学习目标

掌握慢性支气管炎、大叶性肺炎、小叶性肺炎的病理变化。

理解慢性支气管炎、大叶性肺炎、小叶性肺炎、间质性肺炎的病因和发病机制、病理变化、病理临床联系、结局及并发症。

了解肺气肿的病因和发病机制、病理临床联系、合并症、矽肺的病因和发病机制、病理变化等。

呼吸系统由鼻、咽、喉、气管、支气管和肺组成。呼吸系统的主要功能是吸入氧气,呼出血液中的二氧化碳。呼吸系统具有很强的自净和防御功能。当机体免疫力降低时,环境中的有害物质(粉尘、有害气体、病原微生物等)可进入呼吸系统,引起疾病。

第1节 慢性支气管炎

慢性支气管炎(chronic bronchitis)是指气管、支气管黏膜及其周围组织的慢性非特异性炎症。本病是一种常见病、多发病,多见于老年人,冬、春季易发病。病情进展可并发肺气肿和慢性肺源性心脏病。其主要的临床特征为反复发作的咳嗽、咳痰或伴有喘息症状。上述症状每年至少持续3个月,连续发作两年以上即可诊断为慢性支气管炎。

一、病因及发病机制

慢性支气管炎是多种因素长期综合作用的结果,包括以下几种。

1. **感染因素** 呼吸道病毒和细菌的反复感染是引起本病发生、发展的重要因素,如鼻病毒、腺病毒等。病毒感染不仅损伤呼吸道黏膜上皮,还使其防御功能降低,易合并细菌感染。致病菌主要有流感嗜血杆菌、肺炎球菌、奈瑟球菌和甲型链球菌等。

2. **理化因素** 吸烟、空气污染、长期接触工业粉尘及寒冷潮湿的空气与本病的发生有密切关系。特别是吸烟可损伤呼吸道黏膜的纤毛自身净化功能,降低肺泡巨噬细胞的吞噬能力,引起黏膜下腺体肥大、增生及小气道的炎症。

3. **过敏因素** 患者对某些物质(粉尘、烟草及某些药物等)过敏,特别是喘息型慢性支气管炎患者往往有过敏史。

4. **其他因素** 患者自身的免疫力降低、呼吸系统防御功能损伤及神经内分泌功能失调是本病发生的内在因素。

链接 >>>

慢性阻塞性肺疾病

慢性阻塞性肺疾病 (COPD) 是一组慢性气道阻塞性疾病的统称,其共同特点为肺实质和小气道受损,导致慢性气道阻塞、呼吸气阻力增加和肺功能不全。主要包括慢性支气管炎、慢性阻塞性肺气肿、支气管哮喘和支气管扩张症。

二、病理变化

早期,常累及较大的支气管,随病情进展逐渐累及较小的支气管和细支气管(图18-1)。主要病变如下。

图18-1 慢性支气管炎

a. 支气管上皮发生鳞状上皮化生(↑);b. 黏膜下腺体增生、肥大,浆液腺上皮发生黏液腺化生,杯状细胞增多

1. 支气管黏膜上皮的损伤与修复 首先受损的是纤毛粘连、倒伏,甚至脱失,上皮细胞变性、坏死。黏膜上皮进行再生修复时,杯状细胞增多,并可发生鳞状上皮化生。

2. 腺体增生、肥大、黏液化 黏膜下腺体增生、肥大,浆液腺上皮发生黏液腺化生。因此,黏液分泌亢进,支气管腔内形成黏液栓,导致气道的完全或不完全阻塞。后期腺体萎缩、消失,气道内黏液减少。

3. 支气管壁的变化 支气管壁充血,较多淋巴细胞、浆细胞浸润,管壁平滑肌束断裂、萎缩。喘息型患者平滑肌可增生、肥大,软骨可发生变性、萎缩、钙化或骨化。

三、病理临床联系

主要临床表现为咳嗽、咳痰,由于支气管黏膜受炎症刺激、腺体分泌亢进引起的。痰液多呈白色黏液泡沫状,黏稠,不易咳出。急性发作伴有感染时痰液可变为黏液脓性痰。由于细支气管痉挛(或支气管狭窄)及黏液、渗出物阻塞可引起喘息。体格检查时,两肺可闻及哮鸣音,呼吸急促,患者不能平卧。慢性支气管炎后期,因支气管黏液腺分泌减少,气道狭窄等使痰液不能排出,患者可出现少痰或无痰。

四、结局及并发症

1. 愈复 病变轻者,如能积极预防感冒并及时控制感染,保持气道畅通,注意锻炼身体,增强呼吸道防御功能和抗菌能力,能促进局部病变组织的恢复和愈复。

2. 并发症

(1) 慢性阻塞性肺气肿:反复发作,引起支气管、细支气管和细支气管周围炎,使管壁增厚,造成阻塞性通气障碍。吸气时细支气管扩张,空气进入肺泡;呼气时气管狭窄,空气不易排出,末梢肺组织过度充气,形成慢性阻塞性肺气肿。

(2) 慢性肺源性心脏病:慢性支气管炎合并慢性阻塞性肺气肿时,肺泡扩张,肺泡壁变薄、断裂,肺大泡形成,肺泡壁毛细血管数目和肺泡充气面积减少,加之通气障碍肺组织缺氧,引起肺小动脉痉挛,肺循环阻力增加,肺动脉压力增高,导致右心室肥大,出现肺源性心脏病,严重者发生右心功能衰竭。

(3) 支气管扩张症:长期慢性炎症刺激,支气管壁平滑肌和弹力纤维破坏。当吸气时气管被动性扩张,呼气时,因管壁弹性降低,不能充分回缩,日久形成局限或广泛的持久扩张状态,即支气管扩张症。

(4) 支气管肺炎:炎症沿气道蔓延至细支气管和肺泡,引起支气管肺炎。

第 2 节 肺 气 肿

肺气肿(pulmonary emphysema)是指末梢肺组织(包括呼吸性细支气管、肺泡管、肺泡囊和肺泡),因含气量过多伴肺泡间隔破坏,肺组织弹性减弱,导致肺体积膨大、功能降低的一种疾病状态,是支气管和肺部疾病最常见的合并症。

一、病因及发病机制

肺气肿多继发于慢性支气管炎及其他肺阻塞性疾病,也与吸烟、空气污染、各种有害气体和粉尘的吸入以及先天性 α_1-抗胰蛋白酶缺乏等因素有关。主要与下列因素有关。

1. 阻塞性通气障碍 慢性支气管炎时,由于细支气管管壁炎性肿胀、增厚、变硬,管腔内有炎性渗出物及黏液形成的黏液栓,使气道发生不完全阻塞,并产生"活瓣"作用。吸气时,细支气管扩张,空气进入肺泡;呼气时,因细支气管腔内黏液栓阻塞,管腔缩小,肺泡间孔关闭,空气不能充分排出,导致末梢肺组织过度充气、膨胀,肺泡壁破裂,形成肺气肿。因通气障碍而引起的肺气肿又称为阻塞性肺气肿。

2. 细支气管壁和肺泡壁的结构损伤 细支气管壁的弹性纤维放射状地分布于周围的肺泡上,对维持细支气管的形态和管径大小起着重要的支持作用。当弹性纤维损伤时,一方面细支气管因失去支撑而使管壁塌陷,引起阻塞性通气障碍;另一方面使末梢肺组织在呼气时回缩力下降。两者均导致末梢肺组织含残余气量增多,逐渐形成肺气肿。

3. α_1-抗胰蛋白酶缺乏 α_1-抗胰蛋白酶(α_1-AT)对包括弹性蛋白酶在内的多种蛋白水解酶有抑制作用。炎症时,白细胞的产物使 α_1-AT 失活,导致弹性蛋白酶的分泌增多,活性增强,加剧了细支气管和肺泡壁弹力蛋白、Ⅳ型胶原等的降解,破坏了肺组织的结构,使肺泡回缩力减弱。肺泡壁破坏、融合而发生肺气肿。

二、类 型

根据病变部位、范围和性质的不同,将肺气肿分为以下几种类型。

(一)肺泡性肺气肿

病变发生在肺腺泡内,因常合并小气道的阻塞性通气障碍,故也称阻塞性肺气肿。根据其发生部位和范围,又将其分为几种类型(图 18-2)。

1. 肺泡中央型肺气肿 位于肺腺泡中央的呼吸性细支气管呈囊状扩张,而肺泡管和肺泡囊扩张不明显。

图 18-2　肺气肿病变图解

（标注：呼吸性支气管、肺泡中央型肺气肿、肺泡、全腺泡型肺气肿、肺泡管、呼吸性支气管、正常肺腺泡）

2. 肺泡周围型肺气肿　也称隔旁肺气肿，呼吸性细支气管基本正常，而位于其周围的肺泡管和肺泡囊扩张。

3. 全腺泡型肺气肿　呼吸性细支气管、肺泡管、肺泡囊和肺泡都扩张，含气小囊腔布满肺腺泡。肺泡间隔破坏严重时，气肿囊腔融合形成直径超过 1cm 的较大囊泡，则称囊泡性肺气肿。

（二）间质性肺气肿

肋骨骨折、胸壁穿透伤或剧烈咳嗽引起肺内压急剧增高等均可导致细支气管或肺泡间隔破裂，使空气进入肺间质形成间质性肺气肿。

（三）其他类型肺气肿

1. 瘢痕旁肺气肿　是指出现在肺组织瘢痕灶周围，由肺泡破裂融合形成的局限性肺气肿。

2. 代偿性肺气肿　是指肺萎缩及肺叶切除后残余肺组织或肺炎性实变病灶周围肺组织的肺泡代偿性过度充气，通常不伴气道和肺泡壁的破坏或仅有少量肺泡壁破裂。

3. 老年性肺气肿　是老年人的肺组织弹性回缩力减弱使肺残气量增多而引起的肺膨胀。

三、病 理 变 化

肉眼观，肺体积显著膨大，色灰白，边缘钝圆，柔软而缺乏弹性，指压后压痕不易消退。切面因肺气肿的类型不同而有所不同。镜下观，肺泡扩张，肺泡间隔变窄并断裂，相邻肺泡融合成较大的囊腔。肺泡间隔内毛细血管床数量减少，间质内小动脉内膜纤维性增厚。小支气管和细支气管可见慢性炎症改变（图 18-3）。

四、病 理 临 床 联 系

病程进展缓慢。除咳嗽、咳痰等慢性支气管炎症症状外，早期常无明显症状，随着肺气肿程度加重，可出现气促、呼吸困难及胸闷。当合并呼吸道感染时，症状加重，并可出现缺氧、酸中毒等症状。重度肺气肿患者，由于肺内残气量明显增多，肺容积增大，使患者胸廓前后径加大，肋间隙增宽，横膈下降，形成肺气肿患者的特有体征——"桶状胸"。X 线胸片检查可见肺透明度增加，横膈下降。肺膜下肺泡若发生破裂，则可引起自发性气胸。肺泡间隔毛细血管床减少及其受压后引起循环阻力增加，导致慢性肺源性心脏病。

五、合 并 症

肺源性心脏病及右心衰竭、自发性气胸是由于肺表面的肺大泡破裂后空气进入胸腔所致。严重的肺气肿，或伴有呼吸道感染，肺泡出现严重的通气不足，通气/血流比例下降，最终引起呼吸衰竭。

图 18-3　阻塞性肺气肿

a. 肉眼观，末梢肺组织扩张，肺泡壁破坏，仅残留肺泡壁小血管悬梁；b. 镜下观，肺泡腔扩张，肺泡孔扩大

第3节 肺 炎

肺炎(pneumonia)是发生于肺的急性渗出性炎症,是呼吸系统的常见病,它可是原发性独立性疾病,也可继发于其他疾病。根据病因可将肺炎分为感染性肺炎(细菌性、病毒性、支原体性、真菌性和寄生虫性肺炎)、理化性肺炎(放射性、吸入性和类脂性肺炎)以及变态反应性肺炎(过敏性、风湿性肺炎)。根据炎症发生的部位、累及的范围,可将肺炎分为大叶性肺炎、小叶性肺炎、间质性肺炎(图18-4)等不同类型。按病变性质,可分为浆液性、纤维素性、化脓性、出血性及肉芽肿性肺炎等不同类型。

图18-4 各型肺炎图解
1. 小叶性肺炎;2. 融合性小叶性肺炎;3、4. 间质性肺炎;
5. 大叶性肺炎

一、细菌性肺炎

(一)大叶性肺炎

大叶性肺炎(lobar pneumonia)是主要由肺炎球菌引起的以肺泡内弥漫性纤维蛋白渗出为主的急性炎症。病变可累及一个肺段,甚至整个肺叶。临床上起病急骤,有发热、咳嗽、胸痛、咳铁锈色痰、呼吸困难、发绀、肺实变征及外周血白细胞增高等表现,病程约为一周。本病多见于青壮年,男性较多,常发生于冬、春季,多为散发。

1. 病因及发病机制 90%以上是由肺炎球菌引起。也可由溶血性链球菌、肺炎杆菌、金黄色葡萄球菌引起。肺炎球菌可以寄生于正常人的鼻、咽部,因为在健康状态下,呼吸道有自净和防御功能,少量细菌进入末梢支气管和肺泡,可很快被肺内的巨噬细胞所吞噬,一般不会发病。因病毒感染、劳累、受寒、麻醉、酒精中毒等导致机体免疫力降低,细菌乘机侵入肺泡并迅速生长繁殖,通过肺泡间孔或呼吸性细支气管向邻近肺组织蔓延,形成一个肺段或整个肺叶的病变。

2. 病理变化及病理临床联系 病变特点是肺泡内的纤维素性炎,以下肺多见,一般发生在单侧肺,以左肺下叶居多,其次右肺下叶,也可同时发生于两个以上肺叶。按病变发展过程可分为四期。

(1) 充血水肿期:发病第1~2日。肉眼观,病变肺叶肿大,重量增加,呈暗红色,切面能挤出较多泡沫状液体。镜下观,肺泡壁毛细血管扩张、充血,肺泡腔内有较多浆液渗出,混有少量红细胞、中性粒细胞和巨噬细胞,渗出物中可检出肺炎球菌。此期患者因毒血症,表现为寒战、高热、咳嗽等症状,实验室检查外周血白细胞增高,听诊可闻及湿啰音,X线胸片检查可见片状模糊阴影。

(2) 红色肝样变期:发病后第3~4日。肉眼观,病变肺叶肿大,呈暗红色,重量增加,质地变实如肝,病变处胸膜上有渗出物覆盖。镜下观,肺泡壁毛细血管显著扩张、充血,肺泡腔内充满大量红细胞、纤维素、少量的中性粒细胞和巨噬细胞。纤维素连接成网,穿过肺泡间孔与相邻肺泡中的纤维素网相连。这有利于吞噬细胞吞噬病原菌,并限制细菌的扩散。渗出物中仍能检出肺炎球菌。临床上,由于肺泡腔内大量的红细胞被巨噬细胞吞噬,崩解后释放出含铁血黄素,随痰液排出,故患者常咳铁锈色痰。由于炎症波及胸膜,引起纤维素性胸膜炎,患者常感胸痛,并随呼吸、咳嗽加重。当病变范围广泛时,因肺泡换气或通气功能下降,患者可出现呼吸困难和发绀。X线胸片检查可见大片致密阴影。实变肺叶叩诊呈浊音;触诊语音震颤增强,胸廓呼吸动度不对称(患侧减弱);听诊肺泡呼吸音减弱或消失,可闻及支气管呼吸音。

(3) 灰色肝样变期:发病后第5~6日。肉眼观,病变肺叶肿大,呈灰白色,实变如肝。镜下观,肺泡腔内纤维素渗出增多,纤维素网中有大量中性粒细胞,红细胞几乎消失;肺泡壁毛细血管受压关闭,充血消退;纤维素通过肺泡间孔互相连接更为明显(图18-5)。渗出物中不易检出病原菌。患者咳出的痰液逐渐由铁锈色变成黏液脓性痰。叩诊、听诊及X线胸片检查的表现与红色肝样变期相同。

(4) 溶解消散期:发病后第7日。肉眼观,病变肺叶质地变软,渐呈黄色,切面实变病灶消失,胸膜渗出物被吸收。镜下观,肺泡腔内中性粒细胞变性、坏死,释放出大量蛋白溶解酶,使渗出的纤维素溶解。溶解物一部分由气道咳出,另一部分经淋巴管吸收或被巨噬细胞吞噬,最后渗出物完全消除。临床上表现为体温降至正常,实变体征消失。由于渗出物溶解、液化,听诊时可闻及湿啰音。X线胸片检查可见病变区阴影密度逐渐减弱,以至消失。

图 18-5　大叶性肺炎灰色肝样变期

a. 肉眼观；b. 镜下观，肺泡内大量纤维素和中性粒细胞

表 18-1　大叶性肺炎病理变化及其临床联系

分期	充血水肿期	红色肝样变期	灰色肝样变期	消散期
发生时间	发病后 1～2 天	发病后 3～4 天	发病后 5～6 天	发病后 7 天
肉眼观察	病变肺叶肿胀、重量增加，呈暗红色	病变肺叶肿大，暗红色，质实如肝，切面灰红颗粒状	同红色肝样变期，但色泽由暗红色转为灰白色	病变肺叶质地变软，色转为灰红色
镜下观察	肺泡壁充血水肿，肺泡腔内浆液渗出	肺泡壁毛细血管扩张，腔内有大量红细胞和纤维素渗出	肺泡壁毛细血管受压，腔内充满纤维素及中性粒细胞	中性粒细胞变性坏死，纤维素被溶解吸收
临床症状	高热、寒战，白细胞增多	稽留热，呼吸困难，咳铁锈色痰，发绀	同红色肝样变期，但发绀减轻，痰呈黏液脓性	体温下降，症状减轻消退，但咳痰增多
X 线检查	呈片状分布模糊的阴影	呈大片致密阴影	大片致密阴影	出现不均匀片状阴影

大叶性肺炎时，肺组织常无坏死，肺泡壁结构也未破坏。痊愈后，肺组织可完全恢复其正常结构和功能，病程需 1～3 周。现在由于治疗及时，抗生素的广泛应用，大叶性肺炎病程缩短，上述四期病变可不典型，病变往往呈现为节段性肺炎。

3. 并发症

（1）肺肉质变：由于病灶内中性粒细胞渗出过少，释放的蛋白溶解酶不足，肺泡腔内的纤维素渗出物不能及时被溶解和消除而发生机化，病变部位肺组织变成褐色肉样纤维组织，称为肺肉质变。

（2）肺脓肿及脓胸或脓气胸：多见于由金黄色葡萄球菌引起的肺炎。肺组织发生坏死、液化，形成脓肿，如扩散至胸膜则引起纤维素性化脓性胸膜炎，甚至脓液流入胸腔可形成脓胸或脓气胸。

（3）败血症或脓毒血症：见于严重感染时，由细菌侵入血流，并大量繁殖所致。

（4）中毒性休克：常见于重症大叶性肺炎的早期。严重的毒血症可引起中毒症状和微循环衰竭，肺部病变可不典型，如不及时抢救，可引起患者死亡。

（二）小叶性肺炎

小叶性肺炎（lobular pneumonia）是由化脓性细菌感染引起的以细支气管为中心的急性化脓性炎症，又称支气管肺炎。病变起始于细支气管，并向周围或末梢肺组织发展，形成以肺小叶为单位的肺组织炎症。临床上有发热、咳嗽、咳痰、呼吸困难等症状。肺部听诊时可闻及干、湿啰音。多见于小儿、年老体弱者。

1. 病因及发病机制　常见的致病菌有葡萄球菌、肺炎球菌、流感嗜血杆菌、肺炎杆菌、链球菌、铜绿假单胞菌及大肠埃希菌等。往往是由几种细菌混合感染引起。这些病原菌通常是口腔或上呼吸道内的常驻寄生菌，在某些诱因作用下，如患传染病（麻疹、百日咳、流行性感冒等）、营养不良、昏迷、麻醉、手术后等，使机体免疫力降低，呼吸系统的防御功能受损，这些常驻菌就可能侵入细支气管及末梢肺组织生长、繁殖，引起小叶性肺炎。因此，小叶性肺炎常是某些疾病的并发症。

长期卧床患者或慢性心力衰竭患者，两肺下叶及背部往往出现淤血、水肿，病原菌易生长、繁殖，引起坠积性肺炎。此外，昏迷、麻醉患者，因吞咽、咳嗽反射减弱或消失，分泌物蓄积于肺，有利于病原菌繁殖，也可引起坠积性肺炎。异物吸入可引起吸入性肺炎，如新生儿羊水吸入性肺炎。

2. 病理变化　以细支气管为中心的化脓性炎

症。病变散在分布于两肺各叶,以双肺下叶及背部多见。肉眼观,两肺表面及切面可见散在的灰黄色的实变病灶,以下叶多见。病灶大小不一,直径多为0.5～1.0cm(相当于肺小叶范围),形状不规则,病灶中央可见病变细支气管断面。严重者病灶互相融合,形成融合性小叶性肺炎。一般不累及胸膜。镜下观,病灶内细支气管黏膜充血、水肿,黏膜表面附着黏液性渗出物。随着病变进展,细支气管管腔内及周围肺泡腔内充满中性粒细胞、少量红细胞和脱落的肺泡上皮细胞,渗出物呈脓性,纤维素一般较少。病灶周围肺组织充血,可有浆液渗出,或伴不同程度的代偿性肺气肿(图18-6)。严重时病灶互相融合成融合性肺炎。

3. 病理临床联系 由于炎性渗出物对支气管黏膜的刺激,患者可有咳嗽、咳黏液脓痰或脓痰、呼吸困难、发绀等临床表现。因病灶一般较小,而且散在分布,故除融合性肺炎外,肺实变体征一般不明显。听诊可闻及湿啰音。X线胸片检查可见肺内散在的灶性阴影。实验室检查外周血白细胞数升高。

4. 结局及并发症 小叶性肺炎经及时治疗,多数可以治愈。但婴幼儿、老年人和久病体弱者可出现并发症,预后较差。常见的并发症:①呼吸衰竭,炎症渗出可导致通气与换气功能障碍,出现明显的缺氧和二氧化碳潴留,进而发生呼吸衰竭;②心力衰竭,肺部病变广泛,使肺循环阻力增加,加上缺氧和中毒,使心肌细胞变性、坏死,右心负荷加重而引起右心衰竭;③肺脓肿和脓胸,多见于金黄色葡萄球菌引起的小叶性肺炎;④支气管扩张,支气管破坏严重且病程较长者可导致支气管扩张。

///▶ 案例 18-1

患儿,男,2岁。咳嗽、咳痰、气喘11天,加重3天。体检:体温39.5℃,脉搏160次/分,呼吸26次/分,患儿呼吸急促,面色苍白,口唇发绀,精神委靡,鼻翼翕动。周身无皮肤出血及皮疹,浅表淋巴结不大,两肺下叶背侧可闻及湿啰音。心率160次/分,心音钝,心律齐。实验室检查:白细胞数22×10⁹/L,中性分叶核白细胞0.78,杆状核白细胞0.05,淋巴细胞0.17。X线检查:左、右肺下叶可见灶状阴影。入院后曾用抗菌素及对症治疗,但病情逐渐加重,治疗无效死亡。

临床诊断:小叶性肺炎,心力衰竭。

尸体解剖:左、右肺下叶背侧实变,切面见散在粟粒大小灰黄色病灶。有的病灶融合成蚕豆大小,略突出于表面。镜下见病变呈灶状分布,中央可见细支气管管壁充血、水肿、中性粒细胞浸润,管腔内充满大量中性粒细胞及脱落上皮细胞,细支气管周围肺泡腔内可见中性粒细胞、少量脱落的肺泡上皮细胞和浆液。

问题:

临床诊断是否正确?依据是什么?解释临床症状、说出死亡原因。

链接 ▶▶▶

军团菌肺炎

军团菌肺炎是由嗜肺军团杆菌引起的一种以急性纤维素性化脓性炎为主要病变特点的急性传染病,1976年在美国费城退伍军人会议中首次暴发。该病起病急,除高热和呼吸道症状外,可出现消化系统及神经系统症状,早期有大量纤维素和中性粒细胞渗出,常伴有肺组织和支气管坏死,晚期肺组织发生纤维化。

图18-6 小叶性肺炎

a. 肉眼观,病变呈灶状分布,大小不一,形态不规则,部分融合,中央可见病变细支气管横断面;b. 镜下观,中央为病变细支气管,管腔内及其周围肺组织内可见以中性粒细胞为主的炎性渗出物

二、病毒性肺炎

病毒性肺炎(viral pneumonia)是由病毒引起肺间质性炎。引起肺炎的病毒种类较多,常见的是流感病毒,其次是腺病毒、合胞病毒、麻疹病毒、巨细胞病毒、冠状病毒等。流感病毒性肺炎多见于成人,其余病毒性肺炎多见于儿童。

1. 病理变化　为间质性肺炎。肉眼观,肺组织充血、水肿,体积轻度增大。镜下观,早期病变较轻,表现为肺泡间隔明显增宽(图18-7),肺间质内血管充血、水肿,并有淋巴细胞及单核细胞浸润。肺泡腔内一般无渗出物。病变较重者,肺泡腔内可出现浆液、少量纤维素、红细胞及巨噬细胞等组成的炎性渗出物。部分病例,肺泡腔内的浆液性渗出物可浓缩而形成一层红染的透明膜。细支气管及肺泡上皮可发生坏死和增生,在增生的支气管上皮细胞或肺泡上皮细胞的胞浆内或胞核内可见病毒包涵体(图18-8),包涵体呈球形,约红细胞大小,呈嗜酸性染色,其周围有一清晰的透明晕。找到病毒包涵体是病理诊断病毒性肺炎的重要依据。

若有混合感染或继发细菌感染,则可出现坏死性支气管炎或坏死性支气管肺炎。

2. 病理临床联系　临床症状轻重不一,患者除发热或全身中毒症状外,可有剧烈咳嗽、气促、发绀等症状。严重病例,肺部可出现实变体征,甚至导致心力衰竭或中毒性脑病。

> **链接** >>>
>
> **SARS(非典型性肺炎)**
>
> 严重急性呼吸综合征(severe acute respiratory syndrome, SARS)是由世界卫生组织命名的以呼吸道传播为主的急性传染病,国内被称为"非典型性肺炎",是一种变异的冠状病毒所引起,传染性强,临床症状重,常引起严重急性呼吸综合征,可因呼吸衰竭死亡。双肺呈斑块状实变,严重者完全实变,切面出血。镜下见以弥漫性肺泡损失为主,肺间质重度充血、出血、水肿,肺泡腔内充满大量的脱落和增生的肺泡上皮细胞、渗出的单核细胞、淋巴细胞及浆细胞。部分上皮细胞内可见病毒包涵体,晚期可见肺透明膜形成及渗出物机化,肺小血管可见纤维素样坏死伴血栓形成。

图18-7　病毒性肺炎
肺泡间质增宽,血管充血,淋巴细胞及单核细胞浸润

图18-8　病毒性肺炎
大量巨噬细胞浸润,可见病毒包涵体

三、支原体肺炎

支原体肺炎(mycoplasmal pneumonia)是由肺炎支原体引起的一种间质性肺炎。支原体是一种介于细菌与病毒之间的微生物,通常为散发,偶尔流行,主要经飞沫传播。本病多发生于青少年,秋、冬季好发。

1. 病理变化　肺炎支原体可引起整个呼吸道的炎症。肉眼观,肺部病变常累及一个肺叶,以下叶多见,病灶呈节段性分布,暗红色。镜下观,病变主要发生在肺间质,肺泡间隔增宽、充血、水肿,有大量淋巴细胞及单核细胞浸润,肺泡腔内无渗出物或仅有少量浆液及单核细胞渗出。小支气管、细支气管管壁及周围肺组织有淋巴细胞、单核细胞浸润。严重病例,肺泡上皮可发生坏死、脱落。伴细菌感染时,可见中性粒细胞浸润。

2. 病理临床联系　患者起病较急,有乏力、头痛、发热等一般症状。突出的症状是支气管和细支气管的急性炎症引起的顽固而剧烈的咳嗽,由于肺泡腔内渗出物很少,故为干咳。X线胸片检查可见肺部呈节段性分布的纹理增粗,并呈现网状或片状阴影。患者痰液、鼻分泌物能培养出肺炎支原体。支原体肺炎预后较好,病程为1~2周,可痊愈。

表 18-2　三种肺炎比较

	大叶性肺炎	小叶性肺炎	间质性肺炎
病因	肺炎球菌	多为毒力较弱细菌和某些疾病并发症	病毒、肺炎支原体
病变性质	主要为肺大叶的急性纤维素渗出性炎症	主要为肺小叶急性化脓性炎症	主要为肺间质淋巴、单核细胞浸润为主的渗出性炎症
发病年龄	青壮年	幼儿、老人、久病体弱者	儿童、青年
肉眼观察	肺实变,累及一个肺段或大叶,暗红或灰白	病灶散在分布,双肺下叶背侧多见,灰黄色	病变常位于一侧肺,呈斑片状
镜下观察	肺泡腔内大量纤维素渗出	以细支气管为中心的肺组织大量中性粒细胞渗出	肺泡壁增宽、充血、水肿,淋巴细胞、单核细胞浸润
临床特点	突然寒战、高热、胸痛咳铁锈色痰	发热、咳嗽、黏液脓性痰	发热、乏力、刺激性咳嗽
结局及并发症	大多痊愈,少数并发肺肉质变、感染性休克	多数痊愈,少数并发心力衰竭、呼吸衰竭而死亡	支原体性预后好,病毒性预后差,可并发中毒性脑病

第 4 节　肺硅沉着病

肺硅沉着病(silicosis)简称矽肺(也称硅肺),是长期吸入大量含游离二氧化硅(SiO_2)的粉尘微粒,粉尘微粒沉着于肺部而引起的一种慢性职业病。

长期从事开矿、采石以及石英加工厂、玻璃厂、耐火材料厂、陶瓷厂等生产作业的工人易患本病。患者多在接触硅尘 10～15 年后发病,病程进展缓慢。晚期或重病例可引起呼吸衰竭,常并发肺源性心脏病、肺结核病、肺气肿或自发性气胸。

一、病因及发病机制

游离的二氧化硅粉尘是矽肺的致病因子。

1. 空气中硅尘微粒的浓度　空气中硅尘微粒的浓度越高,吸入越多,发病率越高。

2. 硅尘微粒大小　一般硅尘粒大于 $5\mu m$ 者,绝大多数被上呼吸道黏膜所阻挡或由气道的黏液纤毛系统清除体外,小于 $5\mu m$ 的硅尘可被直接吸入到肺内直达肺泡并被聚集于肺泡间隔或支气管周围的巨噬细胞吞噬,形成早期矽肺的细胞性结节。硅尘颗粒越小致病力越强,其中以 $1～2\mu m$ 者致病性最强。

3. 呼吸道的防御功能　健康人对进入肺泡内硅尘微粒的清除途径:①由肺泡巨噬细胞吞噬,运至呼吸性细支气管,再通过纤毛-黏液排送系统排出体外;②穿过肺泡上皮细胞,进入肺间质淋巴流,运至肺门淋巴结。所以,纤毛-黏液排送系统、肺泡巨噬细胞及间质淋巴系统构成了肺的重要防御机构,只有在长期吸入硅尘使肺清除功能超负荷时,才逐渐形成矽肺。此外,在感染、中毒、慢性支气管炎、肺气肿等情况下,降低了肺的清除功能,也有利于硅尘在肺内的蓄积。

二、病理变化

矽肺的基本病变是硅结节(silicotic nodule)形成和弥漫性肺纤维组织增生。硅结节呈圆形或椭圆形,境界清楚,直径 2～5 mm,灰白色,质硬,触之有砂粒感。硅结节形成分三个阶段。

(1)细胞性结节:由吞噬硅尘微粒的巨噬细胞聚集而成。

(2)纤维性结节:由成纤维细胞、纤维细胞和胶原纤维构成。

(3)玻璃样结节:由纤维性结节发生玻璃样变性而成(图 18-9)。玻璃样变性从结节中央开始,逐渐向四周发展。

图 18-9　结节性矽肺
3 个硅结节互相融合,肺间质纤维化

镜下观,典型的硅结节呈同心圆样,胶原纤维呈漩涡状排列。结节中心可见内膜增厚的血管。肺内还有不同程度的弥漫性间质纤维化。晚期硅结节与纤维化的肺组织融合成团块状,团块的中央由于缺血、缺氧而发生坏死,形成矽肺性空洞,胸膜由于纤维组织弥漫性增生而广泛增厚。

三、分期及病变特征

根据肺内硅结节的数量、直径大小、分布范围和和肺纤维化的程度,将矽肺分三期。

Ⅰ期矽肺:硅结节主要局限在肺门淋巴结内,肺组织中硅结节数量较少,直径为1～3mm,主要分布在两肺中、下叶近肺门处。X线胸片检查可见肺门阴影增大,密度增大,肺内可见少量的硅结节阴影,胸膜可有硅结节形成。肺的重量、体积和硬度无明显改变。

Ⅱ期矽肺:硅结节数量增多,弥散于全肺,仍以中、下肺叶靠近肺门附近比较集中,病变范围不超过全肺1/3。X线胸片检查可见肺门阴影增大、致密,肺内的硅结节阴影密集。肺的重量增加、体积增大、硬度增强。

Ⅲ期矽肺:硅结节密集融合成团块。X线胸片检查可见在肺内有直径超过2cm的巨大结节阴影,胸膜增厚,肺门淋巴结肿大,密度增加,出现蛋壳样钙化,病变范围往往超过全肺的2/3,肺纤维化明显,可有矽肺性空洞形成。肺的重量明显增加和硬度明显增强。新鲜肺标本可竖立不倒(图18-10),入水下沉。切开时阻力甚大,并有砂粒感。

图18-10 Ⅲ期矽肺
结节型,右肺大切片,各叶均见多个大块纤维化及全小叶肺气肿

四、并 发 症

1. 肺结核病 矽肺易合并结核病,称为矽肺结核病。晚期矽肺肺结核的合并率较高,其机制可能是由于肺间质弥漫性纤维化,导致血管闭塞、肺组织缺血,以及游离二氧化硅对肺巨噬细胞的毒性作用,降低了肺组织对结核杆菌的防御能力。

2. 慢性肺源性心脏病 60%～75%的矽肺患者并发肺源性心脏病。由于肺间质弥漫性纤维化,导致毛细血管床减少。硅结节内闭塞性血管内膜炎以及呼吸功能障碍造成的缺氧,可引起肺小动脉痉挛,导致肺循环阻力增加,最终可致肺动脉高压和右心室肥大、扩张。

3. 肺气肿和自发性气胸 晚期矽肺患者常并发不同程度的阻塞性肺气肿和肺大泡,肺大泡破裂可引起自发性气胸。

4. 肺感染 因为矽肺患者抵抗力低,加之慢性阻塞性肺病,小气道引流不畅,易于继发细菌或病毒感染而致死。

目 标 检 测

1. 慢性支气管炎患者咳痰的病变基础是( )
   A. 支气管黏膜上皮细胞变性坏死脱落
   B. 黏液腺增生肥大,黏液分泌亢进
   C. 黏膜及黏膜下层充血水肿,炎细胞浸润
   D. 软骨萎缩、纤维化、钙化
   E. 支气管壁瘢痕形成

2. 引起肺气肿最常见的原因是( )
   A. 吸烟   B. 空气污染
   C. 小气道感染   D. 慢性支气管炎
   E. 肺尘埃沉着病

3. 大叶性肺炎的炎症性质是( )
   A. 纤维蛋白性炎   B. 化脓性炎
   C. 出血性炎   D. 卡他性炎
   E. 浆液性炎

4. 大叶性肺炎患者咳铁锈色痰是由于( )
   A. 渗出物中有细菌
   B. 渗出的纤维蛋白被溶解
   C. 肺泡腔内有浆液渗出
   D. 肺泡壁毛细血管充血
   E. 渗出的红细胞破坏、崩解、血红蛋白变性

5. 下列哪项不符合小叶性肺炎( )
   A. 常见于小儿   B. 常见于老年人
   C. 常为并发症   D. 纤维蛋白性炎
   E. 病变常融合

6. 病毒性肺炎常见的病毒是( )
   A. 腺病毒   B. 流感病毒
   C. 麻疹病毒   D. EB病毒
   E. 合胞病毒

7. 病毒性肺炎的主要诊断依据是( )
   A. 淋巴细胞单核细胞浸润   B. 间质性肺炎
   C. 透明膜形成   D. 肺泡性肺炎
   E. 上皮细胞内的病毒包涵体

8. 肺硅沉着病的特征性病变是( )
   A. 肺门淋巴结肿大   B. 肺质地变硬
   C. 胸膜纤维化   D. 肺气肿
   E. 硅结节

9. 小儿麻疹后出现高热持续不退,咳嗽,咳脓痰,听诊双下肺闻及湿啰音,可考虑诊断为( )
   A. 大叶性肺炎   B. 小叶性肺炎
   C. 间质性肺炎   D. 病毒性肺炎
   E. 支原体肺炎

10. 矽肺患者最易并发( )
    A. 肺脓肿   B. 大叶性肺炎

C. 肺结核　　　　　　　　　D. 肺气肿

E. 肺纤维化

11. 慢性肺源性心脏病发病的关键环节是(　　)

A. 肺动脉高压　　　　　　　B. 肺不张

C. 支气管阻塞　　　　　　　D. 肺病感染

E. 肺实变

12. 大叶性肺炎红色肝样变期肺泡中的主要渗出物是(　　)

A. 纤维素和红细胞　　　　　B. 纤维素和中性粒细胞

C. 浆液　　　　　　　　　　D. 浆液和中性粒细胞

E. 浆液和纤维素

13. 患者,25 岁,受寒后出现咳嗽,咳铁锈色痰,X 线见右肺呈大片均匀致密的阴影,可初步诊断为(　　)

A. 支原体肺炎　　　　　　　B. 小叶性肺炎

C. 病毒性肺炎　　　　　　　D. 大叶性肺炎

E. 坠积性肺炎

14. 患者慢性支气管炎 15 年,近期出现呼吸困难,发绀,下肢水肿,肝大,可诊断为(　　)

A. 支气管扩张　　　　　　　B. 心肌炎

C. 慢性肺源性心脏病　　　　D. 慢性阻塞性肺气肿

E. 肺脓肿

15. 患者,5 岁,上幼儿园后,出现发热、剧烈干咳 1 天。X线呈节段性阴影。咽拭子培养出肺炎支原体。可初步诊断为(　　)

A. 支原体肺炎　　　　　　　B. 小叶性肺炎

C. 病毒性肺炎　　　　　　　D. 大叶性肺炎

E. 吸入性肺炎

16. 大叶性肺炎肺泡中的渗出物溶解主要靠(　　)

A. 中性粒细胞吞噬

B. 中性粒细胞释放的溶解酶

C. 巨噬细胞吞噬

D. 红细胞崩解

E. 纤维素的机化

17. 小叶性肺炎病变性质为(　　)

A. 浆液性炎　　　　　　　　B. 化脓性炎

C. 纤维素性炎　　　　　　　D. 卡他性炎

E. 变质性炎

18. 支原体肺炎病变性质为(　　)

A. 间质炎　　　　　　　　　B. 肺泡性炎

C. 纤维素性炎　　　　　　　D. 卡他性炎

E. 变质性炎

19. 大叶性肺炎肺肉质变是因为(　　)

A. 中性粒细胞渗出过多　　　B. 中性粒细胞渗出过少

C. 纤维素渗出过多　　　　　D. 红细胞渗出过多

E. 红、粒细胞渗出过少

20. 镜下见肺泡扩张,肺泡间隔变薄断裂,相邻肺泡融合成较大囊腔,该病变为(　　)

A. 肺气肿　　　　　　　　　B. 肺不张

C. 肺实变　　　　　　　　　D. 肺水肿

E. 肺淤血

(居来提·托合提)

第19章 呼吸衰竭

学习目标

掌握呼吸衰竭的原因和发生机制。

理解呼吸衰竭时中枢神经系统的变化。

了解呼吸衰竭时机体的功能代谢变化。

呼吸衰竭(respiratory failure)指外呼吸功能严重障碍,导致 PaO_2 降低或伴有 $PaCO_2$ 增高的病理过程。诊断呼吸衰竭的主要血气标准是 PaO_2 低于 60mmHg,伴有或不伴有 $PaCO_2$ 高于 50mmHg。呼吸衰竭是呼吸功能不全发展严重的阶段。

呼吸衰竭必定有 PaO_2 降低。根据 $PaCO_2$ 是否升高,可将呼吸衰竭分为低氧血症型(Ⅰ型)和伴有低氧血症的高碳酸血症型(Ⅱ型)。根据主要发生机制不同,分为通气性和换气性。根据原发病变部位不同,分为中枢性和外周性。根据发病的缓急,分为急性和慢性呼吸衰竭。

一、原因及发生机制

外呼吸包括肺通气和肺换气,前者指肺泡气与外界气体交换的过程,后者指肺泡气与血液之间的气体交换过程(图 19-1)。呼吸衰竭则是肺通气或肺换气功能严重障碍的结果。

(一)肺通气功能障碍

肺通气障碍包括限制性和阻塞性通气不足。

图 19-1 外呼吸肺通气、换气示意图

1. 限制性通气不足 指吸气时肺泡的扩张受限引起的肺泡通气不足。其原因有(图 19-2)两方面。

(1)呼吸肌活动障碍:①中枢或周围神经系统的病变,如脑炎、脊髓炎、脑血管意外等,或由过量镇静药、麻醉药引起的呼吸中枢抑制;②呼吸肌本身的病变,如肌肉萎缩、重症肌无力、低钾血症等,均可导致呼吸肌收缩功能障碍,引起限制性通气不足。

(2)胸廓与肺的顺应性下降:是指呼吸时胸廓与肺扩张的难易程度,和胸廓与肺的弹性阻力成反比。如胸廓畸形、胸膜增厚等可使胸廓的顺应性下降,肺纤

图 19-2 呼吸衰竭的病因示意图

维化、肺泡表面活性物质减少等可使肺的顺应性下降。胸廓与肺的弹性阻力增加,使肺泡扩张受限,通气量减少。

2. 阻塞性通气不足(obstructive hypoventilation)是指气道狭窄或阻塞所致的通气障碍。常见于慢性支气管炎、阻塞性肺气肿、支气管哮喘、喉头水肿、急性异物堵塞或肿物压迫气管时。气道阻塞可分为中央性和外周性两种。

(1) 中央性气道阻塞:是指气管分叉处以上的气道阻塞。若阻塞位于胸外,吸气时气体流经病变部位时压力低,使气道内压明显低于大气压,使气管受压,气道阻力加大,表现为吸气性呼吸困难。若阻塞位于胸内,吸气时由于胸内压降低使气道内压大于胸内压,使阻塞的气管扩张,呼气时胸内压升高而压迫气道,使气管狭窄加重,表现呼气性呼吸困难。

(2) 外周性气道阻塞:是指内径小于2mm的细支气管堵塞。由于细支气管无软骨,管壁薄,与肺泡紧密相连,其内径可随呼吸运动而发生变化。吸气时随着肺泡的扩张,细支气管受周围组织牵拉,其管道变长;呼气时则小气道缩短变窄,表现为呼气性呼吸困难。

(二) 肺换气功能障碍

肺换气功能障碍包括弥散障碍、肺泡通气与血流比例失调以及解剖分流增加。

1. 弥散障碍 指由肺泡膜面积减少或肺泡膜异常增厚和弥散时间缩短引起的气体交换障碍。常见原因如下。

(1) 肺泡膜面积减少:正常成人肺泡总面积约为80m²,静息时参与换气的面积约为35～40m²。当肺泡膜面积减少一半以上时,发生换气障碍。见于肺实变、肺不张、肺叶切除等。

(2) 肺泡膜厚度增加:当肺水肿、肺泡透明膜形成、肺纤维化及肺泡毛细血管扩张或稀血症导致血浆层变厚时,可因弥散距离增宽使弥散速度减慢。

(3) 弥散时间缩短:当体力负荷增加使心输出量增加和肺血流加快,血液和肺泡接触时间过短,会使气体交换不充分而发生低氧血症。

2. 肺泡通气/血流比例失调 正常人在静息状态下,肺泡每分通气量(VA)约为4L,每分钟肺血流量(Q)约为5L,两者的比率(VA/Q)约为0.8。如肺的总通气量和总血流量正常,但肺通气或血流不均匀,造成部分肺泡通气与血流比例失调,也可引起气体交换障碍,导致呼吸衰竭。可表现两种形式。

(1) 部分肺泡通气不足:支气管哮喘、慢性支气管炎、阻塞性肺气肿等引起的呼吸道阻塞,以及肺纤维化、肺水肿等引起的限制性通气障碍,可导致肺泡通气严重不均。病变部分肺泡通气减少,而血流未相应减少,使VA/Q显著降低,以致流经这部分肺泡的静脉血未经充分动脉化便掺入动脉血内。类似动-静脉短路,故称功能性分流,又称静脉血掺杂。

(2) 部分肺泡血流不足:肺动脉栓塞、DIC、肺动脉血管收缩等,都可使肺泡血流减少,VA/Q显著增加,患部肺泡血流减少而通气多,肺泡通气不能充分利用,称为无效腔样通气。

3. 解剖分流增加 支气管扩张症可伴有支气管血管扩张和肺内动-静脉短路开放,使解剖分流量增加,静脉血掺杂增多,而导致呼吸衰竭。解剖分流的血液完全未经气体交换过程,故称为真性分流。在肺实变和肺不张时,病变肺泡完全失去通气功能,但仍有血流,流经的血液完全未进行气体交换而掺入动脉血,类似解剖分流。

在呼吸衰竭的发生机制中,单纯通气不足,单纯弥散障碍,单纯肺内分流增加或单纯无效腔增加的情况较少见,往往是几个因素同时存在或相继发生作用。例如在急性呼吸窘迫综合征(ARDS)时,既有由肺不张引起的肺内分流,有微血栓形成和肺血管收缩引起无效腔样通气及由肺水肿引起的气体弥散功能障碍等。

链 接 >>>

急性呼吸窘迫综合征(ARDS)

ARDS是由急性肺损伤引起的一种急性呼吸衰竭。造成急性肺损伤的原因有很多,例如吸入毒气、烟雾、放射性损伤、肺部冠状病毒感染、休克、大面积烧伤、败血症、体外循环、血液透析等。

///▶ 案例 19-1

患者,女,40岁。4天前因交通事故造成左侧股骨与尺骨骨折,伴有严重的肌肉损伤及肌肉内出血。治疗时,除给予止痛剂外,曾给予口服抗凝药以防血栓栓塞。一天前夜间有轻度发热,半小时前突感呼吸困难,入院。体格检查:血压135/90mmHg,心率110次/分,肺底部可闻及湿啰音与散在的哮鸣音。血气分析:PaO_2 52.5mmHg,$PaCO_2$ 35.25mmHg,pH 7.46。怀疑有肺内血栓形成,做了进一步检查:心输出量3.8L/min(正常为4.8L/min),肺动脉压8.7/6kPa(正常为1.6～3.7/0.4～1.7kPa),肺动脉造影证明右肺有两叶充盈不足。

问题:

患者发生了哪型呼吸衰竭?机制是什么?

二、主要的代谢功能变化

首先是一系列代偿适应性反应,以改变组织器官的功能、代谢以适应新的内环境。严重时,如机体代偿不全,则可出现严重的代谢功能紊乱。

1. 酸碱平衡及电解质紊乱　Ⅰ型和Ⅱ型呼吸衰竭时均有低氧血症,因此均可引起代谢性酸中毒;Ⅱ型呼吸衰竭时低氧血症和高碳酸血症并存,因此可有代谢性酸中毒和呼吸性酸中毒;ARDS患者由于代偿性呼吸加深加快,可出现代谢性酸中毒和呼吸性碱中毒。

(1) 代谢性酸中毒:严重缺氧时无氧代谢加强,乳酸等酸性产物增多,可引起代谢性酸中毒。此时血液电解质主要有以下变化:①血清钾浓度增高,由于酸中毒可使细胞内K^+外移及肾小管排K^+减少,导致高血钾;②血清氯浓度增高,代谢性酸中毒时由于HCO_3^-降低,可使肾排Cl^-减少,故血Cl^-常增高。

(2) 呼吸性酸中毒:Ⅱ型呼吸衰竭时,大量CO_2潴留可引起呼吸性酸中毒,此时可有高血钾和低血氯。造成低血氯的主要原因是:高碳酸血症使红细胞中HCO_3^-生成增多,后者与细胞外Cl^-交换使Cl^-转移入细胞;另外酸中毒时,肾排Cl^-增加,均使血清Cl^-降低。当呼吸性酸中毒合并代谢性酸中毒时,血Cl^-可正常。

(3) 呼吸性碱中毒:Ⅰ型呼吸衰竭时,因缺氧引起肺过度通气,可发生呼吸性碱中毒。此时患者可出现血K^+降低,血Cl^-增高。

2. 呼吸系统变化　当PaO_2低于60mmHg时可反射性增强呼吸运动,当PaO_2低于30mmHg时,使呼吸抑制。$PaCO_2$升高可使呼吸中枢兴奋,引起呼吸加深加快,但当$PaCO_2$超过80mmHg时,则抑制呼吸中枢。引起呼吸衰竭的呼吸系统疾病本身也会导致呼吸运动的变化。如中枢性呼吸衰竭时呼吸浅而慢,可出现潮式呼吸、间停呼吸、抽泣样呼吸、叹气样呼吸等呼吸节律紊乱,其中最常见者为潮式呼吸。在肺顺应性降低所致限制性通气障碍的疾病,会反射性地引起呼吸运动变浅变快。阻塞性通气障碍时,阻塞部位不同,表现吸气性呼吸困难或呼气性呼吸困难。

3. 中枢神经系统变化　对缺氧最敏感,当PaO_2降至60mmHg时,可出现智力和视力轻度减退。如PaO_2迅速降至40~50mmHg以下,就会引起一系列神经精神症状,如头痛、不安、定向与记忆障碍、精神错乱、嗜睡,以致惊厥和昏迷。$PaCO_2$超过80mmHg时,可引起头痛、头晕、烦躁不安、言语不清、扑翼样震颤、嗜睡、抽搐及呼吸抑制等,称CO_2麻醉。

由呼吸衰竭引起的脑功能障碍称为肺性脑病。Ⅱ型呼吸衰竭患者肺性脑病的发生机制:①酸中毒和缺氧对脑血管的作用,使脑血管扩张,损伤血管内皮使其通透性增高,导致脑间质水肿。缺氧还影响钠泵功能,使脑细胞水肿。②酸中毒和缺氧对脑细胞的作用,脑脊液的pH降低,当脑脊液pH低于7.25时,脑

电波变慢,pH低于6.8时,脑电活动完全停止。神经细胞内酸中毒一方面可增加脑谷氨酸脱羧酶活性,使γ-氨基丁酸生成增多,导致中枢抑制;另一方面增强磷脂酶活性,使溶酶体水解酶释放,引起神经细胞和组织损伤。

4. 循环系统变化　PaO_2降低和$PaCO_2$升高可兴奋心血管运动中枢,使心率加快、心缩力增强、外周血管收缩,加上呼吸运动增强使静脉回流增加,导致心输出量增加。严重的缺氧和CO_2潴留可直接抑制心血管中枢和心脏活动,扩张血管,导致血压下降,心收缩力下降、心律失常等。

5. 肾功能变化　由于缺氧和二氧化碳潴留,通过交感神经引起肾血管收缩,使肾血流量减少,肾小球滤过率降低,出现不同程度的肾功能损害,如尿中出现蛋白、红细胞、白细胞及管型。

6. 胃肠变化　严重缺氧可使胃壁血管收缩,因而能降低胃黏膜的屏障作用,CO_2潴留可增强胃壁细胞碳酸酐酶活性,使胃酸分泌增多,故呼吸衰竭时可出现胃肠黏膜糜烂、坏死、出血与溃疡形成等。

目标检测

1. 海平面条件下,诊断呼吸衰竭的根据之一是PaO_2（　）
   A. <40mmHg(5.3kPa)　　B. <50mmHg(6.7kPa)
   C. <60mmHg(8.0kPa)　　D. <70mmHg(9.3kPa)
   E. <80mmHg(10.6kPa)

2. ARDS患者发生呼吸衰竭的主要机制是（　）
   A. 阻塞性通气功能障碍　B. 限制性通气功能障碍
   C. 通气血流比失调　　　D. 肺泡膜面积
   E. 肺泡膜厚度

3. 功能性分流是指（　）
   A. 部分肺泡通气不足
   B. 部分肺泡血流不足
   C. 肺泡通气不足而血流正常或增加
   D. 肺泡血流不足而通气正常
   E. A-V吻合支开放

4. 呼吸衰竭时最常发生的酸碱平衡紊乱是（　）
   A. 呼吸性酸中毒　　　B. 呼吸性碱中毒
   C. 代谢性酸中毒　　　D. 代谢性碱中毒
   E. 混合性酸碱平衡紊乱

5. 能够引起ARDS的原因是（　）
   A. 吸入毒气　　　　B. 休克
   C. 肺挫伤　　　　　D. 败血症
   E. 以上都是

6. 真性分流是指（　）
   A. 部分肺泡血流不足
   B. 部分肺泡通气不足
   C. 肺泡完全不通气但仍有血流

D. 肺泡完全无血流但仍有通气

E. 部分肺泡通气与血流的不足

7. 呼吸衰竭患者血气分析:pH 7.02,PaCO$_2$ 60mmHg,PaO$_2$ 37.5mmHg,HCO$_3^-$ 15mmol/L,患者可能为哪种类型的酸碱平衡紊乱( )

  A. 急性呼吸性酸中毒

  B. 慢性呼吸性酸中毒

  C. 急性呼吸性酸中毒合并代谢性酸中毒

  D. 代谢性酸中毒

  E. 慢性呼吸性酸中毒合并代谢性酸中毒

8. 肺性脑病的主要发病机制是( )

  A. 脑血流量增加和脑细胞酸中毒

  B. 缺氧使脑血管扩张

  C. 脑细胞内 ATP 生成减少

  D. 缺氧使脑血管壁通透性增加

  E. 缺氧使脑细胞内酸中毒

9. 胸膜广泛增厚的患者可发生( )

  A. 限制性通气不足   B. 阻塞性通气不足

  C. 气体弥散障碍   D. 功能分流增加

  E. 真性分流增加

10. 阻塞性通气不足可见于以下哪种情况( )

  A. 低钾血症   B. 多发性肋骨骨折

  C. 大量胸腔积液   D. 化脓性胸膜炎

  E. 慢性支气管炎

11. 呼吸衰竭最常见病因为( )

  A. 急性上呼吸道感染

B. 炎症使中央气道狭窄、阻塞

C. 麻醉或镇静药过量使用

D. 肺栓塞

E. 慢性阻塞性肺疾患

12. 慢性阻塞性肺疾患发生呼吸衰竭中心环节是( )

  A. 肺顺应性下降   B. 支气管黏膜水肿

  C. 有效肺泡通气量减少 D. 小气道阻塞

  E. 肺组织弹性下降

13. 呼吸衰竭时,发生肾功能不全的最重要机制是( )

  A. 缺氧直接损伤肾脏功能 B. 并发心功能不全

  C. 并发 DIC   D. 反射性肾血管收缩

  E. 并发休克

14. Ⅱ型呼吸衰竭产生神经系统症状的主要机制是( )

  A. 动脉血 pH↓

  B. 脑脊液 pH↓

  C. PaCO$_2$↑

  D. CO$_2$ 对呼吸中枢兴奋作用

  E. 血管扩张产生全身性低血压

15. 呼吸衰竭合并呼吸性酸中毒时( )

  A. 血清 K$^+$↓,血清 Cl$^-$↑

  B. 血清 K$^+$↑,血清 Cl$^-$↓

  C. 血清 K$^+$↓,血清 Cl$^-$↓

  D. 血清 K$^+$↑,血清 Cl$^-$↑

  E. 以上都不对

(任玉波)

第20章 消化系统疾病

学习目标

掌握慢性萎缩性胃炎、溃疡病、桥接坏死、肝硬化、假小叶、门脉高压症的概念,慢性胃炎、溃疡病、病毒性肝炎、肝硬化的病理变化。

理解病毒性肝炎的病因、发病机制及传播途径,肝硬化的病因、发病机制及病理临床联系。

了解急性胃炎的病因、病理变化及类型,慢性胃炎的病因,坏死后肝硬化的病因和病理变化。

消化系统常见病、多发病众多,本章重点叙述胃炎、溃疡病、病毒性肝炎及肝硬化。

第1节 胃 炎

胃炎(gastritis)是发生于胃黏膜的炎症性病变,可分为急性胃炎和慢性胃炎。

一、急性胃炎

急性胃炎(acute gastritis)常由理化因素及微生物感染引起,有以下几种。

1. 急性刺激性胃炎(acute irritated gastritis) 又称单纯性胃炎,多因暴饮暴食及饮烈性酒等所致。多在食后数小时至24小时发病,常与肠炎并存,所以临床称为急性胃肠炎。病变特点为胃黏膜充血、水肿,有时可见糜烂。

2. 急性腐蚀性胃炎(acute corrosive gastritis)多因误服腐蚀性化学剂引起。在吞服腐蚀性化学剂后立即出现胸骨后及上腹部剧烈疼痛、频繁呕吐、甚至呕血。病变特点为胃黏膜成片坏死,表面结痂或脱落形成溃疡,严重者可穿孔。

3. 急性出血性胃炎(acute hemorrhagic gastritis)多由服药不当或酗酒所致,创伤等引起的应激反应也可诱发。表现为腹痛、呕吐、呕血和便血。病变特点为胃黏膜广泛性出血合并轻度糜烂。

4. 急性感染性胃炎(acute infective gastritis)可由败血症、脓毒血症所致,胃外伤后细菌直接感染引起者少见。病原菌常为金黄色葡萄球菌、链球菌或大肠埃希菌。

☞考点:急性腐蚀性胃炎的特点

案例20-1

患者,男,26岁。半天前饮52°白酒500ml后出现上腹疼痛,按压加重,伴恶心呕吐,体温不高。

问题:

该患者的诊断是什么?需要与哪些疾病鉴别?

二、慢性胃炎

慢性胃炎(chronic gastritis)是多种原因引起的胃黏膜的慢性非特异性炎症。根据病变特点主要分为三种类型。

1. 慢性浅表性胃炎(chronic superficial gastritis)是最常见的胃黏膜病变。病变可累及胃的各部,但以胃窦部最常见。

病理变化:胃镜示,胃黏膜充血、水肿、呈淡红色,表面有渗出物,有时可见点状出血或糜烂。镜下观,黏膜充血、水肿、炎细胞浸润或伴有出血、糜烂。

多数患者可痊愈,少数可转变为慢性萎缩性胃炎。

2. 慢性萎缩性胃炎(chronic atrophic gastritis)特点为胃黏膜萎缩变薄,腺体减少并伴有肠上皮化生,固有层内大量淋巴细胞、浆细胞浸润。

(1)病理变化:胃镜示,①正常胃黏膜的橘红色消失,代之呈灰色或灰绿色;②萎缩区胃黏膜明显变薄,周围的正常胃黏膜隆起,与周围正常胃黏膜分界清楚;③黏膜下血管清晰可见(图20-1)。镜下观,黏膜层变薄,腺体变小,数目减少或消失;肠上皮化生;固有层有淋巴细胞,浆细胞浸润,可见淋巴滤泡形成(图20-2)。

☞考点:慢性萎缩性胃炎的病变特点

(2)分型:根据发病是否与免疫反应有关,分A型和B型。A型胃炎,属于自身免疫性疾病,多发生于胃体部,患者血中抗胃壁细胞抗体和抗内因子抗体检测阳性,胃酸分泌减少,维生素 B_{12} 吸收障碍,常伴有恶性贫血。B型胃炎,我国较为多见,多发生在胃窦部,其病因可能与吸烟、酗酒或滥用水杨酸类药物有关。目前认为,B型胃炎与幽门螺杆菌感染有关,且与胃癌的发生有一定关系。

☞考点:A型胃炎与B型胃炎的区别

图 20-1 慢性萎缩性胃炎
黏膜颜色灰白,呈灶状分布

图 20-2 慢性萎缩性胃炎
黏膜层腺体大部分萎缩消失,胃小凹变浅,腺上皮中有少量杯状
细胞(肠上皮化生)

(3)病理临床联系:由于黏膜腺体萎缩、壁细胞和主细胞明显减少,出现不同程度的食欲下降、消化不良、消瘦等症状,部分患者可伴有上腹部不适或疼痛。A 型胃炎患者常伴发恶性贫血。胃镜检查与活检是诊断慢性胃炎的主要手段。慢性胃炎可以治愈,当伴有肠上皮化生时易发生癌变。

☞考点:最易发生癌变的胃炎

3. 慢性肥厚性胃炎(chronic hypertrophic gastritis) 少见。胃镜检查,胃黏膜皱襞呈脑回状;黏膜皱襞上可见横裂,有许多疣状小结;隆起的黏膜面可见糜烂。镜下观,腺体增生肥大,腺管延长;黏液细胞数量增多,分泌亢进;炎细胞浸润不明显。

第 2 节 消化性溃疡病

消化性溃疡病(peptic ulcer disease)是以胃或十二指肠黏膜形成慢性溃疡为特征的一种常见病。多发生于青壮年,男性多于女性。由于其发病与胃液的消化作用有关,故称为消化性溃疡。十二指肠溃疡较胃溃疡多见,前者占 70%,后者占 25%,胃及十二指肠复合性溃疡占 5%。临床上患者有周期性上腹部疼痛、反酸、嗳气等症状。反复发作,呈慢性经过。

一、病因及发病机制

溃疡病的病因及发病机制认为与下列因素有关。

1. 胃液的消化作用 胃酸缺乏(如恶性贫血)的患者不发生溃疡,相反,胃酸分泌亢进(如胃泌素瘤)的患者有 90% 会发生溃疡病,说明胃酸在溃疡病的形成过程中起着重要作用。胃酸过多可将胃蛋白酶原激活成胃蛋白酶,后者使黏膜产生自我消化。

2. 黏膜抗消化能力降低 正常胃和十二指肠黏膜通过胃黏膜分泌的黏液(黏液屏障)和黏膜上皮细胞的脂蛋白(黏膜屏障)保护黏膜不被胃液消化。如幽门螺杆菌感染、饮烈性酒、服大量阿司匹林等可破坏黏膜上皮细胞的脂蛋白,黏膜屏障受损,这样胃酸中的 H^+ 可逆行弥散入胃黏膜,尤以胃窦部及十二指肠弥散能力最强。

☞考点:与胃炎、溃疡病发病关系密切的病原菌

> **链接** >>
>
> **胃黏膜屏障**
>
> 胃黏膜屏障由黏液层和上皮细胞组成。覆盖于胃黏膜表面的黏液层将胃黏膜与胃腔内的胃酸、胃蛋白酶隔开,防止胃酸发生逆向弥散。胃黏膜上皮细胞还能分泌 HCO_3^-,可中和渗透黏液层的 H^+,防止 H^+ 直接与上皮细胞接触造成损伤。

3. 神经、内分泌功能失调 精神因素可引起大脑皮层功能失调,皮层下中枢及自主神经功能紊乱,胃酸分泌过多,导致溃疡形成。迷走神经功能亢进可促使胃酸分泌增多,这与十二指肠溃疡发生有关;而迷走神经兴奋性降低,胃蠕动减弱,通过胃泌素分泌增加,进而促使胃酸分泌增加,这与胃溃疡发生有关。

4. 遗传因素 溃疡病的发病有家族聚集现象。"O"型血的人发病率高于其他血型 1.5~2 倍。

二、病理变化

肉眼观,胃溃疡多位于胃小弯近幽门部,尤其胃窦部,溃疡多为单个,圆形或椭圆形,直径多在 2cm 以内。边缘整齐,状如刀切,底部平坦、洁净。溃疡可深达黏膜下层、肌层甚至浆膜。由于胃的蠕动,溃疡的贲门侧较深,呈潜掘状,幽门端较浅,呈阶梯状。溃疡周围黏膜皱襞可呈放射状向溃疡中心集中(图 20-3)。

图 20-3 溃疡病

胃小弯近幽门处溃疡,直径 1cm,边缘整齐,周围黏膜皱襞呈放射状排列

十二指肠溃疡常见于球部的前、后壁,其形态特点与胃溃疡相似,直径一般在 1cm 以内。

镜下观,溃疡底部由内向外分 4 层:①渗出层(炎细胞和纤维蛋白);②坏死层(细胞坏死崩解物);③肉芽组织层;④瘢痕层(图 20-4)。瘢痕底部小动脉因炎症刺激,常出现增生性动脉内膜炎,使小动脉管壁增厚,管腔变窄或有血栓形成,这种变化可影响局部血液循环,妨碍组织再生而使溃疡难以愈合。溃疡底部的神经节细胞和神经纤维常发生变性、断裂及小球状增生,这可能是患者产生疼痛的原因之一。

☞考点:溃疡病的好发部位、大体特点、镜下特点

图 20-4 溃疡病(镜下观)

表层为少量炎性渗出物,其下为坏死层,再下为肉芽组织和瘢痕组织

三、病理临床联系

1. 周期性上腹部疼痛 周期性上腹部疼痛是溃疡病的主要临床表现。胃溃疡的疼痛常出现在餐后半小时至 2 小时,下次餐前缓解。十二指肠溃疡患者疼痛常在餐后 3～4 小时(胃排空时)或夜间出现(空腹疼痛),进食后缓解。临床上使用制酸药和解痉药能缓解疼痛,说明疼痛的发生可能与胃酸刺激溃疡壁神经末梢,引起胃壁平滑肌痉挛所致。

2. 反酸、呕吐 因胃酸刺激,引起幽门痉挛和胃的逆向蠕动,使酸性胃内容物倒流,出现反酸及呕吐。

3. 嗳气 消化不良,胃内容物排空困难而发酵,引起嗳气和上腹饱胀感。

☞考点:溃疡病的主要临床表现

四、结局及并发症

1. 愈合 溃疡底部的渗出物及坏死组织逐渐被吸收,肉芽组织增生形成瘢痕组织填补缺损,表面黏膜上皮再生覆盖而愈合。

2. 并发症

(1) 出血:溃疡病常见的并发症,约占患者的 10%～35%。因溃疡底部毛细血管破裂,溃疡面有少量出血,此时大便潜血试验阳性;若溃疡底部较大的血管破裂,可致大出血,患者出现呕血及柏油样大便,严重者出现失血性休克(图 20-5)。

图 20-5 溃疡病出血模式图

(2) 穿孔:约占患者的 5%,十二指肠溃疡因肠壁较薄更易发生。急性穿孔时,由于胃肠内容物排入腹腔,可引起急性弥漫性腹膜炎。若穿孔发生在胃后壁或排泄物被大网膜包绕,可引起局限性腹膜炎(图 20-6)。

(3) 幽门梗阻:约 3% 患者因瘢痕形成并挛缩导致幽门狭窄,或因炎性水肿及幽门括约肌痉挛,引起幽门梗阻,患者出现反复呕吐。

(4) 癌变:不到 1% 的胃溃疡可发生癌变,十二指肠溃疡几乎不癌变。癌变来自溃疡边缘的黏膜上皮或腺体。良、恶性溃疡的大体形态鉴别诊断见表 20-1。

☞考点:溃疡病的并发症

图 20-6   溃疡病穿孔模式图

表 20-1   良、恶性溃疡的大体形态鉴别

鉴别点	良性溃疡(溃疡病)	恶性溃疡(溃疡性胃癌)
外形	圆形或椭圆形	皿状或火山口状
大小	直径一般<2cm	直径常>2cm
边缘	整齐、不隆起	不整齐、隆起
底部	较平坦、坏死少	凹凸不平,有坏死、出血
周围黏膜	黏膜皱襞呈放射状排列	黏膜皱襞消失、增厚

///案例20-2

患者,男,45岁。间歇性上腹痛8年,呕咖啡色液体、黑便6小时。8年前开始出现间歇性上腹痛,餐后半小时明显,持续2~3小时后缓解。6小时前突觉恶心,解柏油样便约500g,并呕吐咖啡样液约200ml。
问题:
该患者的诊断是什么?应该做哪些检查?

第3节   病毒性肝炎

病毒性肝炎(viral hepatitis)是由肝炎病毒引起的以肝细胞变性、坏死为主要病变的一种传染病。其发病率高,传染性强,流行地区广泛,各种年龄均可发病,严重危害人类的健康(表20-2)。

☞考点:病毒性肝炎的概念

表 20-2   各型肝炎的病因及发病特点

肝炎病毒型	潜伏期(周)	传染途径	慢性化发生率	重症化发生率
HAV	2~6	消化道	0%	0.1%~0.4%
HBV	4~26	体液(血液等)	5%~10%	<1%
HCV	2~26	体液(血液等)	>50%	<0.1%
HDV	4~7	体液(血液等)	<5%	3%~4%
HEV	2~8	消化道	0%	合并妊娠20%
HGV	未知	输血、注射	0%	未知

一、病因及发病机制

肝炎的病因是肝炎病毒,已知有甲型、乙型、丙型、丁型、戊型及庚型等6种。病毒性肝炎的发病机

制尚不十分清楚。一般认为,甲型肝炎是由 HAV 直接损伤肝细胞所致。乙型肝炎的发病与免疫反应有关;HBV 感染机体后,进入肝细胞内复制、转录,继而释出肝细胞入血,并在肝细胞表面留下特异性抗原。同时入血的病毒刺激机体免疫系统,使 T 淋巴细胞致敏和 B 淋巴细胞产生特异性抗体,此两者能攻击附有病毒抗原的肝细胞,从而在杀伤病毒的同时也使受感染的肝细胞受到损伤。

二、基 本 病 变

各型肝炎病变基本相同,以肝细胞的变性、坏死为主,属于变质性炎症。

(一)肝细胞变性、坏死

1. 肝细胞变性

(1)细胞水肿:为最常见的病变。镜下观,肝细胞肿大,胞质疏松呈网状、半透明,称为胞质疏松化。进一步发展,肝细胞肿胀呈球形,胞质几乎完全透明,称为气球样变(图20-7)。

图 20-7   肝细胞水肿
肝细胞胞质疏松化和气球样变,肝窦受压变窄

(2)嗜酸性变:多累及单个或几个肝细胞,散在于肝小叶内。光镜下见,肝细胞体积缩小,胞质嗜酸性增强(图20-8)。

2. 肝细胞坏死

(1)嗜酸性坏死:嗜酸性变进一步发展,胞质更加浓缩,核也浓缩消失。最后形成深红色均一浓染的圆形小体,称为嗜酸性小体(图20-9)。

(2)溶解坏死:肝细胞高度气球样变进一步发展,胞核固缩、溶解、消失,最后细胞解体。

各型肝炎溶解坏死的范围和分布不同,可分为:①点状坏死,指单个或数个肝细胞的坏死,常见于急性普通型肝炎;②碎片状坏死,指肝小叶周边界板肝细胞的灶性坏死,常见于慢性肝炎;③桥接坏死,指中

图 20-8　嗜酸性变

肝细胞体积变小,胞质嗜酸性染色增强,胞核基本不正常

图 20-9　嗜酸性小体

游离于肝窦内的嗜酸性小体(↑),为深红色均一浓染的圆形小体

央静脉与汇管区之间、两个汇管区之间或两个中央静脉之间出现的相互连接的坏死带,常见于中、重度慢性肝炎;④大片坏死,指几乎累及整个肝小叶的大范围肝细胞坏死,常见于重型肝炎。

(二)炎细胞浸润

淋巴细胞、单核细胞等炎细胞散在或灶状浸润于汇管区或肝小叶内。

(三)间质反应性增生及肝细胞再生

1. 间质反应性增生

(1) Kupffer 细胞增生:并可脱入窦内成为游走的吞噬细胞。

(2) 间叶细胞及成纤维细胞增生:参与损伤的修复,在反复发生严重坏死的病例,由于大量纤维组织增生可发展成肝硬变。

(3) 慢性病例在汇管区尚可见小胆管增生。

2. 肝细胞再生　坏死的肝细胞由邻近的肝细胞通过分裂增生而修复。在肝炎恢复期或慢性阶段则

更为明显。再生的肝细胞体积较大,核大、染色较深,有的呈双核。

考点:病毒性肝炎的基本病变

三、临床病理类型

(一)急性(普通型)病毒性肝炎

急性病毒性肝炎最常见。临床上分为黄疸型和无黄疸型两种。我国以无黄疸型肝炎居多,其中多为乙型肝炎。黄疸型肝炎的病变略重,病程较短,多见于甲型、丁型、戊型肝炎。两者病理变化基本相同。

1. 病理变化　广泛的肝细胞变性,以细胞水肿为主。坏死较轻,肝小叶内可见点状坏死。由于点状坏死灶内的肝细胞索网状纤维支架保持完整,所以该处通过肝细胞再生可完全恢复原来的结构和功能。肝小叶内坏死灶及汇管区有轻度的炎细胞浸润(图 20-10)。黄疸型者坏死稍重,毛细胆管腔中常有胆栓形成。

图 20-10　急性病毒性肝炎

肝细胞出现广泛的水变性,可见点状坏死和炎细胞浸润

考点:急性肝炎的病变特点

2. 病理临床联系　由于肝细胞弥漫变性肿胀,使肝体积增大,包膜紧张,患者出现肝大、肝区疼痛;由于肝细胞坏死,释出细胞内的酶类入血,故血清转氨酶升高;肝细胞坏死较多时,胆红素代谢发生障碍,加之毛细胆管阻塞,则可出现黄疸。

案例 20-3

患者,男,18 岁,因发热、食欲减退、恶心 2 周,皮肤黄染 1 周就诊。2 周前出现发热,达 38℃,全身乏力、食欲减退、恶心、右上腹部不适。1 周前皮肤出现黄染,尿色较黄。查体:体温 37.5℃,皮肤略黄,巩膜黄染,肝肋下 2cm,质软,叩击痛。实验室检查:尿胆红素(＋),尿胆原(＋)。

问题:

诊断是什么?肝活检会有何改变?

3. 结局 大多数在半年内恢复,少数转变为慢性肝炎,极少数可发展为重型肝炎。

(二)慢性(普通型)病毒性肝炎

病毒性肝炎病程持续在半年以上者即为慢性肝炎。多数由急性肝炎转变而来,其中乙型肝炎占绝大多数(80%)。

1. 分型 根据炎症、坏死、纤维化程度,将其分为3型。

(1)轻度慢性肝炎:点状坏死,汇管区慢性炎细胞浸润,少量纤维组织增生。界板无破坏,肝小叶结构清楚。

(2)中度慢性肝炎:碎片状坏死(图20-11)及桥接坏死(图20-12),小叶内有纤维间隔形成,但肝小叶结构大部分保存。

(3)重度慢性肝炎:重度的碎片状坏死与大范围的桥接坏死。肝细胞不规则再生,纤维间隔分割肝小叶。

☞考点:慢性肝炎的特点

图 20-11 碎片状坏死

肝细胞呈小片状坏死,小叶界板破坏,汇管区有大量炎细胞浸润

图 20-12 桥接坏死

坏死肝细胞呈带状融合,呈桥接样

2. 病理临床联系

(1)肝大、肝区痛:由于肝细胞肿胀伴间质炎细胞浸润及结缔组织增生,使肝脏体积增大,被膜紧张而引起。

(2)肝功能异常:由于肝细胞坏死,可释出细胞内的酶入血,故血清转氨酶升高;肝细胞合成白蛋白减少,使血清白蛋白与球蛋白比值(A/G)倒置。

(3)黄疸:由于胆红素排泄能力减弱,血中胆红素增多,出现巩膜、皮肤黄染。

(三)重型病毒性肝炎

重型病毒性肝炎分为急性、亚急性两类。

1. 急性重型肝炎 是最严重的一型病毒性肝炎,少见,起病急,发展快、病程短,病死率高。临床上称为暴发型肝炎或恶性肝炎。肉眼观,肝体积显著缩小,尤以左叶为甚,质地柔软,表面被膜皱缩。切面呈黄色或红褐色,有的区域呈红黄相间的斑纹状,故又称急性黄色肝萎缩或急性红色肝萎缩(图20-13)。镜下观,肝细胞坏死严重而广泛,为大片坏死。坏死多自小叶中央开始,向四周扩展。肝窦明显扩张充血并出血。小叶内及汇管区有淋巴细胞和巨噬细胞为主的炎细胞浸润。残留的肝细胞再生不明显(图20-14)。

病理临床联系及结局:①肝细胞性黄疸;②凝血因子合成障碍导致出血倾向;③解毒功能障碍导致肝功能衰竭;④胆红素代谢障碍及血液循环障碍等,可

图 20-13 急性黄色肝萎缩

肝体积显著缩小,切面呈红褐色

图 20-14 急性重型肝炎

肝细胞大片坏死消失,坏死区有大量炎细胞浸润

导致肾衰竭(肝肾综合征);⑤毛细血管内皮细胞的损伤,激活凝血系统,可引起弥散性血管内凝血(DIC)。大多数患者死于肝性脑病,其他死因有消化道大出血、急性肾衰竭等。少数转为亚急性型。

2. **亚急性重型肝炎** 病程较急性重型肝炎长(数周或数月),多数是由急性重型肝炎迁延而来或一开始病变就比较缓和,呈亚急性经过,少数病例可能由急性肝炎恶化而来。肉眼观,肝脏体积缩小,被膜皱缩,呈黄绿色,可见坏死区及小岛屿状再生结节。镜下观,既有肝细胞的大片坏死,又有肝细胞结节状再生。由于坏死区网状纤维支架塌陷和胶原纤维化,导致再生的肝细胞失去原有的依托呈不规则的结节状。小叶内外有明显的炎细胞浸润。小叶周边部小胆管增生并可有胆汁淤积形成胆栓。

此型肝炎如及时治疗,有停止进展和治愈的可能。若病变继续发展,可转变为坏死后性肝硬化。

☞考点:急性重型肝炎与亚急性重型肝炎的区别

第4节 肝 硬 化

肝硬化(cirrhosis of liver)是因肝细胞变性、坏死,继而纤维组织增生和肝细胞结节状再生,此三种病变反复交替出现,导致肝小叶结构改建及血液循环紊乱,最终导致肝脏变形、变硬的一种慢性肝脏疾病(图 20-15)。

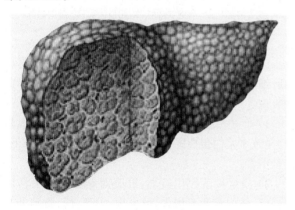

图 20-15 肝硬化模式图

肝硬化根据形态特征分为四型:小结节型、大结节型、大小结节混合型及不全分割型。结合病因、病变及临床表现,我国将肝硬化分为门脉性、坏死后性、胆汁性、淤血性、寄生虫性肝硬化等。

☞考点:最易演变成坏死后性肝硬化的肝炎类型

一、门脉性肝硬化

门脉性肝硬化(portal cirrhosis)最常见,相当于形态分类中的小结节型肝硬化。

1. **病因及发病机制** 各种原因引起肝细胞的损害均有可能发展为肝硬化。

(1)病毒性肝炎:是我国门脉性肝硬化的主要原因,尤其是乙型和丙型肝炎。这在流行病学、临床及病理形态等方面均有佐证。

(2)慢性酒精中毒:是欧美国家肝硬化的主要原因,但近年来我国因慢性酒精中毒致肝硬化呈上升趋势。由于酒精在体内代谢过程中产生的乙醛对肝细胞有直接毒性作用,使肝细胞发生变性,最终演变为肝硬化。

> **链 接** ▶▶▶
>
> **酒精中毒与肝病**
>
> 酒精中毒可引起酒精性肝病,包括脂肪肝、酒精性肝炎和酒精性肝硬化。因吸收到体内的酒精主要在肝脏代谢,长期大量饮酒最常见的损伤部位为肝脏。

(3)营养缺乏:如食物中长期缺乏蛋氨酸或胆碱类物质时,肝合成磷脂、脂蛋白不足,使肝细胞发生脂肪变性,进而发展为肝硬化。

(4)毒物损伤:某些化学物质对肝细胞有损害作用,如砷、四氯化碳、氯仿、异烟肼、辛可芬等,长期作用可引起肝损伤而导致肝硬化。

上述因素引起肝细胞变性、坏死,网状纤维支架破坏而塌陷,再生的肝细胞不能沿原支架排列,形成不规则的肝细胞再生结节。同时,增生的胶原纤维向肝小叶内伸展,分割肝小叶,并包绕再生的肝细胞团,形成假小叶,导致肝脏结构功能紊乱,质地变硬,形成肝硬化。

2. **病理变化** 肉眼观,早期肝脏体积正常或稍大,重量增加,质地变硬。晚期体积缩小,重量减轻,表面与切面呈结节状,结节大小较一致,直径多在0.1~0.5cm之间。切面可见大量圆形或卵圆形的岛屿状结节,大小与表面结节相似,弥漫地分布于全肝。结节的周围有增生的纤维组织间隔包绕,界限清楚(图 20-16)。

图 20-16 门脉性肝硬化

肝体积缩小,质地变硬,表面及切面呈弥漫的细颗粒

镜下观,正常肝小叶结构破坏,被许多大小不等的肝细胞团(假小叶)取代。假小叶是指由增生的纤维组织将原来的肝小叶和再生的肝细胞结节分割包

绕成大小不等的圆形或椭圆形的肝细胞团（图20-17）。其特点为：①肝细胞排列紊乱，可有变性、坏死的肝细胞；②中央静脉缺如、偏位或多个；③再生的肝细胞体积大，核大且深染，可见双核细胞；④纤维间隔内有淋巴细胞、浆细胞浸润，小胆管有淤胆现象，并见增生的小胆管。

☞考点：假小叶的概念

图20-17　假小叶
纤维间隔(F)将肝组织分隔包绕成两个肝细胞团

3. 病理临床联系

(1) 门脉高压症：由于肝的正常结构破坏，肝内血液循环改建，血管网减少，异常吻合支形成，导致门脉高压。主要原因：①假小叶压迫小叶下静脉，使肝窦血液回流受阻；②肝内广泛的纤维组织增生，使肝窦闭塞，肝内血管网减少；③肝动脉与门静脉之间的吻合支开放，压力高的肝动脉血直接流入压力低的门静脉。门静脉高压形成后，可出现以下临床表现。

☞考点：门脉高压症的发生原因

1) 脾大：门脉压增高，脾静脉回流受阻，引起慢性脾淤血。由于淤血、窦内皮细胞和纤维组织增生，使脾体积增大。脾大可引起脾功能亢进，血细胞破坏增多，引起红细胞、白细胞和血小板减少，有贫血或出血倾向。

2) 腹水：是肝硬化晚期的突出症状，其性质是漏出液。形成的原因有：①门脉高压，使肠及肠系膜等处毛细血管内压增高，液体漏入腹腔；②肝合成白蛋白能力降低，使血浆胶体渗透压降低；③肝对醛固酮、抗利尿激素等的灭活能力减弱，使这些激素在血中的浓度增高，导致水、钠潴留；④肝窦内压力升高，淋巴液生成增多，部分经肝被膜漏入腹腔。

☞考点：肝硬化腹水的发生原因

3) 胃肠道淤血：门脉高压使胃肠静脉血回流受阻，导致胃肠壁淤血、水肿，影响消化、吸收功能，患者

出现食欲不振、腹胀等症状。

4) 侧支循环形成（图20-18）：门脉高压使门静脉血经肝静脉进入下腔静脉的通路受阻，促使门静脉与腔静脉之间的吻合支发生代偿性扩张，部分门静脉血经扩张的吻合支回流入心脏。主要的侧支循环及其严重并发症有：①食管下段静脉丛曲张，受食物摩擦及胃液腐蚀，易发生破裂而引起上消化道大出血；②直肠静脉丛曲张，形成痔核，破裂时引起便血；③腹壁及脐周静脉网曲张，在脐周形成"海蛇头"现象。

☞考点：门脉高压症的表现

图20-18　肝硬化时侧支循环模式图
1. 食管静脉丛；2. 胃冠状静脉；3. 附脐静脉；4. 脐周静脉；
5. 肠系膜下静脉；6. 直肠静脉丛

(2) 肝功能障碍：大量肝细胞变性、坏死，而再生的肝细胞不能完全代偿时，则可出现以下肝功能障碍的表现。

1) 血浆白蛋白降低：肝细胞损伤，白蛋白合成障碍，导致血浆白蛋白降低，白蛋白与球蛋白比值降低，甚至倒置。

2) 激素灭活作用减弱：肝脏对雌激素的灭活能力减弱，体内雌激素增多，可出现：①颈、面、胸等处皮肤小动脉及其分支扩张，称为蜘蛛痣，手掌大小鱼际呈潮红色，称为肝掌；②男性乳房发育，睾丸萎缩；③女性月经不调等。

☞考点：蜘蛛痣、肝掌的发生原因

3) 出血倾向：肝合成凝血因子减少及脾功能亢进使血小板破坏过多等因素，导致患者出现皮肤、黏膜或皮下出血。

☞考点：肝硬化发生出血倾向的原因

4) 黄疸：肝细胞变性、坏死，引起肝细胞性黄疸，表现为皮肤、黏膜、巩膜黄染。

5）肝性脑病：出现在晚期，是肝硬化最严重的后果，也是肝硬化患者死亡的重要原因。

☞考点：肝硬化最严重的并发症

4. 结局　早期如能及时消除病因，积极治疗，病变可停止发展，或长期处于相对稳定状态。晚期可引起一系列合并症而死亡，主要死因有肝性脑病、食管下段静脉破裂大出血、肝癌及感染等。

案例 20-4

患者，男，49 岁。间歇性乏力、腹胀 5 年。患者于 5 年前自觉全身乏力、腹胀、厌油、食欲减退，被确诊为慢性乙型肝炎，住院治疗 2 个月后病情好转。此后病情时好时坏。2 年前在医院检查时发现脾大。体检：肝掌和蜘蛛痣，肝未触及，脾肋下 4cm。B 超：肝内回声粗、呈条索状，门静脉主干内径 12mm，脾厚度 60mm。临床诊断：慢性肝炎、肝硬化（失代偿期）、门静脉高压症。

问题：

诊断依据是什么？解释慢性肝炎演变成肝硬化的过程。

二、坏死后性肝硬化

坏死后性肝硬化（postnecrotic cirrhosis）相当于形态分类中的大结节型或大小结节混合型肝硬化，是在肝细胞发生广泛坏死的基础上形成的。

坏死后性肝硬化与门脉性肝硬化不同的病变特点是：①结节较大，且大小不等，1～3cm 之间，大结节直径可达 6cm。而且肝脏严重变形（图 20-19）；②假小叶形态各异、大小不一，假小叶内肝细胞变性、坏死、再生及色素沉着混杂；③假小叶周围纤维间隔较宽，且宽窄不一，其间有大量炎细胞浸润及小胆管增生（图 20-20）。

☞考点：门脉性肝硬化与坏死后性肝硬化的病变区别

图 20-19　坏死后性肝硬化
肝体积缩小，表面及切面有大小不一的粗大结节

坏死后性肝硬化由于肝细胞坏死较严重，因而肝功能障碍较门脉性肝硬化重且出现早，而门脉高压症轻且出现晚，癌变率较高，预后较差。

图 20-20　坏死后性肝硬化
假小叶（PL）大小不一，纤维间隔宽窄不均

三、胆汁性肝硬化

胆汁性肝硬化（biliary cirrhosis）是由于肝内外胆管阻塞，胆汁淤积引起的肝硬化，相当于形态分类中的不全分割型。按病因不同分为原发性和继发性两类。

1. 原发性胆汁性肝硬化　我国少见，多见于中老年女性。病因可能与自身免疫有关，因患者常伴有其他自身免疫性疾病，血中可检测到自身抗体。也可能与遗传、雌激素有关。

主要病变是肝内较小的胆管破坏，特点为进行性、非化脓性、破坏性胆管炎。小胆管上皮肿胀、坏死；周围淋巴细胞、浆细胞浸润，并有肉芽肿病变形成；小胆管和纤维组织增生。增生的纤维间隔伸入小叶内，形成不全分割的假小叶。

2. 继发性胆汁性肝硬化　与长期肝外胆管阻塞和胆道上行性感染有关，主要原因为结石、肿瘤、先天性胆管闭锁、损伤性狭窄等。

病变特点：毛细胆管扩张淤胆及胆栓形成；小叶内肝细胞灶性坏死，坏死区毛细胆管破裂，胆汁外溢形成“胆汁湖”；汇管区炎细胞浸润；小胆管和纤维组织增生。可形成假小叶，但假小叶周围的纤维组织分割包绕不完全。患者除有肝硬化的表现外，还有明显的黄疸、脂肪泻、皮肤瘙痒及皮肤黄色瘤等症状。

目标检测

1. 与慢性胃炎、胃溃疡和胃癌发病有密切关系的病原体是
（　　）
　A. 葡萄球菌　　　　　　　B. 链球菌
　C. 大肠埃希菌　　　　　　D. 铜绿假单胞菌
　E. 幽门螺杆菌

2. 十二指肠溃疡最常发生于（　　）
　A. 球部　　　　　　　　　B. 降部

  C. 水平部   D. 升部

  E. 以上都不对

3. 溃疡病最常见的并发症是( )

  A. 穿孔   B. 幽门梗阻

  C. 恶变   D. 出血

  E. 以上都不是

4. 甲型肝炎病毒的传播途径是( )

  A. 经输血传播   B. 经穿刺传播

  C. 经性生活传播   D. 经呼吸道传播

  E. 经粪-口途径传播

5. 肝脏大片坏死,并有明显肝细胞再生者见于( )

  A. 急性普通型肝炎   B. 急性重型肝炎

  C. 亚急性重型肝炎   D. 轻度慢性肝炎

  E. 中度慢性肝炎

6. 病毒性肝炎患者血清转氨酶升高是由于( )

  A. 肝细胞合成增多   B. 肠道内合成增多

  C. 肝脏清除减少   D. 肝细胞释放入血增多

  E. 肝细胞对酶代谢障碍

7. 在我国引起肝硬化的主要原因是( )

  A. 慢性酒精中毒   B. 慢性淤胆

  C. 病毒性肝炎   D. 营养不良

  E. 寄生虫感染

8. 肝功能障碍患者的出血倾向主要是由于( )

  A. 凝血因子数量减少   B. 脾功能亢进

  C. 肝素合成减少   D. 毛细血管压增高

  E. 凝血因子活力减弱

9. 下列哪项是肝功能障碍的表现( )

  A. 脾大   B. 腹水

  C. 胃肠道淤血   D. 蜘蛛痣

  E. 侧支循环建立

10. 何种原因引起的肝硬化类型癌变率较高( )

  A. 酒精中毒性   B. 肝炎后性

  C. 胆汁性   D. 淤血性

  E. 血吸虫性

11. 肝硬化时血浆中下列何种成分升高( )

  A. 白蛋白   B. 球蛋白

  C. 纤维蛋白原   D. 血小板

  E. 凝血酶原

12. 急性重型肝炎与亚急性重型肝炎肉眼观形态的主要区别为( )

  A. 有无再生结节形成   B. 肝体积缩小程度

  C. 出血程度   D. 肝实质黄染程度

  E. 肝包膜皱缩程度

13. 胃镜检查结果描述如下:胃黏膜呈灰白色,黏膜变薄,黏膜下血管清晰可见。胃镜报告应为( )

  A. 慢性浅表性胃炎   B. 急性腐蚀性胃炎

  C. 急性出血性胃炎   D. 慢性萎缩性胃炎

  E. 急性卡他性胃炎

14. 某患者食欲不振,有腹水,呕血,腹壁浅静脉曲张,出现"海蛇头"现象。则形成此症状的原因是( )

  A. 胃出血   B. 肠出血

  C. 肺淤血   D. 肝炎

  E. 各种原因引起的门脉高压

15. 从腹腔抽出的液体具有如下特征:低相对密度,静置时不凝固,淡黄色,半透明,由下列哪一种原因引起的可能性最大( )

  A. 门静脉高压   B. 肾炎

  C. 腹膜炎   D. 肠结核

  E. 胸膜炎

(16~18 题)

  患者,男,62 岁。反复右上腹疼痛,间发皮肤黄染 20 余年,伴食欲下降、乏力等表现。近 1 个月来症状加重并出现腹胀。实验室检查:黄疸指数 26U(正常<6U),HBsAg(+)。B超:肝脏弥漫小结节,脾大。

16. 最可能的诊断是( )

  A. 病毒性肝炎   B. 腹膜炎

  C. 溃疡病   D. 肝硬化

  E. 胰腺炎

17. 为了确诊应做哪项检查( )

  A. 胃镜   B. CT

  C. 活检   D. 肝功能

  E. 肾功能

18. 本病可出现哪项特征性病变( )

  A. 气球样变   B. 假小叶

  C. 嗜酸性小体   D. 炎性肉芽肿

  E. 嗜酸性脓肿

(19~21 题)

  患者,男,25 岁。因发热、食欲减退、恶心 2 周,皮肤黄染 1 周来诊。患者 2 周前无明显诱因发热达 38℃,感乏力、食欲减退、恶心、右上腹部不适。1 周前皮肤出现黄染,尿色较黄。查体:皮肤略黄,巩膜黄染,肝肋下 2cm,质软,轻压痛和叩击痛。化验:尿胆红素(+),尿胆原(+),大便颜色加深。

19. 首先考虑的诊断是( )

  A. 急性胃炎   B. 慢性胃炎

  C. 急性肝炎   D. 慢性肝炎

  E. 急性胆囊炎

20. 对确诊最有价值的检查是( )

  A. 胃镜   B. 肝功能

  C. 肝活检   D. 胆道造影

  E. 腹部 B 超

21. 若作肝活检,则肝细胞最普遍出现的病变是( )

  A. 水变性   B. 嗜酸性变

  C. 嗜酸性坏死   D. 溶解坏死

  E. 脂肪变性

                      (郑景璋)

第21章 肝性脑病

学习目标

掌握肝性脑病的概念。
理解肝性脑病的发生机制。
了解肝性脑病的诱因。

肝性脑病(hepatic encephalopathy)是严重肝病所引起的神经精神综合征,是肝功能衰竭的最终临床表现。当肝性脑病患者出现昏迷时,称肝昏迷。肝功能不全是指各种病因严重损害肝脏细胞,使其代谢、分泌、合成、解毒、免疫等功能严重障碍,机体可出现黄疸、出血、感染、肾功能障碍及肝性脑病等临床综合征。肝衰竭是指肝功能不全的晚期阶段。

☞考点:肝性脑病的概念

链接 ▶▶▶

肝性脑病的分期

肝性脑病患者神经精神症状从轻微到昏迷分四期。

一期(前驱期):轻微的性格和行为改变。

二期(昏迷前期):精神错乱,睡眠障碍,行为异常。

三期(昏睡期):昏睡和精神错乱。

四期(昏迷期):神志完全丧失、呈昏迷状态。

一、原因及分类

1. **原因** 常见原因是晚期肝硬化、急性重型病毒性肝炎、晚期肝癌、急性肝中毒坏死等。

2. **肝性脑病的分类**

(1)根据毒性物质进入体循环的途径分为内源性和外源性两类。内源性肝性脑病,常由急性严重肝细胞坏死,毒性物质通过肝脏时未经解毒即进入体循环;外源性肝性脑病,常由慢性肝脏疾病(肝硬化),因门脉高压导致侧支循环建立,以致肠道吸收毒性物质经侧支循环绕过肝脏进入体循环。

(2)根据发生的速度分为急性、亚急性和慢性。急性肝性脑病,见于急性重型病毒性肝炎、急性肝中毒坏死等,起病急,病程短,患者迅速发生昏迷。慢性肝性脑病,多见于晚期肝硬化,起病缓,病程长。患者有较明显长时间的精神神经症状后,才出现昏迷。

☞考点:肝性脑病的分类

二、发生机制

肝性脑病患者脑组织无明显特异性形态学改变。认为肝性脑病是由脑组织的代谢和功能障碍引起的,主要有以下发生机制。

1. **氨中毒学说** 80%左右肝性脑病患者血氨升高;肝硬化患者高蛋白饮食或摄入较多含氮物质等使血氨升高,可诱发与肝性脑病相似的症状及脑电图改变;用降低血氨的办法,肝性脑病症状缓解。说明血氨升高与肝性脑病的发生有密切关系。

(1)血氨增高的原因

1)氨的清除不足:①肝功能障碍时,由于肝内酶系统受损,ATP供应不足,鸟氨酸循环障碍,尿素合成降低,氨清除减少;②肝硬化时,侧支循环形成或门-体分流术后,来自肠道的氨绕过肝脏,直接进入体循环,引起血氨升高。

2)氨的生成过多:进入肝脏的氨主要来自肠道(肠-肝循环)、肌肉和肾,其中肠道内含氮物质分解是氨主要来源。主要因素有:①上消化道出血,血液蛋白质在肠道细菌作用下,分解产氨增多;②肝硬化门脉受阻,肠黏膜淤血,水肿以及胆汁分泌减少,可使食物消化吸收功能发生障碍,菌群活跃,细菌酶活性增高,产氨增多;③晚期合并肾功能不全,伴有氮质血症,经尿素的肠-肝循环弥散到肠道尿素增多、产氨增多;④昏迷前烦躁不安、躁动,使肌肉活动加强,产氨增多;⑤伴碱中毒,氨吸收入血增多,以 NH_4^+(铵)形式排出减少。

(2)血氨增高引起肝性脑病的发生机制

1)干扰脑细胞的能量代谢:脑能量来源主要是葡萄糖有氧氧化,而氨影响葡萄糖有氧氧化:①NH_3与α-酮戊二酸结合生成谷氨酸,消耗α-酮戊二酸,使ATP生成减少;②抑制还原型辅酶Ⅰ(NADH)的生成,NADH的减少,妨碍呼吸链中的电子传递过程,ATP生成减少;③NH_3与谷氨酸结合生成谷氨酰胺,消耗ATP增多(图21-1)。

2)脑内神经递质发生改变:谷氨酸、乙酰胆碱等兴奋性神经递质减少,谷氨酰胺、γ-氨基丁酸等抑制性神经递质增多,发生机制:①NH_3抑制丙酮酸脱氢酶活性,乙酰辅酶A生成减少,导致乙酰胆碱减少;②NH_3与谷氨酸结合生成谷氨酰胺,消耗了谷氨酸,

☞考点:肝性脑病的分类

使谷氨酰胺在脑内浓度增加;③NH₃ 与 α-酮戊二酸结合生成谷氨酸,使 γ-氨基丁酸生成增加;④NH₃ 抑制 γ-氨基丁酸转氨酶,使 γ-氨基丁酸分解减少,导致 γ-氨基丁酸增加(图 21-1)。

图 21-1 氨对脑能量代谢及神经递质的影响示意图

3) 氨对神经细胞膜抑制作用:氨增高可干扰神经细胞膜 Na^+-K^+-ATP 酶活性,影响复极后细胞膜对离子的运转,造成细胞内缺 K^+,从而影响神经细胞的电位变化和兴奋过程,使神经细胞活动发生障碍。

☞考点:氨对脑细胞的毒性作用

2. 假性神经递质学说 临床观察发现有部分肝性脑病患者血氨增高不明显,有些患者应用降低血氨办法治疗肝性脑病,其神经、精神症状没有改善。因此,肝性脑病发生可能与假性神经递质在脑干网状结构的神经末梢大量储存,使突触部位神经冲动传递发生障碍,引起神经系统功能紊乱有关。

(1) 假神经递质的形成:食物中蛋白质水解产生苯丙氨酸和酪氨酸,在肠道经细菌脱羧酶作用下生成苯乙胺和酪胺。在肝功能障碍时,由于氧化解毒功能低下,或门静脉血经侧支循环绕过肝脏直接入体循环,过多的苯乙胺、酪胺随血流入脑,在 β-羟化酶作用下形成羟苯乙醇胺和苯乙醇胺。羟苯乙醇胺和苯乙醇胺在化学结构与正常神经递质(多巴胺和去甲肾上腺素)十分相似,能取代正常的神经递质,但传递信息的生理效应却很弱,故称假性神经递质(图 21-2)。

图 21-2 正常及假性神经递质的结构比较

(2) 假神经递质与肝性脑病:正常的神经递质主要为去甲肾上腺素和多巴胺。肝功能障碍时,脑干网状结构中的假性神经递质增多,竞争性取代正常神经递质而被神经元摄取、储存和释放。释放后不能产生正常的生理效应,使上行激动系统的神经冲动传递发生障碍,阻碍传至大脑皮质的兴奋冲动,皮质功能抑制,患者出现意识障碍乃至昏迷。

☞考点:假神经递质对脑细胞的作用

3. 血浆氨基酸失衡学说 正常情况下血浆支链氨基酸/芳香族氨基酸的比值为 3~3.5。肝性脑病患者血浆中支链氨基酸减少,芳香族氨基酸增多,导致支链氨基酸与芳香族氨基酸的比值下降到 0.6~1.2,血浆氨基酸失去正常的平衡。

(1) 血浆氨基酸失去平衡的原因:①血浆支链氨基酸(亮氨酸、异亮氨酸等)减少,肝功能障碍时灭活胰岛素的功能降低,胰岛素使肌肉、脂肪组织摄取利用支链氨基酸增多。②血浆芳香族氨基酸(苯丙氨酸、酪氨酸等)增多肝脏对芳香族氨基酸分解能力降低;肝功能障碍时灭活胰高血糖素的功能降低,胰高血糖素使组织蛋白分解增强,大量芳香族氨基酸从肝脏和肌肉释放入血,导致血浆芳香族氨基酸增多。

(2) 血浆氨基酸失衡与肝性脑病:芳香族氨基酸过多使进入脑内的芳香族氨基酸增多,可增强酪氨酸脱羧酶活性,抑制酪氨酸羟化酶活性,使酪氨酸脱羧形成酪胺,进而形成羟苯乙醇胺。而酪氨酸羟化为多巴胺受阻,使正常神经递质含量减少,而假性神经递质逐渐增多,引起肝性脑病。

4. γ-氨基丁酸学说 γ-氨基丁酸(GABA)属于抑制性神经递质,严重肝功能障碍时,血-脑屏障通透性增加,血中 γ-氨基丁酸易进入脑内,使脑内 γ-氨基丁酸增多,中枢神经系统功能抑制,引起肝性脑病。

三、肝性脑病的诱因

肝性脑病患者,大多数有明显的诱发因素。

1. 上消化道出血 为常见的诱因,以食管静脉曲张破裂多见。肠内血液经细菌作用产氨增多;失血使血容量减少,肝窦缺血,肝细胞进一步受损;脑细胞缺氧,增强了对毒物的敏感性。

2. 电解质及酸碱平衡紊乱 利尿剂使用不当可

引起低血钾,进一步导致代谢性碱中毒,血中 H^+ 浓度下降,使离子状态铵(NH_4^+)转化为游离氨(NH_3),进一步提高血氨水平,诱发肝性脑病。

3. 氮质血症 肝性脑病患者,伴有肾功能不全,血中尿素增加,出现氮质血症,大量尿素可弥散至肠腔,并生成大量氨,使血氨升高。

4. 止痛、镇静、麻醉药应用不当 肝功能受损对药物分解作用减弱,如长期使用可导致蓄积,抑制中枢;中枢在毒性物质作用下,对药物敏感性增强;肝功能障碍,血浆白蛋白减少,药物和白蛋白结合量减少,游离性药物易通过血-脑屏障使脑内药物浓度增加,诱发肝性脑病。

5. 感染 感染伴发热不仅使体内蛋白质分解代谢增强,产氨增多,而且由于过度通气发生呼吸性碱中毒;细菌和病毒可加重肝脏损害;感染还使血-脑屏障通透性增高,脑对毒性物质的敏感性增高。

6. 腹腔放液 放腹水过多、过快,引起腹腔内压骤然降低,门静脉血管扩张,回流至肝脏血流减少,引起肝脏损伤加重。大量放腹水,引起电解质丢失,诱发肝性脑病。

7. 其他因素 外科手术使受损组织蛋白质分解,产氨增多;便秘可造成氨等毒物吸收增多。低血糖、低氧血症等均可诱发肝性脑病。

☞考点:肝性脑病的诱因

▶▶▶案例 21-1

患者,男,62 岁,12 年前患过乙型肝炎,后治愈。5年前因上腹部不适及食欲不振入院。检查:肝大肋下1cm,肝功能正常,经治疗好转出院。3 天前出现恶心、呕吐,进而神志恍惚、烦躁不安,急诊入院。

问题:

患者患什么疾病?临床表现产生机制是什么?

链 接 ▶▶▶

肝性脑病患者的饮食和护理

营养与饮食:限制蛋白质的摄入量,最好选用植物蛋白,病情严重时,应予无蛋白饮食,并保证足够热量、维生素 A、B、C、D、K 及叶酸等,对不能进食的患者应鼻饲或静脉补充。

目标检测

1. 下列因素不易诱发肝性脑病的是( )
   A. 感染 B. 便秘
   C. 应用利尿剂 D. 酸中毒
   E. 碱中毒

2. 清除血氨的主要器官是( )
   A. 肾 B. 肝
   C. 肠 D. 脾
   E. 肺

3. 肝性脑病时血氨生成过多最常见的来源是( )
   A. 肠道产氨
   B. 肌肉产氨过多
   C. 肾重吸收氨过度
   D. 血中的铵根离子向氨转化
   E. 以上都不对

4. 肝性脑病时,血氨升高的最主要原因是( )
   A. 肠道产氨增多 B. 肌肉产氨增多
   C. 脑产氨增多 D. 氨从肾重吸收增多
   E. 血中 NH_4^+ 向 NH_3 转化增多

5. 导致肝性脑病的假性神经递质有( )
   A. 苯乙胺和酪胺
   B. 苯乙胺和苯乙醇胺
   C. 羟苯乙醇胺和酪胺
   D. 羟苯乙醇胺和苯乙胺
   E. 羟苯乙醇胺和苯乙醇胺

(丁运良)

第22章 泌尿系统疾病

学习目标

掌握肾小球肾炎的定义、分类、常见类型及其病理特点,肾盂肾炎的类型和病理变化。

理解各类肾盂肾炎的病因与发病机制。

了解各种肾小球肾炎的病因与发病机制。

泌尿系统由肾脏、输尿管、膀胱和尿道四部分组成。肾是泌尿系统不仅可将体内的代谢废物和毒物排出体外,并且对调节体内水与电解质和维持血液的酸碱平衡都有很重要的作用。肾还具有内分泌作用,可分泌重要的激素,如肾素、促红细胞生成素、前列腺素、1,25-二羟胆钙化醇等激素,参与调节血压、红细胞的生成和促进钙的吸收。肾脏的基本结构是肾单位(nephron)。肾单位由肾小球和与之相连的肾小管组成。肾小球由毛细血管丛和肾球囊构成,是尿液滤过的结构。肾小球毛细血管壁为滤过膜,由内皮细胞、基膜和脏层上皮细胞构成(图22-1)。

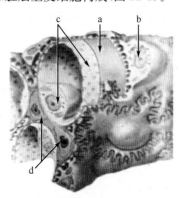

图 22-1 示滤过膜的结构

a. 基膜;b. 足突细胞;c. 血管内皮细胞;d. 系膜细胞

泌尿系统疾病分为肾和尿路的病变。病变类型包括炎症、肿瘤、代谢性疾病、尿路梗阻、血管性疾病和先天畸形等。肾脏疾病可根据病变主要累及的部位分为肾小球疾病、肾小管疾病、肾间质疾病和肾血管的疾病。

第1节 肾小球肾炎

肾小球肾炎(glomerulonephritis,GN),简称肾炎,是以肾小球损伤和改变为主的一组疾病。临床表现主要为蛋白尿、血尿、水肿和高血压等。

肾小球肾炎可分为原发性肾小球肾炎和继发性肾小球肾炎两种。原发性肾小球肾炎是指原发于肾脏的独立性疾病,肾为唯一或主要受累的脏器。继发性肾小球肾炎则是由于其他疾病引起的肾小球损伤,如系统性红斑狼疮、过敏性紫癜、高血压、糖尿病等。通常所说的肾炎一般是指原发性肾小球肾炎,也是本节讨论的主要内容。

一、病因及发病机制

肾小球肾炎的病因和发病机制是由免疫因素引起的,主要机制为抗原抗体反应引起变态反应性炎症。

（一）肾小球肾炎的抗原

引起肾小球肾炎的抗原种类很多,根据其来源分为两大类。

1. 内源性抗原 包括肾小球性(肾小球基膜抗原,足细胞、内皮细胞和系膜细胞的细胞膜抗原)和非肾小球性(DNA、核抗原、免疫球蛋白、肿瘤抗原和甲状腺球蛋白)等。

2. 外源性抗原 主要为生物性病原体的成分(细菌、病毒、寄生虫、真菌和螺旋体等),以及药物(青霉胺、金和汞制剂等)、外源性凝集素和异种血清等。

（二）免疫复合物形成和沉积的形式

机体针对上述抗原产生相应的抗体(主要为IgG、IgA和IgM)。抗原、抗体发生反应引起肾小球内免疫复合物形成和沉积。

1. 原位免疫复合物形成 相应抗体与肾小球固有的或植入的抗原成分在肾小球原位直接发生反应,形成免疫复合物。有三种类型。

（1）肾小球基膜抗原:肾小球基膜抗原在感染或某些因素作用下,结构发生改变而具有了抗原性,刺激机体产生抗自身基膜的抗体;或某些细菌、病毒等物质与肾小球基膜有共同抗原性,刺激机体产生的抗体可与肾小球基膜起交叉反应。由抗肾小球基膜抗体导致的肾炎称为抗肾小球基膜肾炎。免疫荧光法可见免疫复合物沿肾小球毛细血管基膜沉积呈连续的线形荧光。

（2）植入性抗原:内源性和外源性非肾小球抗原可与肾小球内的某些成分(毛细血管基膜、系膜等)结合,形成植入性抗原,产生相应抗体。后者与肾小球内的植入抗原在原位结合形成免疫复合物引起肾炎。免疫荧光法示免疫复合物在肾小球内呈断续性颗粒状荧光。

(3)其他肾小球抗原:如膜性肾炎的发病可能是肾小球囊脏层上皮细胞足突抗原与肾小管刷状缘抗原有共同抗原性,足突抗原可与抗小管刷状缘抗体发生交叉免疫反应,形成免疫复合物沉积在上皮下区域,引起肾小球肾炎,这种肾炎被称为 Heymann 肾炎。应用免疫荧光法可见免疫复合物沿肾小球毛细血管表面呈不连续的颗粒状荧光。

2. 循环免疫复合物沉积 内源性非肾性抗原或外源性抗原刺激机体产生相应抗体,并在血液循环中结合形成抗原-抗体复合物,随血液流经肾时沉积在肾小球内,引起肾小球损伤。用免疫荧光法显示沿基膜或在系膜区出现不连续的颗粒状荧光。

不同类型的肾小球肾炎免疫复合物形成和沉积的部位不同。电镜见电子致密沉积物沉积于系膜区、内皮细胞与基膜之间(内皮下)、基膜与足细胞之间(上皮下)或基膜内(图22-2)。

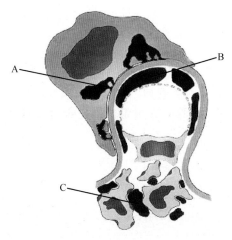

图22-2 肾小球肾炎免疫复合物沉积示意图
A. 上皮下沉积物;B. 内皮下沉积物;C. 系膜沉积物

(三)免疫复合物形成和沉积导致肾小球肾炎的机制

免疫复合物在肾小球或在肾小球原位形成后,均可激活补体系统,产生多种生物活性物质而引起肾炎。补体成分 C3a 与 C5a 可致肥大细胞脱颗粒释放组胺,使血管通透性增高;C3a 和 C5a 可吸引白细胞;中性粒细胞于肾小球内集聚并崩解释放出溶酶体酶,损伤毛细血管内皮和基膜,暴露基膜胶原,进而使血小板集聚,激活凝血系统和激肽系统,从而引起毛细血管内血栓形成和毛细血管通透性增高,导致渗出性病变和内皮细胞、系膜细胞及上皮细胞增生等一系列的炎症改变。

二、基本病变

肾小球肾炎的种类繁多,各有不同的病变特点,基本病变包括以下方面。

1. 肾小球细胞增多 见于增生性肾小球肾炎,肾小球系膜细胞、内皮细胞和上皮细胞增生,并有中性粒细胞、单核及淋巴细胞浸润,肾小球体积增大,细胞数量增多,可造成肾小球内毛细血管管腔变小,球囊腔变狭窄。壁层上皮细胞增生导致肾球囊内新月体形成。

2. 基膜增厚和系膜基质增多 基膜增生加上免疫复合物沉积使基膜增厚;增厚的基膜由于理化性状发生了改变,通透性增加。病变累及系膜时系膜细胞增生,系膜基质增多,严重时导致肾小球硬化。

3. 炎性渗出和坏死 见于急性肾小球肾炎,肾小球内可有中性粒细胞等炎细胞浸润和纤维素渗出,毛细血管壁可发生纤维素样坏死,并可伴有血栓形成。

4. 玻璃样变和硬化 见于各种肾小球肾炎的后期,肾小球均可发生玻璃样变和纤维化。光镜观,肾小球内均质的嗜酸性物质沉积,固有细胞减少甚至消失,毛细血管腔闭塞,球囊腔融合消失。

5. 肾小管和间质的改变 由于肾小球血流和滤过性状的改变,肾小管上皮细胞常发生变性。肾小管内可见由蛋白质、细胞或细胞碎片聚集而成的管型。肾间质可发生充血、水肿并有少量炎细胞浸润。慢性肾小球肾炎时,肾小管可发生萎缩甚至消失,间质发生纤维化。

三、病理临床联系

肾小球肾炎的病变种类较多,临床表现各异,常表现为具有结构和功能联系的症状组合,即综合征。一般将肾小球肾炎的临床表现分为几种类型。

1. 急性肾炎综合征 起病急,常表现为明显的血尿、轻至中度蛋白尿,常有水肿和高血压。严重者可出现氮质血症。

2. 快速进行性肾炎综合征 起病急,进展快。出现水肿、血尿和蛋白尿后,迅速发生少尿或无尿,伴氮质血症,并发展为肾衰竭。

3. 肾病综合征 主要表现为①高蛋白尿,尿中蛋白含量≥3.5g/d,②高度水肿,③高胆固醇血症,④低蛋白血症,简称为"三高一低"。临床上几种不同的肾小球肾炎均可表现为肾病综合征。

4. 无症状性血尿或蛋白尿 持续或复发性肉眼或镜下血尿,或轻度蛋白尿,也可两者兼有。主要见于 IgA 肾病及部分系膜增生性肾小球肾炎。

5. 慢性肾炎综合征 见于各型肾炎终末阶段,主要表现为多尿、夜尿、低相对密度尿、高血压、贫血、氮质血症和尿毒症。

四、肾小球肾炎的分类

根据病因分为原发性和继发性两大类,根据病变累及的范围分为弥漫性和局灶性两大类。原发性肾小球肾炎的病理形态学分型(表 22-1)。

表 22-1　原发性肾小球疾病的病理形态学分型

1. 微小病变性肾小球肾炎

2. 局灶性/节段性肾小球肾炎或硬化

3. 弥漫性肾小球肾炎

　(1) 增生性肾小球肾炎

　　毛细血管内增生性肾小球肾炎

　　系膜增生性肾小球肾炎

　　系膜毛细血管性肾小球肾炎

　　致密沉积物性肾小球肾炎

　　新月体性肾小球肾炎

　(2) 膜性肾小球肾炎

　(3) 硬化性肾小球肾炎

4. 未分类的肾小球肾炎

某些肾小球肾炎能根据其免疫荧光或免疫组织化学检查结果做出免疫病理诊断,如 IgA 肾病及 IgM 肾病等。本节介绍临床较常见的 4 种弥漫性原发性肾小球肾炎(表 22-2)。

(一) 弥漫性毛细血管内增生性肾小球肾炎

弥漫性毛细血管内增生性肾小球肾炎(diffuse endocapillary proliferative glomerulonephritis)相当于临床分类的急性肾小球肾炎。其病变特点是肾小球毛细血管内皮细胞和系膜细胞增生伴中性粒细胞和巨噬细胞浸润。多见于 5～14 岁儿童,成人亦可发生。是临床最为常见的类型。临床表现为急性肾炎综合征,预后较好。

本病的发生与 A 族 B 型溶血性链球菌感染引起的变态反应有关。多数患者发病前 1～3 周前有扁桃体炎、咽喉炎、皮肤化脓等链球菌感染史;发病后,血、尿和肾组织中无病菌,血中抗链球菌溶血素 O 滴定度增高,补体量降低等改变,这些均表明本病为循环中的抗原-抗体复合物沉积在肾小球所致。因此,临床上有效预防链球菌感染可减少该病的发生。

1. **病理变化**　肉眼观,双侧肾脏轻到中度增大,被膜紧张,表面充血,有的肾脏表面见散在粟粒大小的出血点,故有"大红肾"或"蚤咬肾"之称。肾脏切面皮质可略增厚。镜下观,①肾小球广泛受累:肾小球毛细血管内皮细胞和系膜细胞增生以及中性粒细胞、单核细胞浸润,表现为肾小球体积增大,血管球细胞数增多(图 22-3)。以上病变使毛细血管腔狭窄或闭塞,肾小球内血量减少。严重者毛细血管壁发生纤维素样坏死和微血栓形成,血管破裂引起出血。②肾小管的继发性病变:由于肾小球缺血,出球动脉血流量减少,肾小管血供减少,近曲小管上皮细胞发生变性,肾小管管腔内可出现蛋白管型、红细胞或白细胞管型及颗粒管型。③肾间质病变:常有不同程度的充血、水肿并有少量的淋巴细胞、中性粒细胞浸润。

表 22-2　四种常见肾小球肾炎特点比较

	弥漫性毛细血管内增生性肾小球肾炎	新月体性肾小球肾炎	膜性肾小球肾炎	弥漫性硬化性肾小球肾炎
临床表现	急性肾炎综合征,儿童多见	快速进行性肾炎综合征,成人多见	肾病综合征,成人多见	慢性肾炎综合征,成人多见
光镜	①主要为内皮细胞和系膜细胞肿胀增生 ②中性粒细胞浸润、红细胞漏出	①肾球囊壁层上皮细胞增生形成新月体 ②毛细血管丛受压,萎缩,纤维化和玻璃样变	基膜增厚,银染基膜呈梳齿状改变	①肾小球萎缩、纤维化、玻璃样变 ②残存肾单位代偿性肥大
电镜	上皮内侧出现驼峰样沉积物	基膜灶性破裂或缺损	基膜和上皮细胞间电子致密物虫蚀样空洞;基膜增厚和钉突	
免疫荧光	颗粒状荧光	线型或颗粒状荧光	颗粒状荧光	
发病机制	免疫复合物	抗基膜抗体或免疫复合物	免疫复合物	各型肾炎后期变化
预后	绝大多数儿童痊愈	很差,急性肾衰竭	大多数发展为慢性肾炎	预后较差,大多数发展为尿毒症
特征	与链球菌感染后有关、大红肾	新月体形成	成人肾病综合征	颗粒性固缩肾

图 22-3 弥漫性毛细血管内增生性肾小球肾炎
肾小球内细胞增多,毛细血管腔狭窄

电镜观,可见上皮细胞下有驼峰状或小丘状致密物质沉积。免疫荧光检查,肾小球基膜和系膜区有 IgG 和补体 C3 沉积,呈颗粒状分布。

2. 病理临床联系　本型肾炎起病急,临床主要表现为急性肾炎综合征。

(1) 尿的变化:肾小球毛细血管损伤,通透性增加,患者可出现血尿、蛋白尿、管型尿,血尿为最早出现的症状。由于肾小球内皮细胞肿胀增生,压迫毛细血管致使其管腔狭窄,肾血流减少,肾小球滤过率降低,而肾小管重吸收无明显障碍,导致少尿甚至无尿。

(2) 水肿:也是较早出现的症状,轻者为晨起眼睑水肿,严重时为全身性水肿。水肿的主要原因是由于肾小球滤过率降低,而肾小管再吸收功能相对正常,引起水、钠潴留。超敏反应引起的全身毛细血管通透性增高可使水肿加重。

(3) 高血压:患者常有轻度或中度高血压。高血压的主要原因可能与水钠潴留引起的血量增加有关。严重的高血压可导致心力衰竭及高血压性脑病。

案例 22-1

患儿,男,7 岁。因眼睑水肿、尿少 3 天入院。10 天前在室外玩耍时,右膝关节皮肤严重擦伤,2 天后局部皮肤化脓,随后进行局部消炎处理,10 天后出现上述症状。体格检查:血压 130/90mmHg,眼睑水肿,双下肢水肿。实验室检查:尿常规示红细胞(+),尿蛋白(+),红细胞管型 0～2/HPF;24 小时尿量 400ml;尿素氮 11.2mmol/L(正常值 < 9mmol/L);肌酐 192μmol/L(正常值<178μmol/L),均高于正常。B 超检查示:双肾对称增大。肾活检病理检查:肾小球毛细血管内皮细胞和系膜细胞增生,中性粒细胞、单核细胞

浸润,细胞数量增多,毛细血管腔狭窄或闭塞。病理诊断:弥漫性毛细血管内增生性肾小球肾炎。
问题:
弥漫性毛细血管内增生性肾小球肾炎病变特点是什么?患者出现高血压、水肿、少尿、血尿、蛋白尿等改变的机制是什么?

3. 预后　多数预后良好,尤以儿童链球菌感染后的肾小球肾炎预后更好,95% 在数周或数月内痊愈。少数患儿病变缓慢进展,转化为慢性肾炎。极少数患儿症状无改善,并转变为新月体性肾小球肾炎。成人患者预后较差,转为慢性肾炎的比例较高。

(二) 弥漫性新月体性肾小球肾炎

弥漫性新月体性肾小球肾炎(diffuse crescentic glomerulonephritis)又称快速进行性肾小球肾炎。起病急、进展快、病情重,相当于临床分类的急进性肾小球肾炎。主要病变特征为多数肾小球壁层上皮细胞增生形成大量新月体。临床主要表现为急进性肾炎综合征。本型较为少见,多见于青壮年。

根据免疫学和病理学检查分为三种类型:Ⅰ型,由抗肾小球基膜抗体形成引起;Ⅱ型,由免疫复合物性肾炎发展而来;Ⅲ型,由血管炎、肾小球坏死引起。

1. 病理变化　肉眼观,双侧肾脏弥漫性肿大,色苍白,皮质表面可见出血点,切面皮质增厚。镜下观,大部分肾小球内有特征性的新月体形成。新月体主要由增生的壁层上皮细胞和渗出的单核/巨噬细胞构成。以上成分附着于球囊壁层,在毛细血管球外侧形成新月体或环状结构。新月体细胞成分间有较多纤维素。早期新月体以增生的上皮细胞成分为主,称为细胞性新月体。以后纤维成分增多,形成纤维-细胞性新月体。最后,新月体逐渐由成纤维细胞和胶原纤维取代,成为纤维性新月体,整个肾小球逐渐纤维化及玻璃样变。肾小管上皮细胞变性,肾小管萎缩甚至消失。间质有水肿、炎细胞浸润。

电镜观,肾小球基膜呈不规则增厚,常有裂孔或缺损。有时在基膜上、膜内或膜下可见电子密度高的沉积物。免疫荧光检查,肾小球内有颗粒状荧光和线形荧光(图 22-4)。

2. 病理临床联系　本型肾炎病变进展快,临床主要表现为急进性肾炎综合征。

(1) 血尿:由于肾小球毛细血管纤维蛋白样坏死,基膜缺损大量红细胞漏出,因此血尿常较蛋白尿更为明显,水肿较轻。

(2) 少尿、无尿、氮质血症:大量新月体形成后,阻塞肾小球囊腔,迅速出现少尿甚至无尿。血浆中含氮代谢产物不能滤过排出,在体内潴留引起氮质血症,短期内即可导致急性肾衰竭。

图 22-4　弥漫性新月体性肾小球肾炎
免疫荧光,新月体形成

(3)高血压:大量肾单位纤维化玻璃样变,肾组织缺血,通过肾素-血管紧张素的作用及钠水潴留均可引起高血压。

3.预后　病变广泛,发展迅速,预后较差,如不及时采取措施,患者往往数周至数月内死于尿毒症。一般认为,患者的预后与出现新月体的肾小球的比例相关。出现新月体的肾小球比例小于80%者预后稍好,超过80%则预后不佳。

(三)弥漫性膜性肾小球肾炎

弥漫性膜性肾小球肾炎(diffuse membranous glomerulonephritis)病变特点主要为肾小球毛细血管基膜弥漫性显著增厚。由于肾小球内炎症现象不明显,故又称膜性肾病。多见于青年和中年,起病缓慢,病程较长,临床上主要表现为肾病综合征。多数是由抗体与内源性或植入性的肾小球抗原在原位反应引起的本病。

1.病理变化　肉眼观,早期双肾增大,颜色苍白,故称为"大白肾"。镜下观,早期病变轻微,毛细血管基膜发生弥漫性增厚。晚期基膜极度增厚,管腔逐渐由狭窄发展到闭塞,肾小球纤维化、玻璃样变。

电镜观,基膜呈4期改变:第Ⅰ期基膜表面有小丘状沉积物;第Ⅱ期基膜增生形成钉状突起,插入沉积物之间,状如梳齿;第Ⅲ期沉积物被增生的基膜包围,埋藏于基膜内,部分沉积物溶解可使基膜呈虫蚀状缺损;第Ⅳ期基膜高度增厚。免疫荧光检查,肾小球基膜外侧有IgG和C3沉积,呈典型的颗粒状荧光。

2.病理临床联系　肾病综合征最常见,主要表现如下。

(1)高度蛋白尿:由于肾小球基膜严重损伤,通透性显著增高,大量血浆蛋白由肾小球滤过排出,引起严重的非选择性蛋白尿。

(2)低蛋白血症:由于大量蛋白质由尿中排出,血浆蛋白降低,引起低蛋白血症。

(3)高度水肿:由于低蛋白血症,血浆胶体渗透压降低,血管内液体渗入组织间隙,引起水肿。同时血容量减少,肾小球血流量减少和肾小球滤过下降,醛固酮和抗利尿激素分泌增多,引起水钠潴留,水肿进一步加重。水肿往往为全身性,以眼睑和身体下垂部分最明显,严重者可有胸水和腹水。

(4)高胆固醇血症:可能与低蛋白血症刺激肝合成各种血浆蛋白包括脂蛋白增多有关。

3.预后　起病缓慢,病程较长。少数患者由于早期治疗预后较好,病情可部分或全部缓解;但多数患者预后较差,随病变缓慢发展病情进行性加重。发展到晚期,大量肾单位纤维化,可导致肾功能不全和尿毒症。

> **案例 22-2**
>
> 患者,女,45岁。反复水肿、少尿2年。患者两年前无明显诱因开始出现水肿、尿少、尿蛋白(+++),当地医院诊断为肾病综合征,予肾上腺皮质激素等治疗,但病情反复,水肿时轻时重。体检:双眼睑轻度水肿,双下肢踝关节处指压凹陷性水肿。实验室检查:尿常规,蛋白(+++),白细胞2~4个/HP。血沉107mm/h,血总蛋白39g/L,血胆固醇11.55mmol/L,尿素氮12.07mmol/L。肾活检病理检查:肾小球毛细血管基膜弥漫性显著增厚,肾小球内无明显增生和渗出现象。病理诊断:弥漫性膜性肾小球肾炎。
>
> **问题:**
>
> 弥漫性膜性肾小球肾炎的基本病变有哪些?主要临床表现的病理基础是什么?

(四)弥漫性硬化性肾小球肾炎

弥漫性硬化性肾小球肾炎(diffuse sclerosing glomerulonephritis)为各种类型的肾小球肾炎发展到晚期的共同结果。相当于临床上慢性肾小球肾炎晚期,病变呈进行性发展,以大量肾小球纤维化及玻璃样变为特点。多见于成人,预后较差,晚期常发展为慢性肾功能不全。

弥漫性硬化性肾小球肾炎常由不同类型肾炎发展而来。但有相当数量患者起病隐匿,没有急性或其他类型肾炎的病史,发现时已达晚期。

1.病理变化　肉眼观,两侧肾脏对称性缩小,颜色苍白,质地变硬,表面呈弥漫性细颗粒状(图22-5),称为继发性颗粒性固缩肾,以区别于高血压时的原发性颗粒性固缩肾。切面皮质明显萎缩变薄,纹理模糊不清,皮质与髓质分界不清,肾盂周围脂肪增多。镜下观,早期肾小球内尚可见到某种肾炎的残存病变。后期见大量肾小球弥漫性纤维化和玻璃样变,其所属肾小管萎缩、纤维化,使病变肾小球相互靠拢;残留的肾小球体积增大,肾小管扩张,上皮细胞呈高柱状,扩张的肾小管内可见各种管型(图22-6);肾间质纤维组织增生,并有多数淋巴细胞浸润;间质纤维化使纤维化、玻璃样变的肾小球相互靠拢,称为肾小球集中现象;肾小动脉发生硬化,管壁增厚,管腔狭窄。

图22-5 弥漫性硬化性肾小球肾炎
脏体积缩小,颜色苍白,质地变硬,表面呈弥漫分布的细颗粒状

图22-6 弥漫性硬化性肾小球肾炎
大量肾小球纤维化,玻璃样变,肾小管萎缩,残留的肾单位发生代偿性肥大

2. 病理临床联系 由不同类型肾炎发展而来,早期临床表现一般保留了原肾小球肾炎的特点,多尿、夜尿、低相对密度尿、高血压、贫血、氮质血症和尿毒症。

(1)尿的变化:由于大量肾单位被破坏,功能丧失,大量血液快速通过残留的肾小球,故形成的原尿增多,原尿通过肾小管的速度也随之加快。而肾小管的重吸收功能并未相应提高,尿浓缩功能降低,患者出现多尿、夜尿、尿相对密度降低,常固定在1.010左右。由于残留的肾单位结构和功能相对正常,血浆蛋白漏出不多,因而蛋白尿、血尿、管型尿都不如早期那样明显,水肿也很轻微。

(2)肾性高血压:由于大量肾单位纤维化和肾内动脉硬化,肾组织严重缺血,肾素分泌增加,血管紧张素增多,导致血压增高。

(3)贫血:由于肾组织大量破坏,促红细胞生成素分泌减少,加上体内大量代谢产物堆积,抑制骨髓造血,并导致溶血,故患者常有贫血。

(4)氮质血症:随着病变发展,残存的肾单位越来越少,患者体内代谢产物大量堆积,造成血中非蛋白氮含量高于正常值,称为氮质血症;随着病情的加重,体内代谢产物大量堆积可造成尿毒症。

3. 预后 病程长短不一,部分病变发展缓慢,病程可达数年或数十年之久。早期进行合理治疗可控制疾病发展。病变发展到晚期,预后极差,常因肾功能不全引起的尿毒症、高血压引起的心力衰竭和脑出血以及机体抵抗力降低而引起的继发感染而死亡。目前,有效的治疗方法是血液透析和异体肾移植。

链 接 >>>

肾 移 植

肾移植是指将器官捐献者的肾脏移植到接受移植的患者体内的手术过程。它是各种晚期肾脏疾病最有效的治疗方法。肾脏的来源主要为有血缘关系的亲戚和器官捐献者。最匹配的肾脏通常来自接受移植者的兄弟姐妹,因为他们的基因最有可能匹配。肾脏捐献者和接受移植者的血型和组织必须互相吻合,以避免产生剧烈的排斥反应。

第2节 肾盂肾炎

肾盂肾炎(pyelonephritis)是一种主要由细菌感染引起的累及肾盂、肾间质和肾小管的炎性疾病,是肾脏的常见疾病。可发生于任何年龄,多见于女性,其发病率为男性的9~10倍。肾盂肾炎可分为急性和慢性两种。

一、病因及发病机制

肾盂肾炎是细菌直接感染引起的。细菌种类很多,但以革兰阴性菌多见,尤以大肠埃希菌最常见。急性肾盂肾炎多为单一细菌感染,慢性肾盂肾炎则可为两种或更多细菌的混合感染。感染途径主要有两种。

1. 上行性感染 又称逆行性感染,是肾盂肾炎最常见的感染途径。病原菌自尿道或膀胱经输尿管或沿输尿管周围的淋巴管上行至肾盂和肾间质引起

化脓性炎症。病变可累及一侧或双侧肾脏。

2. 血源性感染 为少见的感染途径。病原菌以金黄色葡萄球菌为主。病原菌由体内某处感染灶侵入血液,随血流到达肾脏,从皮质经髓质蔓延到肾盂引起肾盂肾炎。这种肾盂肾炎常是全身脓毒血症的一部分,两侧肾脏常同时发生病变。

肾盂肾炎常见的诱因有以下三种:①尿路阻塞,是诱发肾盂肾炎的主要因素。常见的原因有妊娠子宫、泌尿道结石、尿道炎或尿道损伤后的瘢痕收缩、前列腺肥大、肿瘤的压迫、先天畸形等均可阻塞尿路,引起尿液潴留,减少了尿液对尿道的冲洗作用,又给细菌生长繁殖提供了良好的培养基从而引起肾盂肾炎。②医源性因素,膀胱镜检查、导尿术和泌尿道手术等引起的尿路黏膜损伤,或带入病原菌导致感染,诱发肾盂肾炎。在护理工作中应注意严格灭菌和掌握操作规程。③尿液反流,当膀胱三角区发育不良或输尿管畸形、下尿道梗阻时,尿液可反流引起感染。

链 接 >>>
肾脏与水

肾脏可以利用水冲洗尿路系统,避免上行性感染。大部分药物都经肾脏排泄,对肾有毒性的药物,经肾脏排泄时,其浓度愈高毒性愈强,如果多饮水就能使药物在肾脏排泄过程中被稀释,减轻对肾脏的损伤,可预防急性肾衰竭。有些抗癌的化学药物如果不大量饮水,就会在排出时引起出血性膀胱炎。因此,适量饮水、增加尿量可保护肾脏。

二、类 型

(一)急性肾盂肾炎

急性肾盂肾炎(acute pyelonephritis)是由细菌感染引起的肾盂、肾间质和肾小管的急性化脓性炎症。本病常由上行性感染引起。

1. 病理变化 肉眼观,病变为单侧性,也可为双侧性。肉眼观,肾脏体积增大、表面充血,有散在、稍隆起的黄白色脓肿,周围有紫红色充血带。切面髓质内可见黄色条纹并向皮质伸展,可见脓肿形成。肾盂黏膜充血水肿,表面有脓性渗出物,肾盂腔内可有脓液蓄积。镜下观,肾组织呈化脓性炎或脓肿形成。由于感染途径不同,病变发展稍有不同。上行性感染引起者首先累及肾盂。可见肾盂黏膜充血、水肿,并有大量中性粒细胞浸润。随后炎症沿肾小管及其周围组织扩散,在肾间质引起大量中性粒细胞浸润,并可形成大小不等的脓肿。肾小管腔内充满脓细胞和细菌。早期肾小球多不受影响,病变严重时大量肾组织坏死可破坏肾小球。

血源性感染时,化脓性病变首先累及肾皮质内肾小球或肾小管周围的间质,继而炎症扩散到邻近组织,并可破入肾小管蔓延到肾盂,引起肾盂肾炎。肾内有多数散在的小脓肿。

2. 病理临床联系 急性肾盂肾炎起病急,症状明显,患者常出现以下症状和体征。

(1)全身表现:患者常出现发热、寒战、血中性粒细胞增多等急性炎症的全身表现。

(2)局部表现:由于肾体积增大使肾被膜紧张,并因炎症累及肾周围组织可出现腰部酸痛和肾区叩击痛。

(3)尿和肾功能的变化:肾盂和肾间质的化脓性炎可引起脓尿、蛋白尿、管型尿、菌尿,有时还有血尿等。由于膀胱和尿道急性炎症的刺激可出现尿频、尿急、尿痛等膀胱刺激征。早期肾单位受累较少或病变较轻,故一般肾功能无明显变化。如并发肾乳头坏死则可引起急性肾衰竭。

3. 结局及合并症 如能及时彻底治疗,大多数病例可获痊愈;如治疗不彻底或尿路阻塞未消除,常可反复发作,迁延不愈而转为慢性。

(1)肾盂积脓:当患者有严重尿路阻塞,特别是高位完全性尿路阻塞时,脓性渗出物不能排出,而潴留在肾盂和肾盏内。

(2)肾周围脓肿:病变严重时,肾组织内的化脓性炎症可穿过肾被膜扩展到肾周围组织所致。

(3)急性坏死性肾乳头炎:主要发生于糖尿病或有尿路阻塞的患者。病变可为单侧或双侧。表现为肾乳头部呈缺血性凝固性坏死,坏死区周围有充血带与邻近组织分界明显。

>>> **案例 2 2 - 3**
患者,女,35岁。发热、腰痛、尿频、尿急3天。实验室检查:尿中见白细胞管型。经抗生素治疗后痊愈。
问题:
患者患的是什么病?临床症状与肾脏病理变化有何关系?

(二)慢性肾盂肾炎

慢性肾盂肾炎(chronic pyelonephritis)特点是慢性间质性炎症、纤维化和瘢痕形成,常伴有肾盂和肾盏纤维化和变形。

本病可由急性肾盂肾炎演变而来,有的病变一开始即呈慢性经过。引起的原因不清楚,可能与下列因素有关:①尿路梗阻未解除或因治疗不彻底病变迁延,反复发作而转为慢性;②反流性肾病,具有先天性膀胱输尿管反流或肾内反流的儿童常反复发生感染,可引起一侧或双侧的慢性肾盂肾炎;③患者肾组织中因细菌抗原持续存在,可在体内引起免疫反应,使炎症持续发展。此外,细菌 L 型(原生质体)长期存在与肾盂肾炎发展为慢性有一定关系。细菌 L 型无细胞壁,多种抗生素对其无效,使其在肾髓质高渗环境中长期存在。

1. 病理变化　肉眼观,病变累及一侧或双侧肾。肾体积缩小,变硬,出现不规则凹陷性瘢痕并与肾被膜粘连。两肾因病变不同以及分布不均匀,两肾可大小不等。切面可见肾皮、髓质界限不清,肾乳头部萎缩。肾盂、肾盏因瘢痕收缩而变形。肾盂黏膜粗糙、增厚。镜下观,病变呈灶状分布,病变以肾间质和肾小管为主。间质出现纤维化及大量淋巴细胞、浆细胞、单核细胞浸润和小血管内膜增厚、管腔狭窄,部分肾小管萎缩、纤维化,有的肾小管扩张,腔内有红染的胶样管型,上皮细胞受压呈扁平状,形似甲状腺滤泡。早期肾小球无明显改变,中后期由于间质纤维化,使一些肾小球出现特征性改变:即球囊周围纤维化和球囊壁呈同心层状纤维化,最终病变肾小球纤维化和玻璃样变(图 22-7)。肾盂黏膜由于纤维组织增生而变厚,并可见大量淋巴细胞、单核细胞及浆细胞等浸润。慢性肾盂肾炎急性发作时,可出现大量中性粒细胞浸润,并有小脓肿形成。

图 22-7　慢性肾盂肾炎
肾球囊壁增厚、纤维化,部分肾小管萎缩消失,腔内有胶样管型;间质纤维组织增生,有大量淋巴细胞等炎细胞浸润

2. 病理临床联系　由于肾小管损伤较重,故肾小管浓缩功能降低,患者可有多尿和夜尿。远端肾小管的受累使钠、钾和重碳酸盐丧失过多,患者可有低钠、低钾和酸中毒。随着肾组织发生纤维化和血管硬化,肾组织缺血,使肾素-血管紧张素活性增强而引起高血压。病变晚期,因肾单位大量破坏,出现慢性肾衰竭的一系列表现。

慢性肾盂肾炎在急性发作时,患者常有菌尿、蛋白尿、脓尿和管型尿等,并伴有急性肾盂肾炎的其他症状,如发热、腰酸背痛等。肾盂 X 线造影可见肾盂、

肾盏因瘢痕收缩而变形,有助于临床诊断。

3. 结局　病程长,如能及时去除诱因,尽早彻底治疗可控制病变的发展,肾功能通过代偿维持相对正常。当病变广泛累及两肾,肾组织大量被破坏,最终可导致高血压和慢性肾衰竭等严重后果。

目 标 检 测

1. 弥漫性毛细血管内增生性肾小球肾炎中增生的细胞主要是(　　)
   A. 肾小球球囊脏层上皮细胞
   B. 肾小球球囊壁层上皮细胞
   C. 肾小球系膜细胞和内皮细胞
   D. 肾小球周围的成纤维细胞
   E. 单核细胞

2. 新月体性肾小球肾炎的病变特点是(　　)
   A. 肾小球血管系膜细胞增生
   B. 肾小管上皮细胞变性
   C. 肾间质充血水肿
   D. 肾球囊壁层上皮细胞增生
   E. 肾小球基膜不规则增厚

3. 下述哪项不是急性肾炎综合征的表现(　　)
   A. 血尿　　　　　　　　B. 高血压
   C. 水肿　　　　　　　　D. 蛋白尿
   E. 贫血

4. 有关肾小球肾炎的病因和发病机制叙述正确的是(　　)
   A. 细菌感染直接引起
   B. 病毒感染直接引起
   C. 炎症介质起介导作用
   D. 细胞免疫起主要作用
   E. 肾小球内有免疫复合物形成和沉积

5. 急性肾盂肾炎的基本病变属于(　　)
   A. 纤维素性炎　　　　　B. 浆液性炎
   C. 急性增生性炎　　　　D. 化脓性炎
   E. 出血性炎

6. 关于慢性肾盂肾炎的叙述,下列哪项是错误(　　)
   A. 肉眼观为颗粒性固缩肾　B. 肾脏出现不规则的瘢痕
   C. 小血管可有玻璃样变　　D. 肾小球可发生纤维化
   E. 有肾小管功能障碍

7. 膀胱刺激征是指(　　)
   A. 尿少、尿急、尿痛　　　B. 腰痛、血尿、尿痛
   C. 尿痛、菌尿、脓尿　　　D. 尿频、尿急、尿痛
   E. 菌尿、血尿、蛋白尿

8. 肾盂肾炎最主要的感染途径有(　　)
   A. 直接感染　　　　　　B. 淋巴道感染
   C. 上行性感染　　　　　D. 血源性感染
   E. 医源性感染

9. 急性肾小球肾炎是一种(　　)

A. 化脓性炎 B. 以出血为主的炎
C. 以变质为主的炎 D. 以渗出为主的炎
E. 以增生为主的炎

10. 毛细血管内增生性肾小球肾炎主要与下列哪种病原体感染有关( )
A. 肺炎球菌 B. 寄生虫
C. 病毒 D. 链球菌
E. 葡萄球菌

11. 引起肾盂肾炎的最常见致病菌是( )
A. 葡萄球菌 B. 变形杆菌
C. 大肠埃希菌 D. 产气杆菌
E. 链球菌

12. 关于硬化性肾小球肾炎的叙述,下列哪项是正确的( )
A. 可形成原发性颗粒型固缩肾
B. 常有贫血、持续性高血压和肾功能不全
C. 无肾小球肾炎的病史
D. 最常见的死亡原因是冠心病
E. 蛋白尿、管型尿进行性加重

13. 引起肾盂肾炎的最重要的诱因是( )
A. 导尿 B. 机体抵抗力下降
C. 合并肾脏肿瘤 D. 尿路阻塞
E. 尿道膀胱镜检查

14. 一侧肾脏体积缩小,且有瘢痕形成,最可能的诊断是( )
A. 肾压迫性萎缩 B. 原发性肾固缩
C. 慢性肾盂肾炎 D. 肾动脉粥样硬化
E. 慢性硬化性肾小球肾炎

15. 急性弥漫性增生性肾小球肾炎高血压发生的主要原因可能是( )
A. 全身小动脉痉挛

B. 肾素血管紧张素水平增高
C. 水钠潴留,血容量增加
D. 肾小管重吸收增加
E. 肾小管坏死

16. 儿童患者出现肉眼血尿、蛋白尿,眼睑水肿、血压增高,初步诊断是( )
A. 慢性肾小球肾炎
B. 急性弥漫性增生性肾小球肾炎
C. 膜性增生性肾小球肾炎
D. 急性肾盂肾炎
E. 新月体性肾小球肾炎

17. 急性弥漫性增生性肾小球肾炎的肉眼观可表现为( )
A. 正常肾 B. 大红肾、蚤咬肾
C. 固缩肾 D. 大白肾
E. 多囊肾

18. 慢性肾小球肾炎其肉眼改变是( )
A. 原发性颗粒性固缩肾 B. 大红肾
C. 继发性颗粒性固缩肾 D. 大白肾
E. 蚤咬肾

19. 新月体性肾小球肾炎的预后主要取决于( )
A. 性别、年龄
B. 机体的抵抗力
C. 治疗方法
D. 新月体的数量和病变的广泛程度
E. 以上都是

20. 肾病综合征的主要表现包括( )
A. 高脂血症 B. 严重水肿
C. 低蛋白血症 D. 大量蛋白尿
E. 以上都是

(阿提古丽·买买提尼牙孜)

第23章 肾功能不全

学习目标

掌握急、慢性肾功能不全、尿毒症的概念、病因、分类和发病机制。

理解急性肾功能不全的发生机制及功能、代谢变化。

了解急性、慢性肾功能不全的病理生理学基础。

肾功能不全(renal insufficiency)是指各种病因引起肾功能严重障碍时,出现水、电解质和酸碱平衡紊乱,代谢产物及毒物在体内潴留,伴有肾脏内分泌功能障碍的病理过程。

肾功能不全与肾衰竭及尿毒症只是程度上的差别,没有本质区别,是由轻到重的全过程,而后者指的是肾功能不全的晚期阶段。肾功能不全可分为急性肾功能不全和慢性肾功能不全。

☞考点:肾功能不全的概念

第1节 急性肾功能不全

急性肾功能不全是指由多种原因引起短期内(数小时或数天)肾脏泌尿功能急剧下降,以致严重内环境紊乱的病理过程。临床表现有水中毒、氮质血症、高钾血症和代谢性酸中毒。

☞考点:急性肾功能不全的概念

一、急性肾功能不全的原因及分类

1. **肾前性** 由肾脏血液灌流量急剧减少引起的肾小球滤过率下降。常见于失血、失液、急性心力衰竭引起的休克早期。此时肾脏无器质性病变,一旦肾血流恢复,肾功能随之恢复,又称功能性急性肾功能不全。

2. **肾性** 由肾脏的器质性病变引起即器质性急性肾功能不全。常见于:①广泛的肾小球损伤,如急性肾小球肾炎、狼疮性肾炎等;②急性肾小管坏死,如持续性肾缺血及肾毒物等。

3. **肾后性** 从肾盂到尿道口的尿路急性梗阻。梗阻导致肾盂积水,肾小囊内压增高致肾小球滤过率减少,因而发生氮质血症和代谢性酸中毒。

案例23-1

患者,男,65岁,因水肿、无尿入院。入院前因上呼吸道感染多次使用庆大霉素和复方新诺明而出现水肿,尿量进行性减少。查体:眼睑水肿,双下肢可凹性水肿。

问题:

患者治疗后出现少尿、无尿和水肿的原因是什么?

☞考点:急性肾功能不全的原因

二、急性肾功能不全发生机制

急性肾功能不全发生机制的关键是肾小球滤过率(GFR)降低。现以肾缺血、肾毒物引起的急性肾功能不全加以阐述。

(一)肾血流灌注减少

1. **肾灌注压下降** 肾灌注压的特点是受全身血压影响很大,当全身血压降低到 $50\sim70mmHg$ 时,肾血流失去自身调节,肾灌注压明显下降。

2. **肾血管收缩**

(1)肾素-血管紧张素系统活性增高:有效循环血量降低,交感神经兴奋直接刺激可引起肾素分泌增加并继发血管紧张素增加,使肾血管收缩,导致肾小球滤过率下降。

(2)体内儿茶酚胺增加:肾缺血或肾毒物中毒时,机体因受到强烈刺激而导致交感-肾上腺髓质系统兴奋,血中儿茶酚胺急剧增加,肾血管收缩。

(二)肾小管阻塞

肾缺血、肾毒物、异型输血、挤压综合征等引起急性肾衰竭时,肾小管内有坏死脱落的上皮细胞碎片、肌红蛋白、血红蛋白形成的管型,引起广泛肾小管阻塞,使原尿不易通过,引起少尿。同时,阻塞上段的肾小管扩张,管腔内压升高,使肾小球滤过压降低,导致肾小球滤过率下降。

(三)肾小管的原尿回漏

肾小管坏死后,原尿可经坏死部位向肾间质回漏。原尿在间质中积聚,也可引起肾间质水肿,肾间质压升高,从而压迫肾小管和肾小管周围的毛细血管,不仅阻碍原尿在肾小管通过,使肾小球滤过率进一步降低,进一步加重肾损害。

图 23-1 急性肾功能不全发生机制示意图

☞考点:急性肾功能不全的发生机制

三、急性肾功能不全时机体的功能代谢变化

(一)少尿型急性肾功能不全

少尿型急性肾功能不全按其病程演变,一般可分为少尿期、多尿期、恢复期三个时期。

1. 少尿期 尿量减少伴有严重的内环境紊乱是此期的特点。为病程中最危险的阶段,少尿期持续时间越长,预后越差。

(1)尿的变化:①尿量,患者尿量迅速减少,出现少尿(24 小时尿量小于 400ml)、无尿(24 小时尿量少于 100ml);②尿相对密度,尿相对密度低且固定在 1.010～1.012 之间,多由于肾小管坏死,对水重吸收功能降低及原尿的浓缩功能障碍;③尿钠含量高,与肾小管上皮细胞受损有关;④尿蛋白和尿沉渣检查,尿蛋白不同程度增加,尿中可见红、白细胞及各种管型。

功能性急性肾功能不全和器质性急性肾功能不全均可出现少尿,前者少尿主要是 GFR 显著降低所致,后者则同时有肾小球和肾小管功能障碍。但两者少尿发生的机制及尿液成分均存在不同点,临床上注意鉴别(表 23-1)。

表 23-1 功能性和器质性急性肾功能不全少尿期尿变化特点

	功能性急性肾功能不全	器质性急性肾功能不全
尿相对密度	>1.020	<1.015
尿渗透压(mmol/L)	>500	<400
尿钠含量(mmol/L)	<20	>40
尿肌酐/血肌酐	>40	<10

续表

	功能性急性肾功能不全	器质性急性肾功能不全
尿蛋白及镜检	正常	尿蛋白(+)、各种管型、红细胞、上皮细胞
补液原则	充分扩容	量出为入
补液后反应	尿量迅速增加,症状改善	尿量持续减少,病情恶化

(2)水中毒:急性肾功能不全时,发生水中毒由于:①少尿和无尿,水排出减少;②体内分解代谢增强,内生水生成增加;③摄入或输入液体过多。

(3)高钾血症:是急性肾功能不全患者最危险的变化,是少尿期患者死亡的主要原因。引起高钾血症的因素有:①尿量减少,钾的排出也显著减少;②钾的来源增多,输入库存血,摄入含钾的食物和药物;③体内钾转移,组织损伤,细胞分解代谢增强,钾从细胞内转到细胞外;④患者发生酸中毒,细胞内钾离子外逸。

> **链 接** >>>
>
> **急性肾衰患者要密切监测心电变化**
>
> 高血钾是急性肾衰患者常见的致死原因,鉴于钾离子对心脏可引起传导阻滞和诱发心律失常,严重时出现心室颤动或心脏骤停,要密切监测心电变化。一旦出现嗜睡、肌张力低下、心律失常、呕吐恶心等高血钾症状时,应迅速建立静脉通路,备好急救药品,并且依据医嘱准备透析。

(4)代谢性酸中毒:急性肾功能不全时,肾小球滤过率严重降低,体内酸性产物蓄积。

(5)氮质血症:当血中尿素、尿酸、肌酐等非蛋白含氮物质的含量超过正常时,称为氮质血症。发生的原因主要与肾小球滤过率降低,该类物质不能从肾脏充分排出有关。

☞考点:少尿型急性肾功能不全少尿期的功能代谢变化

2. 多尿期 指尿量逐渐增多以至超过正常量的时期。当尿量超过 400ml/24h,显示肾功能开始恢复。持续时间 1～2 周,尿量多达 3～5L/d。多尿主要由于:①肾小球滤过功能逐渐恢复;②肾间质水肿消退,部分肾小管中管型被冲走,肾小管阻塞解除;③新生肾小管上皮细胞功能不完善,重吸收钠水功能低下,原尿不能充分浓缩;④少尿期潴留在血中的尿素等代谢产物经肾小球代偿性大量滤出,从而增高了原尿的渗透压,引起渗透性利尿。应该注意的是多尿期每天排出大量水和电解质,如不及时补充纠正可发生脱水、电解质紊乱。

3. 恢复期 此期患者的尿量和血中非蛋白氮含量都已基本恢复正常,代谢废物的潴留和水、电解质

平衡紊乱以及酸碱平衡紊乱得到纠正,相应症状消失。但肾小管功能需要经数月甚至更长时间,才能完全恢复正常。

（二）非少尿型急性肾功能不全

近年报道有 30%～50% 的急性肾功能不全尿量在 400～1000ml/d,临床症状较轻,病程短,并发症少,病死率低,预后较好,也存在氮质血症。但由于尿量不少,容易漏诊。

第 2 节　慢性肾功能不全

慢性肾功能不全是指各种原因造成肾单位慢性进行性破坏,健存的肾单位不能充分排出代谢废物以维持内环境恒定,导致代谢产物潴留,水、电解质及酸碱平衡紊乱和肾内分泌功能障碍的病理过程。

☞考点:慢性肾功能不全的概念

链接 >>>

何为透析?

透析是指通过小分子经过半透膜扩散到水（或缓冲液）的原理,将小分子与生物大分子分开的一种分离纯化技术。运用此种技术可使体液内的成分（溶质或水分）通过半透膜排出体外,以达到治疗目标。

一、慢性肾功能不全的原因

慢性肾小球肾炎是慢性肾功能不全最常见的原因（约占 50%～60%）,慢性肾盂肾炎、高血压性肾小动脉硬化症、系统性红斑狼疮也是常见的原因。此外,肾动脉狭窄、多囊肾、肾结核以及结石、前列腺肥大、肿瘤、尿道狭窄所致慢性尿路阻塞,全身性代谢性疾病如糖尿病、痛风等也可引起慢性肾功能不全。

案例 23-2

患者,男,72 岁。患前列腺增生数年。最近食欲不振且伴双下肢水肿。入院后发现患者尿量明显减少,血尿素氮显著增高。行前列腺切除术后病情缓减。

问题:

患者出现临床表现的原因及其类型?

二、慢性肾功能不全的发展过程及机制

（一）发展过程

临床上根据病变发展及肾功能损害程度分为四个阶段。

1. 代偿期　部分肾单位受损,但健存肾单位可以代偿已受损肾单位的功能,机体内环境尚能维持相对稳定,无氮质血症,临床基本无症状。内生肌酐清

除率（尿中肌酐浓度×每分钟尿量/血浆肌酐含量,它与肾小球滤过率的变化呈平行关系）在正常值的 30% 以上,血液生化指标无异常。

2. 肾功能不全早期　肾储备代偿能力进一步降低,有轻度或中度氮质血症,出现临床症状,可有多尿或夜尿增多,乏力、头痛等表现。内生肌酐清除率降至正常的 25%～30%。

3. 肾功能不全中期（肾衰竭期）　进入失代偿期,肾功能显著恶化,有较严重的氮质血症,内环境明显紊乱。患者出现疲乏、恶心、呕吐、腹泻、多尿,有轻度或中度代谢性酸中毒、水钠潴留、低钠血症、严重贫血等。内生肌酐清除率降至正常的 20%～25%。

4. 肾功能不全晚期（尿毒症期）　肾衰竭进入晚期,出现严重的氮质血症,中毒症状明显加重,表现出严重的水、电解质和酸碱平衡紊乱,各器官出现功能障碍。内生肌酐清除率降至正常的 20% 以下。

（二）发生机制

慢性肾功能不全的机制迄今不甚明了,下面介绍两种主要学说。

1. 健存肾单位学说　当发生慢性肾脏疾病时,很多肾单位不断遭受破坏而丧失功能,残存的部分肾单位轻度受损或仍属正常,称为健存肾单位。这些健存肾单位都发生代偿性肥大,增强其功能来进行代偿。随着疾病的进展,健存肾单位逐渐减少,即使加倍工作也无法代偿,随着健存肾单位的减少,肾功能不全进行性加重。

2. 矫枉失衡学说　当肾损害引起肾单位进行性减少时,为了适应肾小球滤过率降低导致血中某些物质的含量升高,机体代偿性出现另一物质的增加（即矫枉过程）。这些代偿性变化又导致新的不平衡,使机体进一步受到损害。如肾小球滤过率降低（血磷升高）,机体通过甲状旁腺素分泌增多,减少肾小球滤液中磷的重吸收增加磷的排出,使血磷趋于正常。但甲状旁腺素分泌增多又引起溶骨过程增强,导致肾性骨营养不良,即矫枉失衡。

此外,还有肾小球过度滤过学说、肾小管-间质损伤、尿毒症毒素学说、脂质代谢紊乱等发病机制。

三、慢性肾功能不全时机体的功能代谢变化

（一）尿的变化

1. 夜尿　正常人白天尿量为 2/3,夜间尿量只占 1/3。慢性肾功能不全早期,夜间排尿增多,接近甚至超过白天。

2. 多尿　24 小时尿量超过 2000ml。形成机制为,健存肾单位代偿性过度过滤,滤过原尿量显著增

加,且原尿流速快,通过肾小管时未能被及时重吸收。

3. 少尿 当肾单位极度减少,尽管单个健存肾单位生成尿液多,但每日尿量少于 400ml。

4. 尿的渗透压 早期患者浓缩功能障碍,出现低渗尿,尿相对密度最高为 1.020。随病情进展,浓缩和稀释功能均丧失,终尿的渗透压接近血浆渗透压,相对密度固定在 1.008~1.012,称等渗尿。

5. 尿液成分改变 因肾小球滤过膜通透性增加,肾小管上皮受损,对滤过蛋白重吸收减少,出现蛋白尿。甚至出现血尿(尿中混有红细胞)、脓尿(尿沉渣有大量变性白细胞)。

(二)氮质血症

血中非蛋白氮浓度超过正常时称氮质血症。当肾小球滤过率下降至正常 25% 以下时,尿素氮才明显升高,且升高与病情严重程序大致相当。肌酐不仅从肾小球滤过,还从肾小管排泄,因此血中肌酐升高较晚。

(三)水、电解质及酸碱平衡紊乱

1. 钾代谢障碍 患者只要尿量不减少,血钾可较长时间处于正常水平。晚期患者尿量过少,肾小管不能充分泌钾导致高钾血症。

2. 钠代谢障碍 如钠摄入量适当,可无水肿及低钠。如过分限制钠盐,由于肾小管对钠的重吸收能力已降低,尿排钠大于摄入量,水分排出也多,导致细胞外液和血容量减少,致使肾小球滤过率进一步降低;如摄钠过多,由于肾小球滤过率很低,排钠不足,水钠潴留,引起水肿。

3. 钙磷代谢紊乱 因肾小球滤过率降低,血磷升高,继发甲状旁腺功能亢进。慢性肾衰竭时出现血钙降低,其原因有:①钙磷乘积为一常数,血磷高血钙低;②维生素 D_3 先在肝羟化,后在肾羟化,形成有活性的维生素 D_3,肾实质破坏使维生素 D_3 羟化障碍,影响肠道对钙的吸收;③血磷高、肠道分泌磷酸根增多和钙结合形成磷酸钙,妨碍钙吸收,同时伴代谢性酸中毒,骨盐溶解缓冲 H^+。以上诸因素综合引起肾性骨营养不良。

4. 代谢性酸中毒 由于肾小管泌 H^+ 减少,HCO_3^- 重吸收减少,血浆中的非挥发酸不能从尿中排出。

(四)肾性高血压

高血压是慢性肾衰竭常见症状之一,称肾性高血压。其发生机制:①钠水潴留,使血浆和细胞外液增多,血浆增多,心输出量增加,血压升高;②血浆肾素浓度增高,某些肾疾病患者,血浆肾素浓度持续升高,血管紧张素 Ⅱ 形成增多,致血管收缩,外周阻力增加,血压升高;③肾分泌降压物质减少,正常肾髓质能产生前列腺素 A_2 和 E_2 等舒血管物质。当肾实质破坏时,这些物质分泌减少,导致血压升高。

(五)肾性贫血和出血

1. 肾性贫血 发生机制是:①促红细胞生成素减少,骨髓干细胞形成红细胞被抑制;②血液中毒性物质潴留,如甲基胍抑制红细胞生成引起溶血和出血。

2. 出血 患者出血主要是血小板功能障碍:①血小板第Ⅲ因子释放受抑制,因而凝血酶原激活物生成减少;②血小板黏附、聚集功能减弱。

☞考点:慢性肾功能不全的功能代谢表现

》》 **案例 23-3**

患者,女,42 岁。患慢性肾盂肾炎 12 年,症状时轻时重。最近因频繁恶心、呕吐、疲乏无力而入院治疗。Hb 45g/L,BUN 27mmol/L,扑翼样震颤(+),双下肢痛觉显著降低,皮肤瘙痒明显。

问题:

患者出现上述表现的原因是什么?

链 接 》》

慢性肾衰患者应补充哪些维生素和微量元素?

慢性肾衰患者应补充维生素 B 族(B_1、B_2、B_3)、维生素 C、叶酸、活性维生素 D、微量元素,主要是补充铁。而维生素 A 在慢性肾衰患者的血中浓度升高,且维生素 A 对肾脏有毒,故不宜补充。

第 3 节 尿 毒 症

尿毒症(uremia)是肾功能不全的最严重阶段,除水、电解质和酸碱平衡紊乱以及内分泌失调外,还因代谢终产物或毒性物质在体内堆积,引起一系列自身中毒症状。

☞考点:尿毒症的概念

一、病理临床联系

1. 神经系统

(1)中枢神经系统:早期常有疲劳、乏力、头痛、头晕、表情淡漠、理解力和记忆力减退,严重时出现烦躁不安、肌肉颤动、抽搐,最后发生嗜睡、昏迷,称为尿毒症性脑病。

(2)周围神经病变:患者常有下肢麻木、刺痛及灼痛,随后出现肢体运动无力、腱反射减弱,最终引起运动障碍。

2. 消化系统 为出现最早、最突出的症状。表现为厌食、恶心、呕吐、腹泻、口腔溃疡及消化道出血。

3. 心血管系统 患者可发生心室肥大、心力衰竭、心律失常,晚期出现尿毒症性心包炎。

4. 呼吸系统 患者呼吸加深加快,严重时呼吸中枢抑制出现潮式呼吸或深大呼吸。患者呼出气体有氨味,是由于尿素经唾液酶分解所致。

5. 皮肤　患者因贫血和黑色素沉着,皮肤苍白或呈黄褐色并出现皮肤瘙痒。尿素随汗液排出,在汗腺开口处形成的细小白色结晶,称尿素霜。

6. 免疫系统　患者常因免疫功能低下并发严重感染。

7. 代谢紊乱　糖代谢,约半数以上患者伴糖耐量降低。蛋白质代谢,因毒性物质作用使蛋白质合成减少,分解加强,以及患者摄入不足而出现负氮平衡和低蛋白血症。脂质代谢,血浆三酰甘油含量增加,出现高脂血症。

二、尿毒症毒素

1. 胍类　主要是甲基胍和胍基琥珀酸,是体内精氨酸的代谢产物。正常情况下主要生成尿素、肌酐;肾衰竭时这些物质排泄障碍,通过另一途径生成胍类化合物。

2. 尿素　血中尿素水平持续升高会引起厌食、恶心、呕吐、糖耐量降低和出血倾向。

3. 甲状旁腺激素　患者有甲状旁腺功能亢进,认为甲状旁腺激素是尿毒症的主要毒物。

此外,还有胺类、酚类、中分子物质等对机体也有一定毒性作用。

目标检测

1. 引起急性肾功能不全的肾前性因素为(　　)
   A. 急性肾炎　　　　　　　B. 前列腺肥大
   C. 休克　　　　　　　　　D. 汞中毒
   E. 尿路阻塞

2. 急性肾功能不全的发生机制中原尿"漏回"是由于(　　)
   A. 肾小管阻塞
   B. 原尿流速过慢
   C. 肾小管上皮细胞坏死脱落
   D. 肾间质水肿
   E. 肾小球滤过率下降

3. 下列哪项不是急性肾功能不全的临床表现(　　)
   A. 高钙血症　　　　　　　B. 高钾血症
   C. 代谢性酸中毒　　　　　D. 氮质血症
   E. 少尿

4. 无尿的概念是指24小时的尿量小于(　　)
   A. 500ml　　　　　　　　B. 400ml
   C. 200ml　　　　　　　　D. 100ml
   E. 50ml

5. 少尿期最常见的酸碱紊乱为(　　)
   A. 代谢性酸中毒　　　　　B. 代谢性碱中毒
   C. 呼吸性酸中毒　　　　　D. 呼吸性碱中毒
   E. 混合性酸碱紊乱

6. 各种慢性肾脏疾病产生慢性肾功能不全的共同发病环节是(　　)
   A. 肾缺血　　　　　　　　B. 肾血管栓塞
   C. 肾单位广泛破坏　　　　D. 肾小管阻塞
   E. GFR 减少

7. 慢性肾功能不全进行性发展的最主要原因是(　　)
   A. 原始病因持续存在　　　B. 肾小管进行性损伤
   C. 健存肾单位进行性减少　D. GFR 进行性降低
   E. 肾血流量进行性减少

8. 下述哪种物质不属于尿毒症的常见毒素(　　)
   A. 尿素　　　　　　　　　B. 胍类化合物
   C. PTH　　　　　　　　　D. 甲状腺激素
   E. 中分子物质

(张可丽)

第24章 生殖系统疾病与乳腺疾病

学习目标

掌握子宫颈癌、乳腺癌、葡萄胎的病理类型、扩散与转移特点。

理解慢性子宫颈炎的病因及病理类型、尖锐湿疣、子宫内膜异位症、子宫腺肌病、绒毛膜上皮癌、乳腺增生病、前列腺增生症的概念和病理特点。

了解子宫内膜增生症、恶性葡萄胎、前列腺癌的病理特点。

第1节 子宫颈疾病

一、慢性子宫颈炎

慢性子宫颈炎（chronic cervicitis）是子宫颈的慢性炎症、常见的妇科病，主要症状为白带增多，其发病与局部病原微生物感染、损伤、激素紊乱、血液循环障碍等因素有关。

慢性子宫颈炎的病原微生物有链球菌、肠球菌、大肠埃希菌、葡萄球菌，少见的病原微生物包括沙眼衣原体、淋球菌、单纯疱疹病毒、人乳头状瘤病毒、巨细胞病毒等。机械损伤是慢性子宫颈炎的诱发因素。

基本病理变化为宫颈黏膜充血水肿，间质淋巴细胞、单核/巨噬细胞、浆细胞等慢性炎细胞浸润，可有淋巴滤泡形成，常伴有腺上皮增生、脱落和鳞状上皮化生（图24-1）。

图24-1 慢性子宫颈炎
密集的淋巴细胞及中性粒细胞浸润，新血管形成，
扩张血管积聚大量白细胞

根据病变特点，慢性子宫颈炎分为以下几种类型。

1. 子宫颈糜烂（cervical erosion） 是指子宫颈阴道部的鳞状上皮坏死脱落，黏膜上皮缺损，称为真性糜烂，临床较少见。常见的子宫颈糜烂多为假性糜烂，是在青春期随着子宫和宫颈的发育，宫颈管内膜的柱状上皮外移进入阴道部，由于被覆的单层柱状上皮很薄，上皮下血管容易暴露而呈红色，并且这种改变边界清楚，故常被认为子宫颈糜烂。进入阴道部的柱状上皮受到致炎因子的损伤，柱状上皮下的储备细胞增生，并发生鳞状上皮化生，取代原有的柱状上皮而愈合，称为腺体的鳞状上皮化生。肉眼观，子宫颈黏膜充血水肿呈颗粒状。镜下观，子宫颈间质内淋巴细胞、单核细胞及浆细胞浸润，伴不同程度的宫颈腺上皮增生及鳞状上皮化生（图24-2）。上皮的损伤、修复和化生反复进行，可发生上皮内瘤变，个别病例甚至进展为子宫颈癌。

图24-2 子宫颈糜烂
柱状上皮细胞下的储备细胞增生，表现为不成熟鳞状上皮化生，
间质慢性炎细胞浸润

2. 子宫颈息肉（cervical polyp） 由于慢性炎症刺激，子宫颈黏膜、腺体和固有层纤维结缔组织呈局限性增生，形成向表面突起、带有细蒂的小肿物，称为子宫颈息肉。肉眼观，息肉可单发或多发，呈粉红色或粉白色，大小多在1cm之内。镜下观，息肉由腺体、结缔组织构成，并有充血、水肿和慢性炎细胞浸润，表面被覆单层柱状上皮或鳞状上皮。

3. 子宫颈肥大（cervical hypertrophy） 由于炎症长期刺激，子宫颈结缔组织和腺体明显增生致子宫颈肥大。结缔组织增生明显，则子宫颈变硬。

4. 子宫颈腺囊肿(nabothian cyst)　子宫颈慢性炎症时,腺体被化生的鳞状上皮阻塞,或腺管被周围增生的结缔组织或瘢痕压迫,使腺管变窄甚至阻塞,腺体分泌物引流受阻、潴留形成囊肿。

☞考点:慢性子宫颈炎的病因和病理类型

二、子宫颈上皮内瘤变和原位癌

子宫颈上皮内瘤变(cervical intraepithelial neoplasia,CIN)是指子宫颈上皮被不同异型性的细胞取代,有恶变潜能的病变。根据异型程度,分为轻、中、重度上皮内瘤变和原位癌。这种异型增生的细胞从基底层开始,逐渐向表层发展,若上皮全层皆为异型细胞所替代,而未突破基膜,则称为原位癌。子宫颈上皮内瘤变分3级,其中CIN-Ⅰ相当于轻度上皮内瘤变,CIN-Ⅱ相当于中度上皮内瘤变,CIN-Ⅲ相当于重度上皮内瘤变和原位癌(参见第15章)。

☞考点:子宫颈上皮内瘤变的概念、病理特点

三、子宫颈鳞状细胞癌

子宫颈鳞状细胞癌(squamous cell carcinoma of the cervix)是女性生殖系统常见的恶性肿瘤之一。发病年龄多为40~60岁,45岁为最高峰年龄。由于子宫颈脱落细胞学检查的推广和普及,使许多癌前病变

和早期癌得到早期防治,晚期癌较过去明显减少,5年生存率和治愈率显著提高。但近年来,我国子宫颈癌的发病率呈上升趋势,尤其是20~30岁妇女的发病率明显上升。子宫颈癌的发病,一般认为与早婚、多产、性生活紊乱、子宫颈裂伤、包皮垢刺激、人类乳头状瘤病毒16、18、31型感染、吸烟等因素有关。研究发现,经性传播HPV感染已成为宫颈癌的主要致病因素之一。

(一)病理变化

鳞状细胞癌约占80%~95%,腺癌约占10%~20%,其他类型癌很少。

1. 原位鳞癌　子宫颈全层上皮被癌细胞占据,但尚未突破基膜(图24-3a)。

2. 早期浸润癌　少数肿瘤细胞突破基膜并浸润到基膜下方的间质内,浸润深度不超过基膜下5mm,无血管浸润和淋巴道转移。早期浸润癌多数无明显症状,预后良好(图24-3b)。

3. 浸润癌　癌细胞突破基膜,明显浸润间质,浸润深度超过基膜下5mm,并伴有临床症状。肉眼观,主要表现为内生浸润型、溃疡型或外生乳头型、菜花型(图24-3c)。镜下观,按癌组织分化程度分为高分化(约占20%)、中分化(约占60%)、低分化(约占20%)三级(图24-3d)。

图24-3　子宫颈鳞状细胞癌
a. 原位癌;b. 早期浸润癌;c. 肉眼观;d. 浸润癌

（二）扩散及转移

宫颈癌主要扩散途径为直接蔓延和经淋巴道转移，血道转移较少。其中直接蔓延浸润破坏整个子宫颈段、阴道穹隆、阴道壁、膀胱、直肠、阔韧带、子宫旁及盆腔壁组织。淋巴道转移首先由子宫颈旁淋巴结至闭孔、髂外淋巴结，然后至髂总、深腹股沟或骶前淋巴结，晚期可至锁骨上淋巴结。血道转移很少见，主要转移部位是肺、骨、肝。

案例 24-1

患者，女，53岁，已婚。阴道不规则流血3个月，两年前绝经。阴道镜检查：子宫颈病变处黏膜潮红、颗粒状、质脆，触之出血。子宫、双侧附件及阴道壁未见异常。宫颈活检病理检查：癌细胞累及宫颈鳞状上皮全层，并蔓延至子宫颈腺体内，局部区域癌细胞向间质内浸润，深度约3mm。

问题：

该患者的诊断是什么？怎样防治？

（三）病理临床联系

早期多无自觉症状，检查时仅见局部黏膜粗糙，临床表现主要为接触性出血，阴道排液增多。晚期，癌组织破溃、坏死、继发感染，有大量恶臭白带。病灶累及盆腔可出现尿频、尿急、肛门坠胀等压迫症状。到疾病末期，患者常出现恶病质。

☞考点：子宫颈癌的病因、病理类型、扩散与转移特点

第2节　子宫内膜增生症

子宫内膜增生症（endometrial hyperplasia）是由异常激素条件诱导的良性到恶性前增生性病变的一系列形态学改变。多见于青春期和围绝经期妇女。

一、病因及发病机制

一般认为与长期的雌激素刺激有关。雌激素增高可以是内源性的（反复的无排卵性月经、雌激素相关的卵巢肿瘤、多囊卵巢综合征），也可以是外源性的（无黄体酮拮抗的雌激素治疗）。其中，无排卵性月经是最常见的原因。复杂性增生的病因和发病机制与单纯性增生大致相似。但也可以发生在正常或萎缩的子宫内膜中。上皮内瘤变与复杂性增生相似，但部分病例可缓慢发展为子宫内膜癌。

二、病理变化

肉眼观，子宫内膜呈弥漫性或灶性增厚，其厚度常超过5mm，表面光滑或有小息肉形成，质地柔软，

湿润者似天鹅绒，有的质地较硬，但不脆。镜下观，根据腺体结构复杂程度分为单纯性增生或复杂性增生（腺瘤性）或非典型增生。

1. **单纯性增生**　局部或弥漫性的腺体增多、密集，腺体结构不规则，有的腺腔扩张呈囊状。腺上皮呈高柱状或增生呈假复层，细胞无异型性（图24-4），约有1%可发展为子宫内膜癌。

图24-4　子宫内膜单纯性增生
腺体密集、扩张、不规则，细胞无异型性

2. **复杂性增生**　腺体拥挤，可以"背靠背"，间质明显减少。腺体轮廓不规则，或形成腺腔内乳头状结构（图24-5）。腺上皮细胞无异型性，约有3%可发展为子宫内膜癌。

图24-5　子宫内膜复杂性增生

3. **非典型增生**　呈局灶性或多灶性分布，腺体增多，轮廓不规则，间质减少。腺上皮细胞排列紊乱。细胞核增大变圆，不规则，核仁明显；胞质丰富，嗜酸性（图24-6）。

☞考点：子宫内膜增生的病理特点

三、病理临床联系

临床主要表现为功能性子宫出血，即月经不规则、经期延长、月经量过多或绝经后流血等。出血期无下腹疼痛或其他不适，出血多或时间长者常伴贫血，妇科检查子宫大小正常。

图 24-6　子宫内膜非典型性增生

腺体密集,腺体之间几乎完全没有间质,结构特征是复杂性增生,腺上皮层次增多伴细胞学不典型性

图 24-7　子宫腺肌病

肌层中有多少不等的子宫内膜腺体和间质

链接▶▶

功能性子宫出血与子宫内膜增生症

　　两者临床表现均为子宫功能性异常出血。但功能性子宫出血除由子宫内膜增生症引起外,还见于萎缩型子宫内膜,增生期子宫内膜。功能性子宫出血为临床诊断名称,子宫内膜增生症为病理组织学诊断名称。

第 3 节　子宫内膜异位症

　　子宫内膜异位症(endometriosis)是指子宫内膜的腺体和间质出现于子宫内膜以外的部位。80％发生于卵巢,其余依次发生于子宫阔韧带、直肠阴道陷窝、盆腔腹膜、腹部手术瘢痕、脐部、阴道、外阴和阑尾等。好发于青年妇女与不孕症妇女。主要症状为痛经。病因未明,有以下几种学说:月经期子宫内膜经输卵管反流至腹腔器官;子宫内膜种植在手术切口或经血流播散至远方器官;异位的子宫内膜由体腔上皮化生而来。

　　异位的子宫内膜随月经周期变化,反复出血,在局部形成陈旧异位囊肿(也称巧克力囊肿)。囊肿若继续增大可破裂,引起腹腔出血和附近组织粘连。镜下观,在囊壁内可找到典型的子宫内膜腺体及间质。如子宫内膜的腺体和间质出现在子宫肌层中(至少距子宫内膜基底层 2～3mm 以上),称为子宫腺肌病,病灶局限者亦称腺肌瘤(图 24-7)。

　　☞考点:子宫内膜异位症、子宫肌腺病的概念

第 4 节　妊娠滋养层细胞疾病

　　妊娠滋养层上皮细胞疾病(gestational trophoblastic disease,GTD)是一组与妊娠有关,以滋养层细胞异常为病变特点的疾病,包括葡萄胎、侵蚀性葡萄胎、绒毛膜上皮癌及胎盘部位滋养细胞肿瘤。

一、葡　萄　胎

　　葡萄胎(hydatidiform mole)又称水泡状胎块,是指妊娠后绒毛间质高度水肿,滋养层细胞不同程度增生为特征的一种良性疾病,多发生于 20 岁以下和 40 岁以上的妇女。临床主要表现为闭经或阴道排出水泡状物,分为完全性葡萄胎和部分性葡萄胎。

　　1. 病因及发病机制　原因尚不明确。通过细胞遗传学结合病理学研究认为,染色体异常在葡萄胎发病中起主要作用。完全性葡萄胎染色体核型 80％以上为 46XX,10％以上为 46XY,两种情况的完全性葡萄胎均为男性遗传起源,即卵子在卵原核缺失或卵原核失活(空卵)的情况下与精子结合后发育形成,称为空卵受精,发展成为一个无胚胎妊娠。部分性葡萄胎染色体核型为三倍体(80％为 69XXY,其余为 69XXX 或 69XYY),这可能为一个正常卵子与双精子结合或第一次减数分裂失败的精子与正常卵结合受精。

　　2. 病理变化　肉眼观,绒毛水肿,形成直径在数毫米至 2cm、大小不等、壁薄含清亮液体的成串的囊泡,状似葡萄,故称葡萄胎。完全性葡萄胎无胎儿和胎盘。部分性葡萄胎可见部分胎盘组织。镜下观,组织学结构有三个特点:①多灶性、环绕性滋养叶细胞增生;②绒毛间质水肿,中央池形成;③间质内一般无血管或有少数无功能性毛细血管。完全性葡萄胎呈弥漫性改变(图 24-8)。部分性葡萄胎则为局灶性改变,部分绒毛水肿,滋养细胞常为局灶性或轻度增生,有时还可见胎儿成分。

　　3. 病理临床联系　由于水泡状胎块充满宫腔,致子宫明显增大,程度超过正常妊娠月份子宫大小,质地变软。多数患者停经后发生不规则阴道流血,有时可自然排出水泡状组织。因滋养层细胞高度增生,产生大量绒毛膜促性腺激素(HCG),使血清、尿中 HCG 浓度通常大大高于正常妊娠相应月份值。

图 24-8　完全性葡萄胎
a. 肉眼观；b. 镜下观

4. 预后　经彻底清宫后 80%～90% 葡萄胎患者可痊愈。完全性葡萄胎约 15% 可发展为侵蚀性葡萄胎，2%～3% 可发展为绒毛膜癌。部分性葡萄胎约为 4% 发展为侵蚀性葡萄胎，一般不发展为绒毛膜癌。对葡萄胎患者在彻底刮宫后必须连续监测血及尿中 HCG 水平，进行随访。

📖 考点：葡萄胎的概念及病理特点

二、侵蚀性葡萄胎

侵蚀性葡萄胎(invasive mole)指葡萄胎组织侵入子宫肌层局部甚至子宫外，因其生物学行为似恶性肿瘤，故又称恶性葡萄胎。肉眼观，子宫肌壁内可见侵入的大小不等的水泡状胎块（图 24-9），有时穿透子宫引起出血。部分患者可见阴道、外阴及肺转移结节。镜下观，在子宫肌壁内可见滋养层细胞浸润、增生，细胞异型性显著，绒毛间质水肿。常见出血坏死。大多数侵蚀性葡萄胎对化学药物敏感，治疗效果较好。

三、绒毛膜上皮癌

绒毛膜上皮癌(choriocarcinoma) 简称绒癌，是一种滋养层细胞混合增生的高度恶性肿瘤。主要特点是滋养层细胞（细胞滋养层细胞、中间滋养层细胞和合体滋养层细胞）高度增生，不形成绒毛或水泡状结构，肿瘤广泛侵入子宫肌层或转移至其他脏器及组织。约 50% 的绒癌发生于水泡状胎块后，25% 发生于流产后，22.5% 发生于正常分娩后，2.5% 发生于异位妊娠后。以 30 岁左右青年女性多见，发病机制不详。

1. 病理变化　肉眼观，肿瘤呈出血坏死性改变，常深藏在子宫壁内，也可突入宫腔，呈息肉状，表面有溃烂，也可浸透子宫浆膜引起腹腔内出血（图 24-10）。镜下观，肿瘤由高度增生的细胞滋养层细胞及合体滋养层细胞构成，细胞异型性显著，呈团片状排列，常见核分裂象，缺乏水泡状结构。肿瘤自身无间质血管。常广泛侵犯宫壁肌层，病灶周围常有大片出血、坏死（图 24-11）。

图 24-9　侵蚀性葡萄胎
a. 肉眼观；b. 镜下观

图 24-10　子宫绒毛膜上皮癌

癌组织位于子宫底部,呈暗紫红色结节状,可见出血坏死

2. 转移　绒癌多通过血道转移到肺、阴道、外阴、脑、肝及骨等。

☞考点:绒癌的概念、病理特点、扩散与转移的特点

第 5 节　乳腺疾病

一、乳腺增生病

乳腺增生病(breast hyperplasia disease)是以乳腺实质和间质不同程度增生为表现的病变,是十分常见的乳腺非炎症非肿瘤性疾病。30～40 岁为本病的发病高峰年龄,绝经期后下降。目前,认为本病的发生与卵巢内分泌失调,黄体素水平低下,雌激素水平升高,刺激乳腺实质和间质不同程度增生有关。

乳腺增生性疾病具有非常复杂的病理改变,根据乳腺增生的病理形态特点通常分为以下三类:乳腺组织增生、乳腺腺病和乳腺囊性增生症。

1. 乳腺组织增生　为本病早期病变。临床表现为乳腺周期性疼痛,多见于 30～40 岁妇女。在病变部位可触及弥漫性颗粒,无明显硬结。肉眼观,无明显变化。镜下观,乳腺小叶大小不等,形态不规则,末梢导管呈牙状增生,导管轻度扩张,腺泡增多,小叶间质纤维组织中度增生。

2. 乳腺腺病　以乳腺小叶腺泡、末梢导管、结缔组织均发生不同程度增生为特征,乳腺小叶结构基本保存。多为单发,肿物质地较硬,边界不清。切面呈灰白色,无包膜。依其组织学变化不同阶段可分为三型。

(1) 小叶增生型:为腺病的早期。以上皮增生为主,间质几乎不增生,小叶数目也增多;小叶间质为疏松结缔组织而小叶外为致密结缔组织;小叶内及小叶周围可有数量不等的淋巴细胞浸润(图 24-12)。

(2) 纤维腺病型:多由小叶增生型腺病演变而来。早期,小叶结构基本保存,小叶间质纤维组织增生、较致密,小叶内腺管因而彼此离散;导管上皮可明显增生并有微囊形成;部分纤维组织可呈肿瘤样增生,有时呈现形成纤维腺瘤或腺纤维瘤的趋势。

(3) 硬化性腺病型:一般由纤维腺病演化而来。多发生于育龄和围绝经期妇女。通常病变较小,质地较韧,无包膜。光镜下呈多结节状,结节保持着圆形或卵圆形的小叶结构,小叶内导管和纤维组织增生。导管衬覆腺上皮和肌上皮细胞,无异型性。导管腺泡因纤维组织增生而萎缩、扭曲变形,管腔消失,间距变宽(图 24-13)。

3. 乳腺囊性增生症　以小叶末梢导管和腺泡高度扩张成囊肿为特征。囊肿多少不等,大小不一。肉眼观,可见多个散在分布的小囊肿形成。囊肿上皮异型增生时,可演化为乳腺癌,应视为癌前病变。

☞考点:乳腺增生的概念和病理特点

图 24-11　绒毛膜上皮癌

细胞滋养层细胞及合体滋养层细胞高度增生,异型显著,呈团片状排列,不含血管及间质,大片出血坏死

图 24-12 小叶增生症

图 24-13 硬化性腺病

二、乳 腺 癌

乳腺癌(carcinoma of breast)是起源于乳腺终末导管小叶单元上皮的恶性肿瘤。常见于 40～60 岁的妇女。近年来其发病率呈上升趋势,尤以经济发达国家更为明显,在我国的发病率已超过子宫颈癌居女性恶性肿瘤的第一位。常发生于乳腺外上象限。

(一)病因及发病机制

可能与雌激素长期作用有关。此外,环境因素、生育方式、饮食营养、家族遗传因素及长时间大剂量接触放射线亦与乳腺癌的发生关系密切。

(二)病理变化及分类

根据其基本结构分为导管癌、小叶癌及特殊类型癌三种类型。根据是否浸润,分为非浸润癌(原位癌)及浸润癌。

1. 浸润性导管癌 乳腺导管内癌的癌细胞突破了基膜侵入间质称为浸润性导管癌,是乳腺癌最常见的类型,约占乳腺癌的 70%。肉眼观,肿瘤界限不清,质硬,切面灰白灰黄色,有硬粒感。位于乳头下的癌肿,可使乳头下陷,肿块与表面皮肤粘连,导致皮肤出现不规则浅表凹陷,呈"橘皮样"改变。镜下观,癌细胞呈腺样、巢状、条索状或实性大片状分布;癌细胞大小形态各异,多形性常较明显,核分裂象多见。间质多少不等,常有大量胶原纤维形成,可伴有淋巴细胞浸润(图 24-14)。

图 24-14 乳腺浸润性导管癌
癌组织呈条索状或岛屿状分布,在间质内浸润生长

2. 浸润性小叶癌 小叶原位癌的癌细胞突破了基膜向间质浸润性生长,称为浸润性小叶癌,约占浸润性乳腺癌的 10%。临床可触及肿块。肉眼观,肿瘤往往边界不清,切面呈橡皮样,色灰白柔韧。镜下观,癌细胞缺乏黏附性,呈单个散在浸润于成束的纤维组织之间,或呈单行条束状排列,有时癌细胞条束呈靶环样围绕残存导管呈向心性排列。癌细胞小,呈圆形、卵圆形,大小及染色较一致,核异型性不明显(图 24-15)。90% 以上具有小叶原位癌的特征。

图 24-15 乳腺浸润性小叶癌
癌细胞呈单个或单行线状浸润于纤维间质中,中央可见残存的小叶内导管

3. 特殊类型癌 种类较多,组织构型较特殊。如经典髓样癌、黏液癌、微乳头状癌、小管癌、Paget 病和乳腺炎症样癌等。

（三）扩散及转移

1. **直接蔓延**　乳腺癌可浸润乳腺实质、乳头、皮肤、筋膜、胸肌甚至胸壁其他结构。

2. **淋巴道转移**　是乳腺癌最常见的转移途径，早期转移到同侧腋窝淋巴结，晚期常转移到锁骨上、下淋巴结及纵隔淋巴结。

3. **血道转移**　晚期乳腺癌沿血道转移至肺、骨、肝、肾上腺、脑等器官。

> **案例24-2**
>
> 　　患者，女，46岁。无意中发现右乳房无痛性肿块。右乳房较对侧抬高，乳头下陷，外上象限皮肤凹陷（酒窝征），局部可触及约3cm大小肿块，质地硬，边界不清，活动度差，右腋下触及约1cm×1cm大小淋巴结2个，质稍硬、活动。手术中快速病理检查：肿块直径约3cm，灰白色，质硬，界限不清。镜下观，肿瘤呈浸润性生长，瘤细胞异型性明显。
>
> **问题：**
>
> 　　诊断是什么？腋窝淋巴结肿大的原因可能是什么？

（四）病理临床联系

患者早期为无痛性肿块。晚期表现为乳头下陷，皮肤呈"橘皮样"外观。乳头下陷是由于癌肿位于乳头下并伴有大量纤维组织增生，牵拉乳头所至。"橘皮样"外观是由于乳腺皮肤淋巴管被癌细胞阻塞，导致淋巴回流受阻、皮肤水肿，而毛囊、汗腺处的皮肤则因皮肤附件和竖毛肌的牵拉相对凹陷所至。

☞考点：乳腺癌的病理类型、扩散与转移的特点

第6节　前列腺疾病

一、前列腺增生症

前列腺增生症（hyperplasia of prostate）又称前列腺肥大，以前列腺腺体和间质增生为特征，是50岁以上男性的常见疾病，发病率随年龄增长而递增。其发生与激素平衡失调有关。主要临床表现为尿道梗阻或尿流不畅。

1. **病理变化**　肉眼观，增生多发生于前列腺的内区、移行区和尿道周围区。呈结节状，颜色和质地与增生的成分有关，以腺体增生为主则呈淡黄色，质地较软，切面可见大小不一的蜂窝状腔隙，挤压可见奶白色前列腺液体溢出；以纤维平滑肌增生为主则呈灰白色，质地较韧，和周围正常前列腺组织界限不清。镜下观，前列腺增生的成分主要由纤维组织、平滑肌和腺体组成。增生的腺体和腺泡相互聚集或在增生的间质中散在随机排列，腺上皮由两层细胞构成，内层细胞呈柱状，外层细胞呈立方或扁平形，周围有完整的基膜包绕。上皮向腔内出芽呈乳头状或形成皱褶。腔内常含有淀粉小体（图24-16）。此外，可见鳞状上皮化生和小灶性梗死。间质和腺体周围常可见灶性淋巴细胞浸润。

2. **病理临床联系**　由于前列腺增生多发生在前列腺的中央区和移行区，常压迫尿道前列腺部而产生尿道梗阻症状和体征，患者可有排尿困难，尿流变细，滴尿，尿频和夜尿增多。继而可导致尿潴留、膀胱扩张、尿路感染、肾盂积水，甚至肾衰竭。

☞考点：前列腺增生症的概念和病理特点

二、前列腺癌

前列腺癌（carcinoma of the prostate）是源自前列腺上皮的恶性肿瘤，好发于50岁以上中老年人，发病率随着年龄的增长逐步提高。病因及发病机制尚不清楚。一般认为，激素因素在前列腺癌的发生中具有一定作用；5%～10%的前列腺癌和基因相关。而前列腺增生与前列腺癌无直接关系。

图24-16　前列腺增生

a. 肉眼观；b. 镜下观，以腺体增生为主，平滑肌轻度增生，腺体呈囊性扩张，腔内含有淀粉小体或钙化小结

图 24-17 前列腺腺癌

a. 高分化；b. 中分化；c. 低分化

1. 病理变化 肉眼观，75% 的前列腺癌发生在前列腺外周区，呈结节状，质地硬韧，与周围前列腺分界不清。镜下观，基本表现为前列腺正常的小叶、导管和腺泡结构紊乱，瘤细胞呈片状、条索状、管状、乳头状、腺泡状，甚至呈单行或散在排列。高分化腺癌的腺泡呈单层结构，基底层细胞消失，腺上皮细胞核仁增大。可见脉管、神经侵犯（图 24-17）。

2. 病理临床联系 由于前列腺癌多发生于前列腺外周部腺体，所以肿瘤早期症状不明显，有时当出现转移时才被发现。晚期出现排尿困难、血尿、局部疼痛等症状。

3. 转移及扩散 早期可浸润包膜，晚期可侵犯邻近组织，如精囊、膀胱、尿道等。但直肠侵犯较少。淋巴道转移首先至闭孔淋巴结，随之到内脏淋巴结、胃底淋巴结、髂骨淋巴结、骶骨前淋巴结和主动脉旁淋巴结。血道转移主要转移到骨，尤以脊椎最常见，其次是股骨近端、盆骨和肋骨。

☞考点：前列腺癌的病理特点

目 标 检 测

1. 水泡状胎块的特点是（ ）
　　A. 绒毛间质高度水肿　　　　B. 绒毛间质血管增生
　　C. 绒毛滋养细胞萎缩　　　　D. 绒毛间质脱水
　　E. 绒毛细胞恶变

2. 子宫内膜增生症的表现哪项不对（ ）
　　A. 子宫内膜增生　　　　B. 闭经
　　C. 经量多　　　　D. 不孕
　　E. 阴道流血

3. 宫颈息肉为（ ）
　　A. 子宫颈腺瘤　　　　B. 癌前病变
　　C. 慢性炎症　　　　D. 腺体萎缩
　　E. 腺体扩张

4. 最容易血道转移的是（ ）
　　A. 乳腺癌　　　　B. 宫颈癌

　　C. 卵巢癌　　　　D. 子宫内膜癌
　　E. 绒癌

5. 宫颈癌发生与下列哪项无关（ ）
　　A. 避孕　　　　B. 宫颈糜烂
　　C. 人流　　　　D. 早婚
　　E. 多产

6. 哪项不是良性葡萄胎的表现（ ）
　　A. 子宫比一般正常妊娠月份大
　　B. 无胎心
　　C. 无胎动
　　D. HCG 阴性
　　E. 阴道流血

7. 乳腺癌的最好发生在（ ）
　　A. 外上象限　　　　B. 中央区
　　C. 内上象限　　　　D. 内下象限
　　E. 外下象限

8. 宫颈上皮内瘤变发生为（ ）
　　A. HPV 感染相关　　　　B. 与不孕相关
　　C. 不易癌变　　　　D. 常见于宫底
　　E. 与避孕相关

9. 子宫颈癌多为（ ）
　　A. 鳞癌　　　　B. 腺癌
　　C. 腺鳞癌　　　　D. 绒癌
　　E. 未分化癌

10. 子宫内膜异位症主要症状为（ ）
　　A. 痛经　　　　B. 不孕
　　C. 月经过多　　　　D. 阴道流血
　　E. 恶心

11. 绒毛膜上皮癌特点为（ ）
　　A. 滋养层细胞高度增生　　　　B. 肿瘤呈膨胀性生长
　　C. 低度恶性　　　　D. 不转移
　　E. 可见水泡状结构

12. 乳腺癌最易经淋巴道转移至（ ）
　　A. 颈部淋巴结　　　　B. 腋窝淋巴结
　　C. 锁骨上淋巴结　　　　D. 锁骨下淋巴结
　　E. 胸骨旁淋巴结

13. 绒癌多发生于（ ）

A. 发生于流产后　　B. 发生于正常分娩后
C. 水泡状胎块后　　D. 异位妊娠后
E. 以上都不对

14. 乳腺增生病的发生系(　)
 A. 黄体素水平低下
 B. 雌激素水平低下
 C. 黄体素水平升高
 D. 黄体素、雌激素水平都低
 E. 以上都不对

15. 乳腺癌的高危因素下列哪项不对(　)
 A. 家族中有乳腺癌史
 B. 未哺乳或哺乳不正常
 C. 终身未生育或高龄生育
 D. 多产
 E. 月经初潮早于 13 岁,绝经年龄迟于 55 岁

16. 前列腺癌血道转移最易转移的部位是(　)
 A. 骨　　　　B. 肝
 C. 肺　　　　D. 肾上腺
 E. 脑

17. 乳腺癌患者皮肤呈"橘皮样"外观是由于(　)
 A. 乳腺真皮层淋巴管被癌细胞阻塞
 B. 大量纤维组织增生
 C. 癌细胞侵犯皮肤
 D. 癌细胞坏死
 E. 癌细胞转移

18. 下列哪种情况属于癌前病变(　)
 A. 子宫颈糜烂　　B. 子宫颈息肉
 C. 子宫颈肥大　　D. 子宫颈腺囊肿
 E. 子宫颈损伤

(赵江波)

第25章 传 染 病

学习目标

掌握结核病、原发性肺结核病、原发综合征、继发性肺结核病的概念,结核病的基本病理病变,原发性肺结核的转归,继发性肺结核病的病变类型。

理解结核病的病因、发病机制及基本病变的转变规律,伤寒病、细菌性痢疾、阿米巴病、血吸虫病、流行性脑脊髓膜炎、流行性乙型脑炎的病理变化。

了解常见的肺外结核病,伤寒病、细菌性痢疾、阿米巴病、血吸虫病、流行性脑脊髓膜炎、流行性乙型脑炎、流行性出血热、尖锐湿疣、淋病、梅毒、艾滋病的病因、发病机制和病理临床联系。

传染病是指由各种病原体(如细菌、病毒、寄生虫等)引起的、能在人与人之间或人与动物之间传播的一类疾病。随着人类医疗水平的进步,传染病有所控制。进入21世纪以来,由于人口的流动增加、病原体的抗药性、生态环境遭的破坏等原因,部分传染病(如结核、疟疾等)死灰复燃,新的传染病(如艾滋病、非典型肺炎等)陆续出现。

第1节 结 核 病

结核病(tuberculosis)是由结核杆菌引起的一种慢性传染病。结核病又称为痨病和"白色瘟疫"。以肺结核最为常见,但全身各器官也可发生。病理上属于慢性肉芽肿性炎症,典型病变为结核结节或伴有不同程度干酪样坏死。

☞考点:结核病的概念

一、病因及发病机制

1. 病原体 结核杆菌分为人型(图25-1)、牛型、鼠型和鸟型,人类结核病的致病菌主要是人型,少数是牛型。结核杆菌无侵袭性酶,不产生内外毒素,其毒力与菌体含的脂质、蛋白质和多糖类等化学成分有关,上述三者结合成为糖脂和糖肽脂(蜡质D)。

2. 传染源 结核病患者和带菌者。

3. 传播途径 主要经呼吸道传染,少数经消化道传染,偶经皮肤伤口传染。

4. 发病机制 结核病的发生、发展取决于:①感染的菌量及其毒力;②机体的免疫力;③结核菌所致的变态反应。结核病的免疫反应和变态反应(Ⅳ型)

同时发生或相伴出现。人体对结核菌的免疫反应以细胞免疫为主,结核杆菌第一次作用于T淋巴细胞使其致敏,当再次与结核杆菌相遇时,致敏的淋巴细胞可很快分裂、增殖,并释放出各种淋巴因子,如巨噬细胞趋化因子、聚集因子、移动抑制因子及激活因子等,这些因子作用于巨噬细胞,使其吞噬消灭结核菌。但机体在形成抗结核杆菌免疫的同时,也形成了对结核菌的迟发型变态反应。变态反应的出现提示机体已获得免疫力,对病原菌有抵抗力,然而变态反应同时伴随局部组织干酪样坏死和全身中毒症状。结核病基本病变与机体的免疫状态的关系见表25-1。

☞考点:结核病的发生机制

表25-1 结核病基本病变与机体的免疫状态的关系

病变	机体状态		结核杆菌		病理特征
	免疫力	变态反应	菌量	毒力	
渗出为主	低	较强	多	强	浆液性或浆液纤维素性
增生为主	较强	较弱	少	较低	结核结节
坏死为主	低	强	多	强	干酪样坏死

二、基本病理变化

1. 渗出性病变 在结核性炎症的早期或机体抵抗力低、菌量多、毒力强或变态反应较强时。好发于肺、浆膜、滑膜和脑膜等处。表现为浆液性或浆液纤维素性炎。渗出物可完全吸收或转变为增生为主的病变,变态反应剧烈时,转变为坏死为主的病变。

链 接

全球结核病控制行动在进行

1993年,世界卫生组织(WHO)宣布全球结核病进入紧急状态,并号召各国政府和非政府组织行动起来,与结核病的危机进行斗争。1995年,确定每年的3月24日为世界防治结核病日。1998年,WHO提出遏止结核病全球性伙伴合作。2000年,22个结核病高负担国家部长级会议在荷兰阿姆斯特丹召开,提出《阿姆斯特丹宣言》:结核病已不再仅属于卫生界关注的事,已经成为严重的社会问题。2001年,美国华盛顿部长级会议:号召各国及合作伙伴将采取特别行动,会议提出50天、50周、50月、50年具体行动。

图 25-1　结核病灶中的结核杆菌
a. 抗酸染色；b. 银染

2. 增生为主的病变　当人体免疫力较强、菌量少、毒力较低或变态反应较弱时，病变组织发生增生为主的变化，形成具有一定诊断特征的结核结节。单个结核结节不易看到，三四个结节融合起来才能看到。肉眼观，境界分明，约粟粒大小，呈灰白色或浅黄色。镜下观，典型结核结节中央常见干酪样坏死，周围绕以呈放射状排列的类上皮细胞和一些朗汉斯巨细胞、成纤维细胞、淋巴细胞(图 25-2)。

图 25-2　典型结核结节
中央干酪样坏死不明显，周围见类上皮细胞和朗汉斯巨细胞

3. 坏死为主的病变　当机体抵抗力低、菌量多、毒力强、或变态反应强时，病变组织发生干酪样坏死。干酪样坏死物呈浅黄色，均匀细腻，质地松脆似奶酪样。镜下观，细胞坏死、崩解，呈一片红染无结构的颗粒状物质(图 25-3)。干酪样坏死可长时间保持凝固状态，也可发生液化，一旦液化，结核杆菌可大量繁殖，成为结核杆菌播散、结核病恶化原因之一。

上述三种病变往往同时存在，而以其中一种病变为主，并在一定条件下可以相互转化。

💡考点：结核病的基本病理变化

图 25-3　结核结节伴干酪样坏死
右下角为大片干酪样坏死，周围见类上皮细胞和朗汉斯巨细胞

三、结核病基本病变的转化规律

（一）转向愈合

1. 吸收、消散　是渗出性病变愈合的主要方式，渗出物经淋巴管、血管吸收，使病灶缩小或消失。较小的干酪样坏死灶及增生性病灶，经积极治疗也有吸收、消散的可能。临床上称吸收好转期。

2. 纤维化、纤维包裹及钙化　小的干酪样坏死灶及未被吸收的渗出性病变可以通过纤维化形成瘢痕而愈合。较大的干酪样坏死灶，则发生纤维包裹，中心坏死部分发生钙化。钙化灶内仍残存结核杆菌，日后可能复发为活动性病变。临床上称为硬结钙化期。

（二）转向恶化

1. 病灶扩大　病灶恶化进展时，周围出现渗出性病变，进而形成干酪样坏死，病变逐渐扩大。临床上称为浸润进展期。

2. 溶解播散　干酪样坏死物受蛋白酶的作用发

生溶解、液化。液化物中的结核杆菌可经支气管、淋巴道及血道播散。临床上称为溶解播散期。

☞考点：结核病的基本病变的转化规律

四、肺 结 核 病

结核杆菌大多通过呼吸道感染，故肺结核病最常见。由于初次感染与再次感染结核菌时机体反应性不同，肺部病变的发生和发展各有不同，可分为原发性和继发性肺结核病两类。

（一）原发性肺结核病

原发性肺结核病指机体初次感染结核杆菌而发生的肺结核病。多见于儿童，也称儿童型肺结核病。偶见于未感染过结核杆菌的青少年或成人。

1. 病变特点　结核杆菌经支气管到达肺组织最先引起的病变，称为原发性病灶，通常有一个，直径约1cm，位于通气较好的右肺肺上叶的下部或下叶的上部靠近胸膜处。病变开始为渗出性病变，继之中央发生干酪样坏死，周围形成结核结节。因机体缺乏对结核杆菌的免疫力，结核杆菌很快侵入淋巴管，到达肺门淋巴结，引起肺门淋巴结明显肿大。肺的原发病灶、淋巴管炎和肺门淋巴结结核三者合称为原发综合征（图25-4）。

图 25-4　肺结核原发综合征
右肺胸膜下的干酪样坏死为原发灶（↑），肺门淋巴结见干酪样坏死灶（▲），气管旁淋巴结播散（△）

☞考点：原发性肺结核病、原发综合征概念

2. 发展和结局

（1）自然痊愈：约98%原发性肺结核病症状轻微而短暂，在不知不觉中，由于机体免疫力逐渐增强，通过完全吸收、纤维化、纤维包裹或钙化等方式痊愈。

（2）病变恶化：少数患者因营养不良或患其他传染病，使机体抵抗力下降，病情恶化，临床上出现明显结核中毒症状。肺内及肺门淋巴结病变继续扩大，并

通过以下途径播散：①支气管播散，引起邻近或远隔的肺组织的多发性小叶性干酪样肺炎；②淋巴道播散，累及多数肺门淋巴结及纵隔淋巴结。还可进一步累及腹膜后肠系膜淋巴结、颈部淋巴结；③血道播散，引起血源性结核病，如全身粟粒性结核病、肺粟粒性结核病、肺外器官结核病等。

☞考点：原发性肺结核病的转归

▶ 案例 25-1

患者，男，13岁。呕吐、发热10天，嗜睡4天。其父亲患肺结核病多年。X线胸片示双肺弥漫粟粒大小结节，右上肺下部近胸膜处有一直径1.5cm灰白圆形结节病灶，纵隔增宽，肺门淋巴结增大。可见肺原发灶和肺门呈哑铃状阴影。

问题：

该患儿所患哪种疾病？诊断依据是什么？病变特点是什么？

（二）继发性肺结核病

继发性肺结核病是指机体再次感染结核杆菌后所发生的肺结核病。主要见于成年人，又称成人型肺结核。其感染源：①外源性再感染，即结核杆菌由外界再次入侵机体；②内源性再感染，即结核杆菌来自体内原有的结核病灶。目前认为，多认为以内源性感染为主。

☞考点：继发性肺结核病的概念和感染源

1. 病变特点　病变多开始于肺尖部，而且右肺多见。这是由于此处局部血液循环较差，加之通气不畅，以致局部组织抵抗力较低，结核菌易于在此处繁殖而发病。由于变态反应，病变发展迅速而剧烈，易发生干酪样坏死。由于免疫力较强，在坏死灶周围形成结核结节。免疫反应使病变局限化，防止结核菌沿淋巴道和血道播散，病变在肺内主要通过受累的支气管播散。病程较长，随着机体免疫力和变态反应的消长，病情呈波浪式起伏，病变轻重、新旧不一，复杂多样，上重下轻。

由于继发性肺结核系再次感染，机体对细菌已有一定的免疫力，所以其病变与原发性肺结核相比，有所不同。原发性结核病与继发性肺结核病的比较（表25-2）。

表 25-2　原发性结核病与继发性肺结核病的比较

	原发性结核病	继发性肺结核病
结核菌感染	初次	再次
好发人群	儿童	成人
特异性免疫力	低	一般较高
病变特征	原发综合征	新旧病灶并存，较局限

续表

	原发性结核病	继发性肺结核病
病理性质	渗出、坏死为主	肉芽肿形成和坏死为主
播散途径	淋巴道、血道	支气管
病程	短,多自愈	长,需治疗
起始病灶	上叶下部、下叶上部近胸膜处	肺尖部

2. 病变的类型 继发性肺结核病根据其病理变化特点及临床经过,分为几种类型。

(1) 局灶型肺结核:属于无活动性肺结核,是继发性肺结核的早期改变,多位于右肺尖下,病变可为单个或多个,约 0.5~1cm 大小,多数以增生性病变为主,常发生纤维化、钙化而痊愈。

(2) 浸润型肺结核:属于活动性肺结核,是继发性肺结核中最常见的类型,多由局灶型肺结核发展而来。病变中央有不同程度的干酪样坏死灶,周围为渗出性炎(图 25-5)。镜下观,病灶中央常发生干酪样坏死。肺泡充满浆液、单核细胞、淋巴细胞和少数中性粒细胞。本型病变的转归视机体的免疫力强弱而异,一般经过治疗和休息,可经吸收或纤维化、包裹、钙化痊愈。如患者的抵抗力下降,则可形成大量的干酪样坏死,坏死物液化后,可侵蚀临近的支气管并排出,并形成急性空洞。空洞大小不等、形状不规则、壁薄、洞壁坏死层内含大量细菌,经支气管播散,可引起干酪性肺炎,因容易造成传染,即所谓开放性肺结核。急性空洞一般较小,经适当治疗后,肉芽组织填满形成瘢痕而痊愈。急性空洞若经久不愈,可发展为慢性纤维空洞型肺结核。

☞考点:浸润型肺结核的转归

图 25-5 浸润性肺结核

病变位于肺尖部,为渗出性,境界不清楚,可见结核结节

(3) 慢性纤维空洞型肺结核:属于开放性肺结核,在浸润型肺结核形成急性空洞的基础上发展而来。主要病变特点是:①在肺内有一个或多个厚壁慢性空洞形成。洞壁分三层,内层为干酪样坏死物质,其中有大量结核杆菌;中层为结核性肉芽组织;外层为增生的纤维结缔组织(图 25-6)。②同侧或对侧肺组织可见由支气管播散引起的很多大小不等、新旧不一,病变类型不同且愈往下愈新鲜的病灶。③后期肺组织严重破坏,广泛纤维化、胸膜肥厚并与胸壁粘连,使肺体积缩小、变形,肺功能降低或缺失。

图 25-6 慢性纤维空洞型肺结核

因空洞与邻近的支气管相通,成为结核病的传播源,故此型又有开放性肺结核之称。临床上,病程常历时多年,时好时坏。体积较大的空洞治疗后,洞壁结核性肉芽组织逐渐转为纤维瘢痕组织,空洞仍存在,但已无菌,故这种愈合方式称开放性愈合。

☞考点:慢性纤维空洞型肺结核的病变特点

(4) 干酪性肺炎:机体免疫力低、对结核杆菌变态反应过高时,由浸润型肺结核或急性、慢性空洞内的结核杆菌经支气管播散而致。按病变范围大小的不同,可分为小叶性和大叶性干酪性肺炎。镜下观,主要为广泛的干酪样坏死,肺泡腔内有大量浆液纤维素性渗出物,内含以巨噬细胞为主的炎性细胞。患者因吸收了组织坏死崩解产物而产生严重中毒症状,如未及时治疗,可迅速死亡。此型已很少见。

☞考点:干酪性肺炎的转归

(5) 结核球:又称结核瘤(tuberculoma),是孤立的有纤维包裹、境界分明的球形干酪样坏死灶,直径 2~5cm,常位于肺上叶,相对静止,临床多无症状

（图 25-7）。抗结核药物治愈可能性小，临床上多采用局部手术切除。

图 25-7 肺结核球

（6）结核性胸膜炎：在原发性和继发性结核病的各个时期均可发生，分为渗出性和增生性两种。①渗出性结核性胸膜炎又称湿性结核性胸膜炎，较为多见。患者多为青年，由肺内的原发病灶或肺门淋巴结病灶中的结核分枝杆菌播散至胸膜所致。病变主要表现为浆液纤维素性炎。浆液渗出量多可出现胸水，为草绿色或血性。如渗出物中纤维素较多，可发生机化而使胸膜增厚粘连。②增生性结核性胸膜炎又称干性结核性胸膜炎，由肺结核病灶直接蔓延至胸膜所致，常发生纤维化而痊愈，常使局部胸膜增厚粘连。

五、肺外结核病

肺外结核病，除淋巴结结核是由淋巴道播散所致、消化道结核可由咽下的食物或痰液直接感染、皮肤结核可通过损伤的皮肤感染外，其他各器官的结核病，多为原发性肺结核病经血道播散所致。

（一）肠结核病

肠结核病可分为原发性和继发性。原发性少见，常发生于小儿，因饮用带结核杆菌的牛奶而引起原发性综合征（肠原发性结核性溃疡病、结核性淋巴管炎及肠系膜淋巴结结核），以回盲部为其好发部位，与该部位淋巴组织丰富、食物停留时间长、易发生机械损伤有关。绝大多数肠结核继发于活动性空洞型肺结核病。依病变特点的不同分为两型。①溃疡型：多见，为发生干酪样坏死，破溃后形成溃疡。由于结核菌随肠壁环形淋巴管播散，因此溃疡多呈环状，与肠长轴垂直。溃疡愈合后常因为瘢痕形成和收缩引起肠腔狭窄。②增生型：较少见，为回盲部大量结核性肉芽组织增生，并引起肠壁纤维化致肠壁增厚、肠腔狭窄。

☞考点：肠结核病好发于回盲部的发生机制

（二）结核性腹膜炎

结核性腹膜炎多见于青少年，大多继发于溃疡型肠结核、肠系膜淋巴结结核或输卵管结核，分为湿性和干性。①湿性结核性腹膜炎：以渗出为主，除腹膜大量结核结节外，腹腔内可见大量黄色混浊或血性腹水。②干性结核性腹膜炎：以增生为主，腹膜上可见大量结核结节及大量纤维素性渗出物，机化后引起腹腔器官广泛粘连。

（三）结核性脑膜炎

结核性脑膜炎以小儿多见，成人较少。主要由结核杆菌血行播散所致，常为全身粟粒性结核病的一部分。肉眼观，脑膜充血，脑回变平，以脑底最为明显。蛛网膜下隙内有多量灰黄色混浊胶样渗出物积聚，偶见粟粒大小的灰白色结核结节。镜下观，蛛网膜下隙内炎性渗出物，主要由浆液、纤维素、巨噬细胞和淋巴细胞组成，常见干酪样坏死，偶见典型结核结节形成。渗出物多时蛛网膜下隙阻塞，影响脑脊液循环，可引起脑积水。临床上可有头痛、喷射性呕吐等颅内高压的症状。

☞考点：结核性脑膜炎脑积水的发生机制

（四）肾结核病

肾结核病患者多为 20～40 岁，男性多于女性。多为单侧，双侧者约为 10%。病变始于肾皮、髓质交界处或肾乳头，坏死物破入肾盂沿尿路排出，形成空洞（图 25-8）。结核杆菌随尿液下行，累及输尿管和膀胱。结核菌也可逆行感染对侧肾。

图 25-8 肾结核
病灶呈干酪样，累及整个肾脏，残存肾脏萎缩

（五）生殖系统结核病

生殖系统结核病男性多由尿道感染所致，以附睾结核多见；女性多由血道或淋巴道播散所致，以输卵

管结核多见,其次是子宫内膜和卵巢结核。均可引起继发性不孕或不育症。

（六）骨与关节结核病

骨与关节结核病多由血源播散所致,常见于儿童和青少年。

1. 骨结核 以脊椎结核最常见,多侵犯第10胸椎至第2腰椎。①干酪样坏死型:病变起于椎体,常发生干酪样坏死,破坏椎间盘和邻近椎体。液化的干酪样坏死物可沿筋膜间隙向下流注,至远离病变部位（腰大肌鞘膜下、腹股沟韧带下及大腿部）形成"冷脓肿"（图25-9）。②增生型:较少见,主要形成结核性肉芽组织。

图 25-9 脊椎结核
椎体和椎间盘干酪样坏死,造成椎体塌陷及后凸畸形

2. 关节结核 多数继发于骨结核,通常开始于骨骺端,发生干酪样坏死。当病变发展侵入关节软骨和滑膜时则成为关节结核。关节滑膜内有结核性肉芽组织形成,关节腔内有浆液、纤维素性渗出物,关节附近的软组织呈水肿和慢性炎症,关节明显肿胀,可造成关节强直。

☞考点:骨与关节结核病关节强直的发生机制

（七）淋巴结结核病

淋巴结结核病多见于儿童和青年。以颈部淋巴结最为多见,其次是肺门、气管旁和肠系膜的淋巴结。颈部淋巴结结核(俗称瘰病),结核分枝杆菌多来自肺结核原发病灶中肺门淋巴结,也可来自口腔、咽喉的结核病灶。淋巴结常成群受累,粘连成较大包块,病灶内可有结核性肉芽肿形成及干酪样坏死,坏死物液化后可穿破颈部皮肤,形成窦道。

第2节 伤 寒

伤寒(typhoid fever)是由伤寒杆菌引起的一种急性传染病。病变的主要特点为全身单核-吞噬细胞系统的增生和肉芽肿的形成,以回肠淋巴组织增生最为明显。病后可获得稳固免疫力,很少再次感染。

（一）病因及发病机制

1. 病因 伤寒杆菌为革兰阴性杆菌,能产生强烈的致病内毒素,含有菌体"O"抗原、鞭毛"H"抗原和表面"Vi"抗原,能刺激机体产生相应的抗体,以"O"及"H"抗原性较强,故可用血清凝集试验(肥达反应,Widal reaction)来测定血清中抗体的增高,可作为临床诊断伤寒的依据之一。传染源为伤寒患者和带菌者。传播途径为消化道,苍蝇为虫媒。

> **链 接** >>>
>
> **传染病消毒的种类**
>
> 传染病消毒分为疫源地消毒和预防性消毒两种。
>
> 1. 疫源地消毒 是指有传染源（病者或病原携带者）存在的地区,进行消毒,以免病原体外传。又分为随时消毒和终末消毒。随时消毒是指能及时杀灭并消除由污染源排出的病原微生物而进行的随时的消毒工作。终末消毒是指传染源住院隔离,痊愈或死亡后,对其原居地点进行的彻底消毒。在医院中传染源停止隔离出院后,对物品及病房的消毒也为终末消毒。
>
> 2. 预防性消毒 是指未发现传染源情况下,对可能被病原体污染的物品、场所和人体进行消毒措施。

2. 发病机制 当伤寒杆菌进入消化道后,如机体的抵抗力或消化功能失调,未被杀灭的细菌进入肠腔,穿过小肠黏膜侵入肠壁淋巴组织,然后蔓延到肠系膜淋巴结,并生长繁殖,部分细菌经胸导管侵入血液引起菌血症,并很快进入肝、脾、骨髓及淋巴结等处繁殖。此时无症状,潜伏10天左右,称为潜伏期。当细菌及其毒素由全身单核-吞噬细胞系统再次进入血流而引起败血症时,全身出现中毒症状和各器官的病变。在发病的第2~3周,胆囊内的细菌再次进入小肠,使致敏的肠黏膜淋巴组织坏死脱落而形成溃疡。

☞考点:伤寒的发病机制

（二）病理变化

全身单核-吞噬细胞系统急性增生,增生的巨噬细胞体积大,胞质内常有被吞噬的伤寒杆菌、红细胞、淋巴细胞和坏死细胞碎片,而吞噬红细胞的作用尤为明显,这种巨噬细胞称为伤寒细胞。很多伤寒细胞聚集成结节状,称为伤寒小结或伤寒肉芽肿（图25-10）,

是伤寒的特征性病变,具有病理诊断价值。

1. 单核-吞噬细胞系统的病变

(1)肠道病变:以回肠末端集合淋巴小结和孤立淋巴小结的病变最显著。可分为4期,每期大约持续一周(图25-11)。

1)髓样肿胀期:发病第1周。肉眼观,肠壁充血水肿,淋巴组织明显增生肿胀,凸出于黏膜表面,呈圆形或椭圆形,灰白色、质软,表面凹凸不平,状似脑回,故称为"髓样肿胀"。镜下观,病灶内伤寒细胞增生形成伤寒肉芽肿。周围组织充血水肿,淋巴细胞、浆细胞浸润。

2)坏死期:发病第2周。肉眼观,肿胀的淋巴组织及表面的黏膜发生坏死,呈灰黄或黄绿色。镜下观,坏死组织呈一片无结构的红染物质,周围和底部可见典型的伤寒肉芽肿。

3)溃疡期:发病第3周。坏死灶溶解、脱落形成溃疡,肉眼观,溃疡呈圆形、椭圆形,长轴与肠道长轴平行,深浅不一,严重者可引起肠穿孔。

4)愈合期:发病第4周。坏死组织完全脱落,底部和边缘长出肉芽组织将溃疡填平。周围黏膜再生覆盖而愈合。

☞考点:单核-吞噬细胞系统的病变中形成髓样肿胀的发生机制

图 25-10　伤寒肉芽肿

大量伤寒细胞增生,其胞质内可见吞噬的淋巴细胞红细胞及组织碎片

图 25-11　伤寒肠道病变

a. 髓样肿胀期;b. 坏死期至溃疡期;c. 溃疡期至愈合期

（2）单核-吞噬细胞系统的其他组织病变

1）肠系膜淋巴结病变：回肠下段肠系膜淋巴结肿大、质软。镜下观，淋巴窦扩大，充满伤寒细胞，并有伤寒肉芽肿形成。

2）脾脏：肿大、质软、包膜紧张，切面暗红。镜下观，大量的伤寒细胞增生，并有伤寒肉芽肿形成。

3）肝脏：肿大、质软、包膜紧张。镜下观，肝细胞变性、灶状坏死及伤寒肉芽肿形成。肝窦扩张充血，汇管区巨噬细胞、淋巴细胞浸润。

4）骨髓：可见伤寒肉芽肿和局灶性坏死，粒细胞系统被增生的巨噬细胞代替，故中性粒细胞减少。

2.其他器官的变化　由于细菌毒素侵入血流，可以造成全身其他脏器的中毒损害。心肌可发生变性坏死，收缩力下降，加之毒素使迷走神经兴奋，可出现相对缓脉。脑毒素引起小血管内膜炎，神经细胞变性坏死，胶质细胞增生。其他皮肤出现淡红色小丘疹，膈肌、腹直肌、股内收肌发生蜡样坏死。

（三）病理临床联系

由于菌血症、毒血症逐渐加重，体温持续上升，可出现稽留热、表情淡漠、迟钝、谵妄昏迷。可出现相对缓脉、脾大、玫瑰疹、中性粒细胞和嗜酸粒细胞减少等。此外，细菌在胆囊内大量繁殖并不断向肠道排出，成为伤寒病的主要传染源。

（四）结局及并发症

伤寒患者可有肠出血、肠穿孔、支气管肺炎等并发症，败血症、肠出血和肠穿孔是本病的主要死亡原因。如无并发症，一般经4～5周痊愈。慢性感染病例亦可累及关节、骨、脑膜及其他部位。

☞考点：伤寒的并发症

第3节　细菌性痢疾

细菌性痢疾（bacillary dysentery）简称菌痢，是由痢疾杆菌引起的肠道传染病，主要病变为结肠黏膜的纤维素性炎，以大量纤维素渗出形成假膜为特征。

（一）病因及发病机制

1.病因　致病菌痢疾杆菌，为革兰阴性短杆菌，我国以福氏菌多见。患者和带菌者为传染源。传播途径粪-口传染。

2.发病机制　痢疾杆菌进入消化道后，大部分被胃酸杀灭。少数未被杀灭的病菌进入肠道，由于肠黏膜上皮分泌的特异性抗体的排斥作用，使其不能侵入肠黏膜而发病。但当人体全身或局部抵抗力降低时（过度疲劳、暴饮暴食、胃酸缺乏），进入肠道的痢疾杆菌可侵入肠黏膜，并在其中繁殖，释放毒素，引起肠壁急性炎症和全身毒血症反应。痢疾杆菌对黏膜上皮的侵袭力和细菌裂解产生的内毒素是主要致病因素。

☞考点：细菌性痢疾的发病机制

（二）病理变化

发病部位主要在直肠和乙状结肠。

1.急性菌痢病变特点　初期为肠黏膜的黏液卡他性炎，黏液分泌增多。随后发展为纤维素性炎，坏死的上皮、纤维蛋白、红细胞、白细胞共同凝集成假膜（图25-12）。约发病1周后假膜脱落，形成大小不等、形状不一的"地图状"表浅溃疡，很少累及肌层。最终黏膜上皮再生修复。

☞考点：细菌性痢疾的好发部位

图25-12　细菌性痢疾

a.黏膜表面呈糠皮样外观；b.假膜由纤维素和炎细胞构成

2. 慢性菌痢病变特点　肠道病变此起彼伏,新旧病变常同时存在。慢性溃疡可达肌层,边缘黏膜过度增生形成息肉,肠壁反复损伤修复形成瘢痕,使之增厚变硬甚至狭窄。

3. 中毒性菌痢　肠道病变不明显。

（三）病理临床联系

1. 急性菌痢　早期因急性卡他性炎排水样黏液便,后因小血管损伤,排黏液脓血便。由于炎症刺激直肠壁内的神经末梢和肛门括约肌,患者可出现腹痛和里急后重。细菌毒素吸收可出现发热、头痛、乏力、食欲减退,甚至发生中毒性休克。

2. 慢性菌痢　可出现不同程度的肠道症状,如腹痛、腹泻或腹泻与便秘交替进行。

3. 中毒性菌痢　肠道病变轻,全身症状重,可出现中毒性休克、脑疝、呼吸及循环功能衰竭而致死亡。

📖考点:菌痢腹痛和里急后重的发生机制

案例 25-2

患儿,男,5岁。10天前出现发热、腹痛、腹泻,稀便混有黏液,近2天来排脓血便,伴里急后重,体温高达40℃。在当地医院先后用抗生素治疗8天,疗效不佳。近2天病情加重,高热不退,来本院就诊。入院查体:体温38℃,神志清,精神差,急性病容,腹平软,左下腹压痛,肠鸣音亢进。

粪便检查:黏液(＋＋),白细胞(＋＋＋),红细胞(＋＋＋)。粪便培养:痢疾杆菌(＋)。

问题:

该患者所患疾病是什么? 病因是什么? 传播途径是什么?

第4节 肠阿米巴病

肠阿米巴病(intestinal amoebiasis)是溶组织内阿米巴原虫侵犯结肠并引起的病变。因临床上常出现腹痛、腹泻和里急后重等痢疾症状,故也称肠阿米巴痢疾。

📖考点:肠阿米巴病的概念

（一）病因及发病机制

阿米巴在其生长过程中有滋养体和包囊两种形态。滋养体为致病型,可被胃酸杀死,不能引起传染。包囊为传染型,随食物入胃后能抵抗胃酸的消化,在小肠下段碱性消化液的作用下,虫体脱囊而出,形成滋养体。当机体抵抗力降低时,滋养体凭借其伪足和酶的水解作用,侵入肠壁并大量繁殖引起病变。如肠壁内滋养体侵入血流,则引起肠外阿米巴病。

其发病机制与下列因素有关:①阿米巴产生肠毒素损伤肠黏膜;②滋养体表面的伪足附着、破坏组织并吞噬和降解已破坏的细胞。

📖考点:阿米巴病的发病机制

（二）病理变化

肠阿米巴病变主要发生在盲肠、升结肠,其次为乙状结肠和直肠。病理变化主要是肠壁组织液化性坏死,形成口小底大的烧瓶状溃疡。

1. 急性期　肉眼观,早期肠黏膜表面有散在分布的点状坏死或表浅溃疡(图25-13),随着病变的进展,阿米巴穿过黏膜肌层到达黏膜下层并向四周蔓延,引起更广泛的组织坏死,形成烧瓶状的溃疡,边缘呈潜行性,对本病具有诊断意义(图25-14)。甚至相邻溃疡相互沟通形成黏膜下隧道,其表面黏膜大块坏死脱落形成巨大溃疡,可引起肠出血、肠穿孔。镜下观,坏死组织周围有少量的淋巴细胞和浆细胞浸润,在与正常组织交界处可找到阿米巴滋养体(图25-15)。

图25-13　结肠急性阿米巴痢疾

肠黏膜上可见许多散在分布、大小不等的圆形溃疡,边缘略隆起

图25-14　肠阿米巴病

结肠黏膜内可见口小底大的潜行性溃疡形成,液化性坏死

2. 慢性期　病变复杂,部分溃疡愈合,部分溃疡扩大,肠壁纤维组织增生及肠黏膜息肉形成,使肠壁增厚、变硬,肠腔狭窄。

图 25-15　结肠阿米巴病
肠黏膜发生液化、坏死、溃疡边缘部见阿米巴滋养体

案例 25-3

患者，男，29 岁。因右下腹疼痛、腹泻、低热 7 天就诊。大便呈果酱样、腥臭。粪便检查：红细胞（＋＋），白细胞（＋），查见阿米巴滋养体。

问题：

患者所患疾病是什么？主要病理变化有哪些？常见并发症有哪些？

（三）病理临床联系

阿米巴病急性期，因肠壁受炎症刺激蠕动增强、黏液分泌增多，患者可出现腹痛、腹泻，大便呈果酱样，有腥臭味。如阿米巴侵入血流，可发生肠外阿米巴病，如阿米巴性肝脓肿、肺脓肿、脑脓肿。

考点：阿米巴病腹痛和里急后重的发生机制

细菌性痢疾与阿米巴痢疾的鉴别见表 25-3。

表 25-3　细菌性痢疾与阿米巴痢疾的鉴别

	细菌性痢疾	阿米巴痢疾
病原体	志贺菌属	溶组织内阿米巴
发病部位	乙状结肠、直肠	盲肠、升结肠
病理变化	纤维素性炎，溃疡较浅，大小不一	液化性坏死，溃疡较深，烧瓶状
临床表现	毒血症、腹痛、里急后重	毒血症、腹痛、里急后重不明显
大便检查	量少，黏液脓血便	量多，棕红色，腥臭味

（四）结局及并发症

肠阿米巴病的并发症有肠穿孔、肠出血、肠腔狭窄、阑尾炎及阿米巴肛瘘等，亦可引起肝、肺、脑等肠外器官的病变。肠出血较常见，多因病变破坏肠壁小血管所致，大血管被破坏导致大出血者则很少见。肠穿孔亦较少见，而且因本病病变发展较缓，在穿孔前

溃疡底的浆膜层常与邻近组织粘连，故穿孔时仅形成局限性脓肿，很少引起弥漫性腹膜炎。

考点：肠阿米巴病的并发症

第5节　血吸虫病

血吸虫病（schistosomiasis）是由于血吸虫寄生于人体引起的寄生虫病。

（一）病因及发病机制

血吸虫病在我国是由日本血吸虫引起，当人体接触疫水时，尾蚴钻入人体渐变为童虫，童虫随静脉或淋巴管进入血液循环，分布到全身，引起病变。发病机制为，尾蚴分泌毒素及死后崩解物的刺激，成虫对寄生部位的机械性刺激及其代谢物引起的免疫性损害，虫卵也可以引起免疫性损害。

考点：血吸虫病的发病机制

（二）病理变化

尾蚴引起的病变为真皮过敏性炎症，表现为皮肤红色小丘疹，镜下真皮毛细血管充血、出血、炎细胞浸润。童虫引起的病变为血管炎及血管周围炎。成虫可引起静脉内膜炎及静脉周围炎。本病的主要病变是虫卵沉积在结肠壁和肝内形成急慢性虫卵结节。

1. 急性虫卵结节　肉眼观，呈灰黄色、颗粒状，直径 0.5～4mm 大小。镜下观，结节中央可见多个成熟的虫卵，卵壳薄，有折光性，表面附有放射状嗜酸性棒状体。虫卵周围可见大量嗜酸粒细胞聚集并发生坏死，形成嗜酸性脓肿（图 25-16）。病灶中可见菱形或多面形有折光性的蛋白性晶体，由嗜酸粒细胞的嗜酸性颗粒互相融合而成，即 Charcot-Leyden 结晶。随后毛蚴死亡，脓肿周围出现肉芽组织增生，并有大量

图 25-16　嗜酸性脓肿
结节中央有数个成熟的虫卵，周围大量嗜酸粒细胞浸润

的嗜酸粒细胞及少量淋巴细胞、巨噬细胞浸润。随着病变的发展,巨噬细胞逐渐代替嗜酸粒细胞,并出现向结节中央呈放射状排列的类上皮细胞,构成晚期急性虫卵结节。

2. 慢性虫卵结节　在晚期急性虫卵结节的基础上,结节内的坏死物被吸收,虫卵破裂或钙化,周围类上皮细胞增生并出现异物巨细胞,周围有淋巴细胞浸润,其形态类似结核结节。最终,结节内纤维组织增生并逐渐纤维化,其中死亡钙化的虫卵可长期存留,成为病理学上诊断血吸虫病的依据。

（三）病理临床联系

1. 结肠病变　主要累及直肠和乙状结肠,临床上可出现腹痛、腹泻、便血等症状。晚期肠壁增厚变硬,部分黏膜呈息肉状增生,少数病例可并发管状或绒毛状腺瘤甚至癌变。

2. 肝脏　虫卵随血流侵入肝脏,可致血吸虫肝硬化。

3. 脾脏　成虫代谢产物刺激单核-吞噬细胞系统,加之肝硬化门脉高压,可致脾大、脾功能亢进。

4. 肺　大量虫卵沉积于肺时,形成虫卵结节,周围伴有炎症反应。见于严重感染的早期病例。

第6节　流行性脑脊髓膜炎

流行性脑脊髓膜炎(epidemic cerebrospinal meningitis)是由脑膜炎奈瑟菌引起的脑脊髓膜的急性化脓性炎症,简称流脑。以冬春季节发病多见,多好发于10岁以下的儿童。

☞考点:流行性脑脊髓膜炎的概念

（一）病因及发病机制

致病菌为脑膜炎奈瑟菌,为革兰阴性球菌,存在于患者和带菌者的鼻咽部,由飞沫经呼吸道传播。当人体抵抗力降低时,细菌经呼吸道黏膜侵入血流,少数经血-脑屏障进入脑脊髓膜引起病变。

（二）病理变化

肉眼观,脑脊髓膜高度充血,蛛网膜下隙有灰白、灰黄色脓性渗出物,脑室也可积脓。镜下观,蛛网膜下隙有大量中性粒细胞、少量淋巴细胞、单核细胞及纤维素渗出物,小血管扩张充血(图25-17)。

（三）病理临床联系

因败血症和脑脊髓膜病变,患者出现寒战、高热、头痛、呕吐、昏迷、抽搐、小儿前囟饱满等颅内高压症状。脊神经根受刺激可出现颈项强直、克尔尼格征等脑膜刺激征。少数患者可出现休克和皮肤、黏膜、双肾上腺广泛出血及急性肾上腺皮质功能衰竭,称华-佛综合征(Waterhouse-Friederichsen syndrome)。

图25-17　流行性脑脊髓膜炎
脑膜表面血管高度扩张、充血,蛛网膜下隙内见大量的脓性渗出物

（四）结局及并发症

由于磺胺类药物和抗生素的广泛应用,如及时治疗,多数患者均能痊愈。目前,死亡率已至5%以下。如治疗不当,病变可由急性转为慢性,并可发生以下后遗症:①脑积水,由于脑膜粘连,脑脊液循环障碍所致;②颅神经受损麻痹,如耳聋、视力障碍、面神经麻痹等;③脑底部动脉炎所致的阻塞性病变,引起相应部位脑梗死。

第7节　流行性乙型脑炎

流行性乙型脑炎(epidemic encephalitis B)是由乙型脑炎病毒引起的脑实质的变质性炎,简称乙脑。

☞考点:流行性乙型脑炎的概念

（一）病因及发病机制

乙型脑炎病毒为嗜神经RNA病毒。传染源为患者和中间宿主,蚊类为虫媒,当带病毒的蚊叮人吸血时,病毒即进入人体血液中,如果进入人体的病毒少、毒力低或人体抵抗力强,可形成隐性感染,反之病毒侵入中枢神经系统而致病。

☞考点:流行性乙型脑炎的发病机制

（二）病理变化

主要广泛累及脑实质,以大脑皮质、基底核、视丘最重,小脑、延髓、桥脑次之,脊髓最轻。肉眼观,软脑膜及脑实质充血水肿,严重者可有小的坏死灶。镜下观:①神经细胞变性坏死,周围有增生的胶质细胞围绕,称神经胶质细胞卫星现象,小胶质细胞及中性粒细胞侵入变性坏死的神经细胞,称噬神经细胞现象(图25-18)。坏死的神经组织最后变为筛网状的软化灶。②脑血管扩张充血,周围间隙增宽,有以淋巴细胞为主的炎细胞成袖套状浸润(图25-19)。③胶质细胞灶性或弥漫性增生。

图 25-18　流行性乙型脑炎噬神经细胞现象
退变的神经细胞胞质中可见小胶质细胞浸润

图 25-19　流行性乙型脑炎
脑血管周围炎细胞呈袖套状浸润

(三) 病理临床联系

病毒血症可引起高热、全身不适。神经细胞变性坏死可出现嗜睡、昏迷、抽搐。脑充血、水肿可引起颅内高压症状。脑膜刺激症状较轻。流行性脑脊髓膜炎和流行性乙型脑炎的鉴别 (表 25-4)。

☞考点:流行性乙型脑炎的概念

表 25-4　流行性脑脊髓膜炎和流行性乙型脑炎的鉴别

	流行性脑脊髓膜炎	流行性乙型脑炎
病原体	脑膜炎奈瑟菌	流行性乙型脑炎病毒
传染途径	呼吸道	虫媒 (蚊类)
流行季节	冬春	夏秋
病理特点	脑脊髓膜化脓性炎	脑实质变质性炎
临床特点	颅内高压和脑膜刺激征为主	嗜睡、昏迷等脑实质损害症状
结局	多数治愈,少数转为慢性,后遗症有脑积水、脑神经受损、脑底动脉炎所致的阻塞性病变	多数痊愈,少数留有痴呆、言语障碍、肢体瘫痪等后遗症

(四) 结局及并发症

乙脑患者经过治疗,大多数在急性期后痊愈。部分患者由于病变较重,可出现痴呆、言语障碍、肢体瘫痪等,这些表现经数月之后多能恢复正常,少数严重病例不能恢复,可留下后遗症。

第 8 节　流行性出血热

流行性出血热 (epidemic hemorrhagic fever, EHF) 是由病毒引起的自然疫源性传染病,病理变化为全身小血管的出血性炎。

☞考点:流行性出血热的概念

(一) 病因及发病机制

病原体为汉坦病毒,由黑线姬鼠等鼠类传播。病毒由破损的皮肤、呼吸道或消化道侵入人体,引起病毒血症。同时还通过 I 型、III 型变态反应引起人体的损伤。

☞考点:流行性出血热的发病机制

(二) 病理变化

为全身广泛的小血管损害,表现为充血、出血和水肿,常伴有多个器官的灶性坏死,间质炎症反应轻微,主要为淋巴细胞和单核细胞浸润。器官的变化主要为肾髓质、垂体前叶、肾上腺髓质的严重充血、出血和坏死以及心房内膜下的弥漫性出血。

(三) 病理临床联系

发热,主要为病毒血症所致。出血,主要为皮肤、内脏出血,与血管壁损伤、血小板异常及 DIC 有关。休克,病毒血症所致血管壁损伤、DIC 使血容量减少,垂体、肾上腺损伤使升压物质减少,心脏病变致心肌收缩力下降,多因素综合促使休克的发生。急性肾衰竭,一方面是肾本身病变所致,另一方面也是休克引起的重要反应。

第 9 节　常见性传播疾病

性传播疾病 (sexually transmitted diseases, STD) 是通过性接触而传播的一组传染性疾病 (传统中医称之为"花柳病""杨梅疮")。传统的性病只包括梅毒、淋病、软下疳、性病性淋巴肉芽肿和腹股沟淋巴肉芽肿。近十余年来性病谱增宽,已达 20 余种,还包括尖锐湿疣、乙型肝炎、生殖器疱疹、艾滋病等。

> **性病在全世界流行**
>
> 　　近二十年来,人们生活方式改变,如性自由、同性恋、性犯罪、吸毒等,使性病急剧增加,估计全球每天新增性病病例超过 100 万人。在我国,20 世纪 80 年代后随着对外开放及旅游业的发展,性病又死灰复燃,监测表明我国发病率正逐年增高,占全国人口六分之一的年轻人,正日益受到性病的威胁,已成为我国严重的公共卫生问题。我国常见的性病包括淋病、梅毒、非淋性尿道炎、生殖器疣、生殖器疱疹。

一、尖 锐 湿 疣

尖锐湿疣(condyloma acuminatum)是由人乳头瘤病毒感染引起的良性疣状物,是一种常见的性传播疾病。发病率逐年增高,最常发生于20～40岁年龄组。

☞考点:尖锐湿疣的概念

1. 病因及发病机制　主要由HPV6、11、16、18型及33型引起。HPV具有高度的宿主特异性和组织特异性,只侵袭人体皮肤和黏膜,不侵犯动物。尖锐湿疣主要通过性接触而传播,并且可由生殖器部位自体接触传播到非生殖器部位。患有尖锐湿疣的妇女妊娠分娩时,可感染新生儿而发生喉头疣。潜伏期长短不一,从1～2个月到半年以上,平均约4个月。

☞考点:尖锐湿疣的发病机制

2. 病理变化　好发于潮湿温暖的黏膜和皮肤交界部位。男性常见于阴茎冠状沟、龟头、系带、尿道口或肛门附近。女性多见于大小阴唇、阴道、尿道口、宫颈和肛周。肉眼观,初为散在小而尖的乳头,逐渐增大、增多,表面凹凸不平,可互相融合形成鸡冠状或菜花状团块,质软,湿润,呈粉红色、暗红色或乌灰色,顶端可因细菌感染而溃烂,根部有蒂,触之易出血。镜下观,鳞状上皮增生呈现乳头状结构,典型者为细长的尖乳头。表皮角质层轻度增厚、角化不全。棘层肥厚,呈乳头瘤样增生,表皮浅层挖空细胞出现有助诊断。挖空细胞较正常细胞大,胞质空泡状,细胞边缘常残存带状胞质。核大居中,可见双核或多核(图25-20)。尖锐湿疣可长得很大,称为巨大型尖锐湿疣,临床表现颇似鳞状细胞癌,具有组织破坏性,但在病理组织学上仍为良性。

图25-20　尖锐湿疣
鳞状上皮呈乳头状增生,棘细胞增生明显,
浅棘层内见灶性挖空细胞

░░ 案例 25-4

患者,男,34岁。偶然发现阴茎冠状沟散在小而尖的乳头状突起,逐渐增大、增多,融合形成较软、粉红色鸡冠状团块。曾有冶游史。经医院检查,诊断为尖锐湿疣。

问题:

什么是尖锐湿疣?其病因和发病机制是什么?

二、淋　　病

淋病(gonorrhea)是指由淋球菌引起的急性化脓性炎症,是最常见的性病,多发于15～30岁年龄组。

☞考点:淋病的概念

1. 病因　淋球菌为革兰阴性菌,成人几乎全部通过性交传染。此外,污染的衣裤、被褥、毛巾、寝具等也可传染。男女皆可发病,以男性多见。

2. 病理变化及病理临床联系　基本病理改变为化脓性炎症。急性期的主要表现为急性尿道炎。肉眼观,尿道口及其周围黏膜充血、水肿,附有黏液或脓性分泌物,严重时尿道黏膜自尿道口外翻,龟头、包皮发生破溃、糜烂。镜下观,尿道黏膜下充血、水肿及大量中性粒细胞浸润。若炎症蔓延,可引起尿道球腺炎、前列腺炎。感染若经输精管逆行可引起精囊炎、附睾炎,造成不育。

急性期淋病,有脓尿、尿痛、尿频、尿急等症状,全身则有发热,白细胞增高等表现。急性淋病若治疗不彻底可转变成慢性。慢性淋病性尿道炎,由于结缔组织增生,逐渐形成瘢痕,造成尿道狭窄,因而出现排尿困难,甚至出现尿潴留或并发尿道瘘。

母婴传播可引起新生儿淋病性结膜炎,重者可引起角膜溃疡甚至失明。淋球菌还可侵入血造成淋球菌性败血症,并发淋球菌性皮疹、腱鞘炎、关节炎、心内膜炎、脑膜炎等。

☞考点:淋病尿道狭窄的发生机制

三、梅　　毒

梅毒(syphilis)是梅毒螺旋体引起的一种慢性传染病,通常通过性交传播。病原体由皮肤或黏膜侵入人体,引起灶性闭塞性动脉内膜炎、小血管周围炎及树胶样肿(gumma)。流行于世界各地,新中国成立后经积极防治基本消灭了梅毒,但近年来又有新的病例发现,尤其在沿海城市有流行趋势。

☞考点:梅毒的概念

1. 病因及发病机制　病原体为梅毒螺旋体(苍白密螺旋体),传染源为梅毒患者,传播途径95%以上经性交传播,少数可经输血、接吻、母婴垂直传播(先天性梅毒)等方式传播。

图 25-21 硬下疳
a. 外阴硬下疳;b. 淋巴细胞、浆细胞浸润,血管炎

梅毒螺旋体从破损处进入机体后,先侵入皮肤淋巴管附近的淋巴结,后经血循环播散全身。机体对病原体产生细胞免疫和体液免疫,免疫力的强弱决定疾病的痊愈、隐伏或加重。晚期可导致树胶样肿的形成。

☞考点:梅毒的发病机制

2. 病理变化及病理临床联系 基本病理改变为闭塞性动脉内膜炎、小血管周围炎和梅毒树胶样肿,浆细胞浸润是其特点之一。分为先天性和后天性梅毒两种。

(1) 后天性梅毒:分为 3 期。Ⅰ、Ⅱ期为早期,传染性强,Ⅲ期为晚期,常累及内脏。

Ⅰ期梅毒:病原体侵入人体后 3 周左右发生。侵入部位发生炎症反应,形成下疳。下疳常为单个,直径约 1cm 左右,表面可发生糜烂或溃疡,基底洁净,边缘稍隆起,质硬,又称硬下疳(图 25-21)。多见于冠状沟、龟头、子宫颈、阴唇等外生殖器部位。镜下观,溃疡底部可见闭塞性小动脉内膜炎和血管周围炎。下疳出现后 1~2 周,局部淋巴结肿大,无痛、质硬,下疳经 1 个月左右多自然消退,局部肿大淋巴结也消退。临床上处于无症状的潜伏状态,但体内病菌仍然继续繁殖。

Ⅱ期梅毒:常发生于下疳消退后 3~4 周,体内病原体又大量繁殖并进入血循环,主要引起全身皮肤、黏膜广泛的梅毒疹和全身淋巴结肿大。镜下为增生性动脉内膜炎和血管周围炎,病灶内易查见病原体。故此期梅毒传染性大。梅毒疹几周后可自行消退。

Ⅲ期梅毒:常发生于感染后 4~5 年,可侵犯任何内脏组织和器官,特别是心血管和中枢神经系统。病变主要为树胶样肿形成(图 25-22),呈灰白色,大小不一,小者仅见于镜下,大者达数厘米。镜下似结核结

节,中央为凝固性坏死,但坏死不彻底,周围有多量淋巴细胞和浆细胞浸润,上皮样细胞和朗汉斯巨细胞较少,外围以致密的纤维组织包裹。后期树胶样肿发生纤维化,瘢痕收缩,可引起器官变形和功能障碍。

图 25-22 Ⅲ期梅毒树胶样肿
下肢胫前上段皮肤组织坏死,溃疡形成,质韧、有弹性,状如树胶

☞考点:后天性梅毒树胶样肿形成的机制

(2) 先天性梅毒:根据被感染胎儿发病的早晚分为早发性和晚发性。①早发性先天性梅毒:指胎儿或幼儿期发病的先天性梅毒。病原体在胎儿和胎盘中大量繁殖,可引起死胎、晚期流产或早产。皮肤和黏膜可见广泛的大疱、大片剥脱性皮炎及多种梅毒疹;内脏病变表现为淋巴细胞和浆细胞浸润,动脉内膜炎,间质弥漫性纤维组织增生和发育不良等。肺呈弥漫性纤维化,间质血管床减少而呈灰白色,称为白色肺炎。肝、

脾、胰等脏器也有类似病变。长骨骺板有梅毒肉芽肿形成,从而破坏软骨骨化过程。②晚发性先天性梅毒:患儿发育不良,智力低下。可引发间质性角膜炎、神经性耳聋及楔形门齿,并有骨膜炎及马鞍鼻等。

四、艾 滋 病

艾滋病是由人类免疫缺陷病毒(human immuno-deficiency virus,HIV)感染引起的一种获得性免疫缺陷综合征(acquired immunodeficiency syndrome,AIDS)。AIDS潜伏期长,从HIV感染到出现症状要5年甚至更长的时间。死亡率几乎100%。由于HIV感染的检测仅限于高危人群,因此全球HIV感染人数应为报告人数的2～3倍。

☞考点:艾滋病的概念

1. 病因及发病机制　人类免疫缺陷病毒(HIV),病毒由皮肤破口或黏膜进入人体血液,主要攻击和破坏的细胞是辅助性T细胞,病毒对辅助性T细胞有亲和力,穿入该细胞后可使其破裂、溶解、消失,从而使机体的辅助性T细胞减少,致使细胞免疫功能缺陷,易于发生条件致病菌感染及恶性肿瘤。此外,HIV具有嗜神经性,可侵犯神经系统,感染脑和脊髓,出现神经系统症状。

☞考点:艾滋病的发病机制

2. 病理变化

(1)淋巴组织的变化:淋巴结皮质及副皮质区的淋巴细胞明显减少,小血管增生,生发中心零碎分割,伴浆细胞浸润。晚期的淋巴结,呈现出一片荒芜,淋巴细胞几乎消失殆尽。脾、胸腺、回肠、骨髓中淋巴细胞减少甚至仅见组织支架。

(2)继发性感染:表现为多发性条件致病性感染,感染范围广泛,可累及各器官,其中以中枢神经系统、肺、消化道继发感染最常见。病原体种类有病毒、细菌、真菌、原虫等。一般常有两种以上病原体同时感染。

(3)恶性肿瘤:本病常伴有卡波西(Kaposi)肉瘤(图25-23),该肿瘤起源于血管内皮,广泛累及内脏,以下肢易见。肉眼观,呈暗蓝色或紫棕色结节。镜下观,成片的由梭形细胞构成的毛细血管样腔隙,其中有红细胞。少数患者还可伴有霍奇金淋巴瘤和脑原发性淋巴瘤等。

链接 >>>

蚊虫叮咬会传播艾滋病吗?

肯定地回答:不会。原因如下:①蚊子不是艾滋病病毒的适宜宿主,艾滋病病毒在蚊子体内既不繁殖,也不发育,两三天内即消亡;②蚊子的食管和唾液管不是同一条管子,吸入的血液和吐出的唾液都是单向的,蚊子吸血时并不将自己的或刚吸来的血液注入被叮咬者,而只是注入唾液,作为润滑剂以便吸血。因此,不会出现类似皮下注射的效果。

图25-23　卡波西肉瘤
瘤细胞呈梭形,围成裂隙样毛细血管,腔内有红细胞

3. 病理临床联系　①肺部感染,主要为卡氏肺孢子虫感染,约占80%,患者有发热、咳嗽、呼吸困难等呼吸系统症状。②脑膜炎症状,头痛、呕吐、意识障碍、抽搐等。③消化系统症状,常为隐孢子虫引起的慢性肠炎,表现为腹痛、腹泻、里急后重、脓血便等。④其他症状,病程后期患者持续发热、消瘦、乏力等,伴明显条件致病性感染及恶性肿瘤。

目标检测

1. 结核病具有诊断意义的病理改变是(　　)
　A. 结核结节　　　　　　　B. 钙化
　C. 坏死性肉芽肿　　　　　D. 巨噬细胞增生
　E. 纤维包裹
2. 肺结核原发灶好发于(　　)
　A. 肺尖部　　　　　　　　B. 肺门部
　C. 肺上叶下部　　　　　　D. 肺中央
　E. 肺膈面
3. 继发性肺结核主要经(　　)播散
　A. 血道　　　　　　　　　B. 淋巴道
　C. 支气管　　　　　　　　D. 组织间隙
　E. 以上都不对
4. 关于原发性肺结核的描述哪一项是错误的(　　)
　A. 多见于儿童,病变从肺尖开始
　B. 病变可自然痊愈
　C. 结核菌易侵入淋巴管播散
　D. 原发综合征是其特点
　E. 病灶位于肺上叶的下部或下叶的上部近胸膜处
5. 关于继发性肺结核的描述,下列哪一项是正确的(　　)
　A. 多发生于儿童
　B. 肺门淋巴结常有明显结核病变
　C. 病变易经血管播散
　D. 病变多开始于肺中叶
　E. 肺内未愈合的病变易沿支气管播散
6. 下列哪种疾病最易引起肠管狭窄(　　)
　A. 肠阿米巴病　　　　　　B. 肠伤寒

C. 肠结核   D. 细菌性痢疾

E. 菌群失调性假膜性肠炎

7. 结核球是指（ ）

 A. 直径小于 2cm 的干酪样坏死灶

 B. 状似大叶性肺炎的干酪样坏死灶

 C. 孤立性的境界不清楚的干酪样坏死灶

 D. 无纤维包裹的干酪样坏死灶

 E. 直径 2～5cm，有纤维包裹的、孤立的、境界分明的干酪样坏死灶

8. 结核性肉芽肿内最基本的细胞成分是（ ）

 A. 类上皮细胞   B. Langhans 巨细胞

 C. 成纤维细胞   D. 淋巴细胞

 E. 浆细胞

9. 肠伤寒最严重的并发症见于（ ）

 A. 髓样肿胀期   B. 坏死期

 C. 溃疡期   D. 愈合期

 E. 肉芽肿期

10. 伤寒带菌者细菌居留在（ ）

 A. 小肠   B. 结肠

 C. 胆囊   D. 肝脏

 E. 胆管

11. 肠阿米巴病急性期溃疡为（ ）

 A. 烧瓶状   B. 圆形

 C. 椭圆形   D. 表浅形

 E. 不规则形

12. 阿米巴病主要发病部位为（ ）

 A. 盲肠   B. 直肠

 C. 小肠   D. 整个结肠

 E. 乙状结肠

13. 乙型脑炎患者昏迷的病理基础为（ ）

 A. 神经细胞变性坏死   B. 脑膜化脓

 C. 卫星现象   D. 颅内高压

 E. 炎细胞浸润

14. 流行性出血热的血管病变最显著的是（ ）

 A. 小动脉   B. 小静脉

 C. 毛细血管   D. 大静脉

 E. 大动脉

15. 尖锐湿疣病原体为（ ）

 A. HIV   B. HPV

 C. HBV   D. HCV

 E. HDV

16. 树胶样肿发生于哪一期梅毒（ ）

 A. Ⅰ期梅毒   B. Ⅱ期梅毒

 C. Ⅲ期梅毒   D. 以上都可以

 E. 以上都不对

17. Kaposi 肉瘤起源于（ ）

 A. 上皮组织   B. 血管内皮

 C. 骨   D. 肌肉

 E. 结缔组织

18. 患儿，男，6 岁。8 月某天突然高热、头痛、呕吐、嗜睡、阵发性抽搐。死后尸检发现神经细胞变小，胞质浓染，核固缩、碎裂或溶解消失。小血管周围见淋巴细胞呈袖套状浸润。在变性坏死的神经细胞周围见小胶质细胞围绕。该患儿应诊断为（ ）

 A. 中毒性菌痢   B. 化脓性脑膜炎

 C. 结核性脑膜炎   D. 流行性乙型脑炎

 E. 流行性腮腺炎脑膜脑炎

19. 患者，男，35 岁。11 月某天出现发热、皮肤黏膜出血、鼻出血、酒醉貌，继而出现低血压、休克。尿常规检查：外观棕红色，有大量蛋白、膜样物，镜检有红细胞和管型。该患者最可能的诊断是（ ）

 A. 急性上呼吸道感染 B. 流行性脑脊髓膜炎

 C. 血小板减少性紫癜 D. 流行性出血热

 E. 急性肾小球肾炎

20. 患者，男，30 岁，进食不洁饮食后发热，体温 39℃ 以上，伴全身不适、恶心、呕吐、腹痛、腹泻。大便先为水样便，继而转为黏液脓血便，便后有里急后重。左下腹有压痛。大便常规见大量脓细胞。该患者最可能的诊断是（ ）

 A. 急性胃肠炎   B. 急性细菌性痢疾

 C. 急性阿米巴痢疾   D. 急性出血性肠炎

 E. 细菌性食物中毒

（秦　皓）

实验指导

实验 1　细胞和组织的适应、损伤与修复

【实验目标】

1. 掌握肾压迫性萎缩、肝脂肪变性、脾凝固性坏死、脑液化性坏死、足干性坏疽、肠湿性坏疽的大体标本形态变化。

2. 掌握肾小管上皮细胞水肿、肝脂肪变性、肉芽组织的镜下特点。

【实验内容】

大体标本	组织切片
1. 肾压迫性萎缩	1. 肾小管上皮细胞水肿
2. 肝脂肪变性	2. 肝脂肪变性
3. 脾凝固性坏死	3. 肉芽组织
4. 脑液化性坏死	
5. 足干性坏疽	
6. 湿性坏疽	

（一）大体标本观察

1. **肾压迫性萎缩**　正常肾结构已发生改变，表面可见多结节状，肾体积增大（正常约 11 cm×7 cm×4cm），切面肾盂、肾盏扩张，呈多个囊状，皮质变薄（正常 2～2.5cm），皮髓分界不清。

2. **肝脂肪变性**　肝体积肿大，被膜紧张，边缘钝圆，呈淡黄色、质软，触之有油腻感。新鲜标本有时可见边缘外翻，若用甲醛固定之后再切，则不会外翻。

3. **脾凝固性坏死**　脾体积略大，外形完整，表面较光滑，一处略隆起，隆起处呈灰白色，多呈楔形（底部朝向被膜、尖端朝向脾门），基本失去正常脾结构，无光泽、干燥、质硬，周围有暗红色充血出血带。

4. **脑液化性坏死**　冠状切面见脑灰质处有针头大小的空腔，坏死物液化后已流失。

5. **足干性坏疽**　足背、足趾及足底部分皮肤坏死，呈黑褐色，干燥、质硬、无光泽，与健康组织分界清楚。

6. **肠湿性坏疽**　小肠局部肿胀明显，呈乌黑或灰绿色，湿润，质软，与正常组织分界不清，有恶臭的分泌物。

（二）组织切片观察

1. **肾小管上皮细胞水肿**　肾皮质区近曲小管上皮细胞体积增大，向管腔突出，致管腔不规则且变小，胞质疏松淡染，内有较多大小一致的红染颗粒，胞核结构清晰。

2. **肝脂肪变性**　肝小叶结构存在，在一些肝小叶周边部的肝细胞胞质中出现大小不等的圆形空泡（圆、光、空），有的空泡较大，将核挤向一侧。

3. **肉芽组织**　取自损伤口的肉芽。镜下，肉芽组织由新生的毛细血管及成纤维细胞构成，其中常有多量炎细胞浸润，而胶原纤维极少，其特点为"三多一少"。①新生毛细血管内皮细胞肿胀，成对排列，其间可见裂隙。②成纤维细胞胞质境界清楚，呈梭形、椭圆形或不规则形，胞质宽广，呈弱嗜碱性，核呈圆或卵圆形，有时可见 1～2 核仁。③中性粒细胞（直径 12～14μm）圆形、胞质粉染，核呈分叶状（2～5 叶）。④淋巴细胞（直径 6μm）体积小，核染色深、圆形，胞质少，似裸核。⑤浆细胞细胞中等大，呈卵圆形或瓜子样，胞质较宽，微嗜碱性，核偏于一侧。核染色质排列成车辐状结构，核周常见浅色半月状晕轮。

【实验报告】

1. 描述肾压迫性萎缩、肝脂肪变性、脾凝固性坏死、脑液化性坏死、足干性坏疽、肠湿性坏疽的肉眼形态特点。

2. 描述肾小管上皮细胞水肿、肝脂肪变性、肉芽组织的镜下特点。

3. 绘制肉芽组织的镜下形态结构图。

实验 2　局部血液循环障碍

【实验目标】

1. 掌握慢性肺淤血、慢性肝淤血、血栓、贫血性梗死、出血性梗死的大体标本形态特点 2. 掌握慢性肺淤血、慢性肝淤血、血栓、贫血性梗死、出血性梗死的镜下病变特点

【实验内容】

大体标本	组织切片	动物实验
1. 慢性肺、肝淤血	1. 慢性肺、肝淤血	1. 家兔空气栓塞
2. 静脉血栓	2. 混合血栓	
3. 贫血性梗死（肾、脾）	3. 肾贫血性梗死	
4. 出血性梗死（肠、肺）	4. 肺出血性梗死	

（一）大体标本观察

1. 慢性肺淤血　肺因淤血而增大，包膜较紧张，边缘较钝圆，质地较硬，切面呈暗红色略带棕褐色。

2. 慢性肝淤血　肝体积略大，切面可见红黄相间之斑纹，其红色区为淤血的中央静脉和肝窦，黄色区为脂肪变性的肝细胞，状似中药槟榔的花纹，故称"槟榔肝"。

3. 静脉血栓　在一段纵行剖开的静脉管腔内见一条梭形血栓，大部分为暗红色，表面粗糙，质地硬。一侧与腔壁紧密粘着，其他部分多与腔壁附着。

4. 肾贫血性梗死　肾表面有一向下略凹陷之梗死瘢痕，边界清楚。在肾的纵剖面上，有一个略呈三角形、灰白色梗死区，其底在肾表面、尖端指向肾门，其外围有暗红色反应带。

5. 脾贫血性梗死　脾的近表面区域见多个边界清楚、锥体形的梗死区，锥体的底位于脾表面，稍凹陷，尖端指向脾门。切面见梗死灶呈楔形，界限清楚，呈土黄色或灰白色，均匀一致，质致密而干燥。周围有暗红色的反应带，梗死后期，该出血带因继发含铁血黄素沉积而呈褐色。

6. 肠出血性梗死　梗死的小肠肠管呈紫红色，肠壁增厚，质脆，易破裂，肠腔内充满浑浊的暗红色液体，浆膜面可有纤维素性渗出物。

7. 肺出血性梗死　在肺的剖面上，于近边缘处有一个暗红色、边界清楚、大致呈楔形的梗死灶，其基底位于胸膜下，尖端指向肺门。梗死灶处的胸膜较厚、被覆灰白色的纤维素。

（二）组织切片观察

1. 慢性肺淤血　肺泡壁毛细血管明显扩张淤血；肺泡腔内有大量均质粉染的水肿液及少量红细胞；有的肺泡腔内可见到心力衰竭细胞。心力衰竭细胞为圆形或不规则形，胞质丰富，其中可见许多棕黄色小颗粒，大小不等，形状不一。

2. 慢性肝淤血　肝小叶的中央静脉及其周围的肝窦扩张淤血，其中充满红细胞，与淤血血窦相邻的肝细胞索受压萎缩甚至消失；肝小叶周边淤血较轻，肝细胞呈不同程度的脂肪变性。这种淤血区域与脂变区域的相互交织，形成了慢性肝淤血时肉眼上红-黄相间的"槟榔肝"形态。

3. 混合血栓　伊红色无结构的小梁网架由血小板聚集而成；小梁表面有许多白细胞附着；小梁之间为由纤维素构成的浅红色的细丝状网架，大量红细胞被网罗其中。

4. 肾贫血性梗死　梗死区内细胞结构模糊，胞质呈颗粒状，胞核呈浓缩、碎裂、溶解等坏死改变，但肾小球、肾小管轮廓仍可见；梗死区边缘有炎细胞浸润带；其外为充血、出血带，可见毛细血管扩张充血及血

管外红细胞；梗死灶外可见正常肾组织，肾小球、肾小管细胞清楚，结构完好。

5. 肺出血性梗死　梗死区肺组织结构消失，肺泡上皮坏死，肺泡腔内充满红细胞；部分血管尚存，但有扩张充血现象；梗死区周围肺泡结构清楚，肺泡壁毛细血管扩张，充血，肺泡腔内可见红细胞、白细胞、纤维素等。

（三）动物实验

家兔空气栓塞

1. 实验目的　了解空气和脂肪栓塞对机体的影响。

2. 实验动物　成年家兔。

3. 药品与器材　10ml注射器及针头、解剖刀、剪、镊子及缝线。

4. 实验步骤与观察

（1）观察家兔一般情况，呼吸、瞳孔大小、角膜反射、口唇颜色等。

（2）选好兔耳静脉，注入5～10ml空气后，观察动物反应。

（3）待家兔呼吸停止后，打开胸腔（此时动物心脏仍在跳动），透过扩张的右心耳薄壁，可显示无数的空气泡。将心脏周围的大血管全部结扎、剪断。取出心脏后放入盛水的玻璃器皿中，在水面下将右心房剪开，观察有何现象。

实验3　炎　　症

【实验目标】

1. 会肉眼辨认纤维素性炎、化脓性炎、脓肿和炎性息肉等大体标本的形态特点。

2. 会镜下观察各种炎细胞的形态以及化脓性阑尾炎的病变特点。

【实验内容】

大体标本	组织切片
1. 纤维素性心包炎（绒毛心）	1. 各种炎细胞
2. 化脓性阑尾炎	2. 化脓性阑尾炎等
3. 脓肿（肝、脑、肺等）	
4. 炎性息肉	

（一）大体标本观察

1. 纤维素性心包炎（绒毛心）　从被剖开的心包可以看到，心包脏层表面粗糙，失去正常光泽，有一层灰白色纤维蛋白附着，如果放入水中似漂浮的绒毛。

2. 化脓性阑尾炎　整个阑尾肿胀、增粗，浆膜血管扩张、充血，失去光泽，被覆有黄白色脓性分泌物。切面见阑尾壁因充血水肿而增厚，腔内充满脓性渗出物。

3. 脓肿(肝、脑、肺等) 在脓肿的切面可见腔内有液化坏死的组织,外周有纤维包裹,边界清楚。

4. 炎性息肉 带蒂的肿物向表面突起,肿物根部较细;切面可见增生的乳头状突起,中间是起支持营养作用的间质。

(二)组织切片观察

1. 各种炎细胞

(1)中性粒细胞:高倍镜观察,细胞较小,胞核紫蓝色,为杆状或分叶状(2~3叶居多),细胞质淡粉红色,内富含中性颗粒。有的细胞质已溶解坏死。

(2)单核/巨噬细胞:细胞体积较大,胞核呈椭圆或肾形,常偏于细胞一侧,胞质丰富,内有大小、致密度和形态不一致的溶酶体。

(3)嗜酸粒细胞:低倍镜观察,组织内见多数胞质红染的细胞。高倍镜观察,胞核呈双叶状,胞质内富含嗜酸性颗粒,染成鲜明的伊红色。

(4)淋巴细胞:高倍镜观察,体积最小,但胞核大、呈圆形、深蓝染色、几乎占据整个细胞,胞质极少。

(5)浆细胞:高倍镜观察,体积较小,呈卵圆形,胞核偏于大的一端,染色质呈轮辐状排列,胞质较丰富,略带嗜碱性染色。

2. 化脓性阑尾炎 肉眼观察切片,初步分清阑尾各层,便于镜下观察和病变定位;低倍镜观察,切片中央为阑尾腔,内含变性坏死的中性粒细胞(即脓细胞)以及粉红色血浆、纤维蛋白和坏死脱落的黏膜上皮;从内向外逐层观察黏膜层、黏膜下层、肌层和浆膜层的改变,各层均见充血、水肿和大量中性粒细胞浸润;高倍镜观察炎细胞的形态。

【实验报告】

1. 描述纤维素性心包炎(绒毛心)、炎性息肉的大体标本肉眼形态特点。

2. 描述各种炎细胞、化脓性阑尾炎的镜下形态特点。

3. 绘出化脓性阑尾炎、炎性息肉的镜下形态结构图。

实验 4 肿 瘤

【实验目标】

1. 会识别脂肪瘤、甲状腺滤泡性腺瘤、纤维肉瘤、结肠癌、食管癌、乳腺癌、肺癌的大体标本形态变化。

2. 会观察脂肪瘤、甲状腺滤泡性腺瘤、纤维肉瘤、腺癌、鳞状细胞癌、移行细胞癌、恶性淋巴瘤的镜下病变特点。

【实验内容】

大体标本	组织切片
1. 脂肪瘤	1. 脂肪瘤
2. 甲状腺滤泡性腺瘤	2. 甲状腺滤泡性腺瘤
3. 纤维肉瘤	3. 纤维肉瘤
4. 结肠腺癌	4. 结肠腺癌
5. 食管鳞状细胞癌	5. 食管鳞状细胞癌
6. 乳腺癌	6. 膀胱移行细胞癌
7. 肺癌	7. 恶性淋巴瘤

(一)大体标本观察

1. 脂肪瘤 肿瘤外观扁平分叶状,包膜完整,杏黄色;切面呈实性,黄色,似正常脂肪组织。

2. 甲状腺滤泡性腺瘤 甲状腺组织内有一结节状肿物,包膜薄而完整,切面呈实性,棕红色,胶质不明显。

3. 纤维肉瘤 肿瘤边界尚清楚,无包膜。切面呈灰红色,质地均匀细腻,似鱼肉状,可见条纹状纤维交织分布,有出血坏死灶。

4. 结肠癌 结肠黏膜面有一溃疡型肿瘤,边缘外翻而不整齐,溃疡基底不平坦,附脓苔,切面灰白色,肿瘤边缘不整齐,侵及结肠壁全层。

5. 食管鳞状细胞癌 食管黏膜面有一蕈状隆起型肿物,基底宽,表面有溃疡和坏死;切面灰白色,癌组织与周围组织分界不清,侵及食管全层。

6. 乳腺癌 乳腺组织内有一结节状肿物,灰白色,与周围脂肪分界不清,切面灰白色,细颗粒状,质硬。

7. 肺癌 肺叶组织内有一结节状肿物,切面见肿物灰白灰褐色,与周围肺组织分界不清,侵及段支气管。

(二)组织切片观察

1. 脂肪瘤 低倍镜下肿瘤由成熟的脂肪细胞构成,之间有少量纤维结缔组织间质把其分隔成大小不一的小叶状,包膜薄而完整。

2. 甲状腺滤泡性腺瘤 低倍镜下肿瘤由甲状腺滤泡构成,滤泡普遍较小,大小相对一致,分布均匀,间质稀少,缺乏小叶状结构,包膜薄而完整。

3. 纤维肉瘤 低倍镜下瘤细胞呈梭形,束状交织状排列,细胞丰富,胶原纤维少,实间质分界不清。高倍镜下瘤细胞呈肥胖长梭形,大小相对一致,核稍大深染,核分裂象易见。

4. 结肠癌 低倍镜下癌细胞呈腺管状排列,细胞层次较多,腺管大小不一,形状极不规则,间质丰富,实间质分界清楚。高倍镜下癌细胞多呈柱状或立方形,核大深染,核分裂象易见。

5. 食管鳞状细胞癌 低倍镜下癌细胞呈巢状排列，癌巢大小不等，形状不规则，间质丰富，实间质分界清楚，与边缘的食管黏膜鳞状上皮对比鲜明。高倍镜下，癌细胞较大，大小不一，呈多角形，细胞排列紊乱，癌巢内角化珠和单个细胞角化易见，可见细胞间桥，核分裂象较少。

6. 膀胱移行细胞癌 低倍镜下，癌细胞呈片状、乳头状分布，间质较少，实间质分界清楚，与边缘的正常膀胱黏膜移行上皮明显不同。高倍镜下癌细胞层次较多，极向紊乱，核较大而深染，核分裂象易见。

7. 恶性淋巴瘤 低倍镜下瘤细胞大小一致，弥漫性分布，间质不明显。高倍镜下淋巴样瘤细胞稍大，核大淡染，大小形状稍不一致，核分裂象易见，可见小核仁，胞质较少。

【实验报告】

1. 描述脂肪瘤、甲状腺滤泡性腺瘤、纤维肉瘤、结肠癌、食管鳞状细胞癌、肺癌的大体标本肉眼形态特点。

2. 描述脂肪瘤、甲状腺滤泡性腺瘤、纤维肉瘤、结肠癌、食管鳞状细胞癌、膀胱移行细胞癌、恶性淋巴瘤的镜下组织结构和细胞形态特点。

3. 绘出纤维肉瘤、食管鳞状细胞癌的镜下形态结构图。

实验 5　心血管系统疾病

【实验目标】

1. 会用肉眼识别高血压性心脏病、原发性颗粒性固缩肾、高血压脑出血、主动脉粥样硬化、心肌梗死、脑动脉粥样硬化的大体形态。

2. 会光镜下观察小动脉硬化、动脉粥样硬化的镜下形态。

【实验内容】

大体标本	组织切片
1. 高血压性心脏病	1. 小动脉硬化
2. 原发性颗粒性固缩肾	2. 动脉粥样硬化
3. 高血压脑出血	
4. 主动脉粥样硬化	
5. 心肌梗死	
6. 脑动脉粥样硬化	

（一）大体标本观察

1. 高血压性心脏病 心脏肥大，质量增加，左心室壁增厚，乳头肌和肉柱增粗变圆，但心腔不扩张，心腔相对减小。

2. 原发性颗粒性固缩肾 双侧肾体积缩小，重量减轻，质地变硬，表面呈均匀弥漫的细颗粒状，被膜不易剥离；切面皮质变薄，皮髓质分界模糊，肾盂周围脂肪组织增多。

3. 高血压脑出血 大脑冠状（或水平）切面，显示内囊及基底核区域有一较大的出血灶，该处脑组织破坏成囊腔状，其内充满坏死的脑组织和凝血块。

4. 主动脉粥样硬化 主动脉内膜面见散在不规则、表面隆起的斑块，为淡黄色或明显隆起的灰黄色斑块，切面见纤维帽下方组织因营养不良而发生坏死、崩解。动脉管壁变硬、变脆。

5. 心肌梗死 在心脏剖面的心室壁上可见梗死灶，其形状不规则。新鲜梗死呈灰黄色，无光泽。陈旧梗死因纤维化而呈白色。

6. 脑动脉粥样硬化 脑基底动脉粗细不一，管壁厚薄不均。管壁变厚处，透过外膜可见到深部的灰黄色粥样斑块。切面上斑块向腔内突出，使动脉管腔变狭窄。脑组织明显萎缩，脑回变窄，脑沟加宽。

（二）组织切片观察

1. 小动脉硬化 肾或脾小动脉管壁高度增厚，玻璃样变性，管腔变狭窄。

2. 动脉粥样硬化 低倍镜观察：斑块表面为增生的纤维组织，有玻璃样变性。其下为无结构的坏死组织，内有多量针形或棱形空隙（为制片过程中胆固醇结晶被二甲苯溶解后留下的空隙）。

【实验报告】

1. 描述高血压性心脏病、原发性颗粒性固缩肾、高血压脑出血、主动脉粥样硬化、心肌梗死、脑动脉粥样硬化大体标本的形态特点

2. 描述小动脉硬化、动脉粥样硬化镜下所见的组织结构和细胞形态特点。

3. 绘出动脉粥样硬化的镜下形态结构图。

实验 6　呼吸系统疾病

【实验目标】

1. 会识别肺气肿、大叶性肺炎、小叶性肺炎、矽肺大体标本。

2. 会观察大叶性肺炎（灰色肝样变期、红色肝样变期）、小叶性肺炎、肺气肿、矽肺的镜下病变特点。

【实验内容】

大体标本	组织切片
1. 大叶性肺炎（灰色肝样变期）	1. 大性叶肺炎（红色肝样变期、灰色肝样变期）
2. 小叶性肺炎	2. 小叶性肺炎
3. 矽肺硅结节	3. 矽肺硅结节
4. 肺气肿	4. 肺气肿

（一）大体标本观察

1.大叶性肺炎（灰色肝样变期） 病变肺叶肿大、灰白色，肺切面干燥，呈颗粒状外观，质实如肝，胸膜表面有一层纤维蛋白性渗出物附着。（思考：病变肺叶是否有正常组织？）

2.小叶性肺炎 病变多发散于各肺叶，病灶多呈灰黄色实变区，其大小相近，多个小实变区可相互融合呈大片状（融合性小叶性肺炎），病灶以支气管为中心，管腔中常有脓性渗出物。周围肺组织有充血或代偿性肺气肿区。（思考：病变肺叶是否有正常肺组织？）

3.肺气肿 肺体积增大，边缘钝圆，弹性减低，色苍白。切面见肺泡呈弥漫性扩张，似海绵。相邻肺泡因肺泡间隔断裂相互融合成肺大泡。

4.矽肺 全肺硬度增加，有时可见胸膜肥厚，于肺切面见较多散在的灰白色粟粒大小或更大的结节，结节中央可形成矽肺性空洞，此即硅结节，其境界清楚，有的融合呈大片状灰白色区。（思考：晚期矽肺之肺是否能立于桌面？）

（二）组织切片观察

1.大叶性肺炎

（1）红色肝样变期：低倍镜下，肺泡壁毛细血管扩张充血，肺泡腔内充满大量纤维蛋白及红细胞。高倍镜下，肺泡腔内渗出物的形态。（思考：为什么病变肺叶找不到正常肺组织？）

（2）灰色肝样变期：肺泡壁毛细血管受压，管腔狭窄。肺泡腔内充满纤维素网，网眼中充满大量中性粒细胞及巨噬细胞，红细胞很少。（思考：红色肝样变期与灰色肝样变期在显微镜下的最主要区别？）

2.小叶性肺炎 低倍镜下，病变呈灶状分布，首先要找到病变的细支气管。高倍镜下，病变细支气管管壁、管腔的变化并与正常细支气管相比较。病灶中央或偏中心部可见细支气管，管壁充血水肿，中性粒细胞浸润；管腔内充满变性坏死的中性粒细胞及脱落的上皮细胞等。细支气管周围肺泡腔内有大量浆液渗出，内有大量中性粒细胞、少量红细胞、纤维蛋白和脱落的肺上皮细胞。肺泡壁毛细血管充血，肺泡间隔水肿及少量炎细胞渗出。后期肺泡腔内渗出物常变成脓性。周边的肺组织常有代偿性气肿。

3.矽肺 胸膜呈纤维性增厚，于肺组织内见硅结节，由漩涡状排列的纤维结缔组织构成，并可见玻璃样变，酷似葱头横断面结构。

4.肺气肿 肺泡呈弥漫性扩张，肺泡壁变薄，毛细血管受压闭塞，数目减少，部分肺泡壁断裂，相邻两个或数个肺泡融合形成大泡。小支气管和细支气管可见慢性炎症，肺小动脉内膜呈纤维性增厚。

【实验报告】

1.描述大叶性肺炎灰色肝样变期、小叶性肺炎、肺气肿、矽肺的大体标本肉眼形态特点。

2.描述大叶性肺炎灰色肝样变期、小叶性肺炎、玻璃性硅结节、肺气肿的镜下组织结构和细胞形态特点。

3.绘出镜下所见的小叶性肺炎、肺气肿的形态结构图。

实验 7 消化系统疾病

【实验目的】

1.会肉眼辨别胃溃疡、急性重型病毒性肝炎、肝硬化的大体标本特点。

2.会镜下观察胃溃疡、急性重型病毒性肝炎、肝硬化的镜下组织结构和细胞形态特点。

【实验内容】

大体标本	组织切片
1.胃溃疡	1.胃溃疡
2.急性重型病毒性肝炎	2.急性重型病毒性肝炎
3.肝硬化	3.肝硬化

（一）大体标本观察

1.胃溃疡 溃疡多为一个，圆形或椭圆形，边缘锐利，状如刀割，直径<2cm，底部干净，仅见少量渗出物。从溃疡的切面观察，可见溃疡深达肌层。溃疡底部为灰白色坚硬的结缔组织。溃疡周围黏膜向溃疡集中。有的溃疡周围黏膜皱襞消失，变得平坦。

2.急性重型病毒性肝炎 肝体积显著缩小，尤以左叶为甚，质地柔软，表面被膜皱缩。切面呈黄色或红褐色，有的区域呈红黄相间的斑纹状。

3.肝硬化 肝体积明显缩小，质地坚硬，表面呈结节状。切面上肝正常结构消失，肝组织被灰白色结缔组织分隔成大小不等之岛屿状。

（二）组织切片观察

1.胃溃疡 有四层结构，表面可见少量渗出的纤维素、中性白细胞，下方见数量不等的坏死组织，坏死层下方为大量增生的肉芽组织，最下方为瘢痕组织层。

2.急性重型病毒性肝炎 肝细胞坏死严重而广泛，为大片坏死。坏死多自小叶中央开始，向四周扩延。肝窦明显扩张充血并出血。小叶内及汇管区有淋巴细胞和巨噬细胞为主的炎细胞浸润。

3.肝硬化 肝正常结构破坏，增生的纤维结缔组织形成较薄的纤维束将肝组织分割成岛屿状。这些"岛屿"内无中央静脉,或出现中央静脉偏位、增多现象,还可出现汇管区。肝细胞脂肪变性、水肿,部分肝细胞有再生现象,在结缔组织间隔中可见胆管增生及炎细胞浸润。

【实验报告】

1. 描述胃溃疡、急性重型病毒性肝炎、肝硬化的大体标本肉眼形态特点。

2. 描述胃溃疡、急性重型病毒性肝炎、肝硬化的镜下组织结构和细胞形态特点。

3. 绘出胃溃疡的镜下形态结构图。

实验 8 泌尿系统疾病

【实验目标】

1. 掌握弥漫性毛细血管内增生性肾小球肾炎的大体及镜下病变特点。

2. 掌握弥漫性硬化性肾小球肾炎的大体及镜下病变特点。

3. 了解急性、慢性肾盂肾炎的大体特点。

【实验内容】

大体标本	组织切片
1. 弥漫性毛细血管内增生性肾小球肾炎	1. 弥漫性毛细血管内增生性肾小球肾炎
2. 弥漫性硬化性肾小球肾炎	2. 弥漫性硬化性肾小球肾炎

(一)大体标本观察

1. 弥漫性毛细血管内增生性肾小球肾炎 双侧肾体积增大,表面光滑,由于充血而呈红色,故称"大红肾"。切面皮质增厚,皮髓质分界清楚。有的病例肾表面及切面有散在粟粒大小出血点,就像皮肤被跳蚤咬过一样,所以又称为"蚤咬肾"。

2. 弥漫性硬化性肾小球肾炎 两侧肾对称性缩小,颜色苍白,质地变硬,表面呈弥漫性细颗粒状,称为继发性颗粒性固缩肾。切面皮质明显萎缩变薄,纹理不清,皮质与髓质分界不清,肾盂周围脂肪增多。小动脉管壁增厚、变硬,断面呈哆开状。

3. 急性肾盂肾炎 肾体积增大,包膜紧张,表面充血,可见散在黄白色脓肿;病灶周围有充血、出血,病灶之间的肾组织基本正常,切面见皮髓质均有大小不等的脓肿灶,可见脓性渗出物流失形成脓腔,周围有充血及出血;肾盂黏膜粗糙,有黄白色脓性渗出物覆盖。

4. 慢性肾盂肾炎 肾体积缩小,质地变硬,包膜不易分离;肾明显变形,表面呈不规则结节状高低不平,可见较大的凹陷。切面肾盏肾盂黏膜增厚,粗糙不平。

(二)组织切片观察

1. 弥漫性毛细血管内增生性肾小球肾炎 病变累及双侧肾的肾小球,肾小球体积增大,充满整个肾小球囊,血管丛内皮细胞和系膜细胞的肿胀、增生伴少量中性粒细胞及单核细胞浸润,毛细血管狭窄或闭塞,肾小球内血量减少。有的肾小球囊内可见浆液和纤维蛋白渗出。近曲小管上皮细胞变性,管腔内可见粉红色的蛋白性物质。肾间质毛细血管扩张充血及炎细胞浸润。(思考:肾体积、肾小球体积有如何改变?)

2. 弥漫性硬化性肾小球肾炎 大量肾小球弥漫性纤维化和玻璃样变,其所属肾小管萎缩消失,使病变肾小球相互靠拢,称为肾小球集中现象。部分肾小球及管发生代偿性肥大、扩张。肾间质纤维组织增生,并有多数淋巴细胞浸润。(思考:弥漫性硬化性肾小球肾炎的主要病变有哪些?用病理知识来解释肾炎病人临床出现的高血压、氮质血症和代谢性酸中毒等症状。)

【实验报告】

1. 描述弥漫性毛细血管内增生性肾小球肾炎、弥漫性硬化性肾小球肾炎大体标本的形态特点。

2. 描述弥漫性毛细血管内增生性肾小球肾炎、弥漫性硬化性肾小球肾炎镜下所见的组织结构和细胞形态特点。

3. 绘出弥漫性硬化性肾小球肾炎的镜下形态结构图。

实验 9 生殖系统及乳腺疾病

【实验目标】

1. 掌握子宫腺肌病、子宫颈癌、乳腺癌大体标本的形态特点。

2. 掌握子宫腺肌病、子宫颈癌、乳腺癌的镜下病变特点。

【实验内容】

大体标本	组织切片
1. 子宫肌腺病	1. 子宫肌腺病
2. 子宫颈癌	2. 子宫颈癌
3. 乳腺癌	3. 乳腺癌

(一)大体标本观察

1. 子宫肌腺病 子宫底部明显增厚,切面可见肌束间可见数枚紫蓝色结节,内含咖啡样液体。

2. 子宫颈癌 肿瘤位于子宫颈口,呈灰白色,菜花状,伴溃疡形成,子宫轻度肥厚。

3. 乳腺癌 乳腺皮肤呈橘皮样改变,乳头内陷,切面肿瘤位于乳头下方,呈灰白色实性,与周围组织分界不清,似蟹足状。

（二）组织切片观察

1. 子宫肌腺病　子宫肌层中(距子宫内膜基底层＞2～3mm)可见呈灶状分布的正常子宫内膜的腺体和间质。

2. 子宫颈癌　癌细胞呈巢状排列,癌巢大小不等,形状不规则,间质丰富,实间质分界清楚。高倍镜下,癌细胞较大,大小不一,呈多角形,细胞排列紊乱,癌巢内可见角化珠。

3. 乳腺癌　癌细胞呈腺样、巢状、条索状或实性大片状分布。癌细胞大小形态各异,多形性常较明显,核分裂象多见。间质多少不等,常有大量胶原纤维形成,可伴有淋巴细胞浸润。

【实验报告】

1. 描述子宫腺肌病、子宫颈癌、乳腺癌大体标本的形态特点

2. 描述子宫腺肌病、子宫颈癌、乳腺癌镜下所见的组织结构和细胞形态特点。

3. 绘出子宫肌腺病的镜下形态结构图。

实验 10　传　染　病

【实验目标】

1. 会识别慢性纤维空洞型肺结核、原发性肺结核、肠伤寒髓样肿胀期、尿道口尖锐湿疣的大体标本形态变化。

2. 会观察慢性纤维空洞型肺结核、浸润型肺结核、肠伤寒肉芽肿、尿道口尖锐湿疣的镜下病变特点。

【实验内容】

大体标本	组织切片
1. 慢性纤维空洞型肺结核	1. 慢性纤维空洞型肺结核
2. 原发性肺结核	2. 浸润型肺结核
3. 肠伤寒髓样肿胀期	3. 肠伤寒肉芽肿
4. 尿道口尖锐湿疣	4. 尿道口尖锐湿疣

（一）大体标本观察

1. 慢性纤维空洞型肺结核　肺内有一个或多个厚壁空洞。多位于肺上叶,大小不一,不规则。壁厚可达1cm以上。病灶为新旧不一、大小不等、愈往下愈新鲜。

2. 原发性肺结核　肺上叶下部干酪样坏死的原发病灶、肺门淋巴结也可见干酪样坏死,气管旁淋巴结可见播散。

3. 肠伤寒髓样肿胀期　肠壁充血水肿,淋巴组织明显增生肿胀,凸出于黏膜表面,呈圆形或椭圆形,灰白色、质软,表面凹凸不平,状似脑回。

4. 尿道口尖锐湿疣　多而散在的乳头,表面凸凹不平,可互相融合形成鸡冠状或菜花状团块,质软,湿润,呈粉红色、暗红色或乌灰色,顶端可因细菌感染而溃烂,根部有蒂,触之易出血。

（二）组织切片观察

1. 慢性纤维空洞型肺结核　低倍镜下见洞壁分3层:内层为干酪样坏死物质,其中有大量结核杆菌;中层为结核性肉芽组织;外层为增生的纤维组织。

2. 浸润型肺结核　低倍镜下,中央有红染无结构的干酪样坏死。肺泡充满浆液、单核细胞、淋巴细胞和少数中性粒细胞。

3. 肠伤寒肉芽肿　伤寒细胞增生,其胞质内可见吞噬的伤寒杆菌、红细胞及组织碎片,周围充血水肿,淋巴细胞、浆细胞浸润。

4. 尿道口尖锐湿疣　尖乳头状增生的鳞状上皮。表皮角质层轻度增厚、角化不全。棘层肥厚,呈乳头瘤样增生,表皮浅层见挖空细胞。挖空细胞较正常细胞大,胞质空泡状,细胞边缘常残存带状胞质。核大居中,可见双核或多核。

【实验报告】

1. 描述慢性纤维空洞型肺结核、原发性肺结核、肠伤寒髓样肿胀期、尿道口尖锐湿疣的大体标本肉眼形态特点。

2. 描述慢性纤维空洞型肺结核、原发性肺结核、肠伤寒髓样肿胀期、尿道口尖锐湿疣的镜下组织结构和细胞形态特点。

3. 绘出慢性纤维空洞型肺结核、肠伤寒肉芽肿的镜下形态结构图。

实验 11　缺　　氧

【实验目标】

1. 通过缺氧类型的复制,观察各类缺氧时实验动物皮肤黏膜及血液的颜色变化。

2. 了解缺氧的抢救方法。

【实验内容】

（一）原理

将小白鼠放入密闭缺氧瓶中复制乏氧性缺氧模型。用一氧化碳(甲酸分解可生成一氧化碳)和亚硝酸盐中毒复制血液性缺氧模型。用氰化物中毒复制组织性缺氧模型。

（二）实验动物

小白鼠。

（三）药品和器材

1. 实验药品　钠石灰,甲酸,浓硫酸,5％亚硝酸

钠溶液,1%亚硝酸钠溶液,1%美蓝溶液,0.1%氰化钾溶液,10%硫代硫酸钠溶液,生理盐水。

2.实验器材 解剖台,剪刀,镊子,5ml 试管,2ml、5ml 吸量管,酒精灯,1ml 注射器,125ml 广口瓶,一氧化碳发生装置,秒表。

（四）方法与步骤

1.乏氧性缺氧

（1）125ml 广口瓶两个,一个瓶中放入 5 克钠石灰,另一个瓶中放入与钠石灰等容积的玻璃珠。

（2）取体重相近的小白鼠两只,同时分别放入两个瓶中。观察小白鼠的一般情况、呼吸情况（频率和深度）、皮肤和口唇颜色。

（3）塞上瓶盖,记录时间,每 3 分钟重复观察上述指标一次。

（4）待小白鼠死亡后,记录其时间,取出小白鼠,断尾取血 2 滴滴入 5ml 试管内。用 2ml 生理盐水稀释,并解剖小白鼠,观察内脏和血液颜色。

2.血液性缺氧——一氧化碳中毒

（1）安装一氧化碳发生装置。

（2）将一只小白鼠放入 125ml 广口瓶中,观察小白鼠的表现,然后与一氧化碳发生装置连接。

（3）取甲酸 3ml 放入一氧化碳发生装置的试管内,再加入浓硫酸 2ml,塞住瓶口。

（4）待小白鼠死亡后,记录其时间,取出小白鼠,断尾取血 2 滴滴入 5ml 试管内。用 2ml 生理盐水稀释,并解剖小白鼠,观察内脏和血液颜色。

3.血液性缺氧——亚硝酸钠中毒

（1）取体重相近的小白鼠两只,观察其表现后,向腹腔内注入 5%亚硝酸钠溶液 0.3ml,其中一只再立即向腹腔内注入 1%美蓝溶液 0.3ml,另一只再注入生理盐水 0.3ml。

（2）比较两小白鼠表现及死亡时间。

（3）待小白鼠死亡后,记录其时间,取出小白鼠,断尾取血 2 滴滴入 5ml 试管内。用 2ml 生理盐水稀释,并解剖小白鼠,观察内脏和血液颜色。

4.组织性缺氧——氰化物中毒

（1）取体重相近的小白鼠两只,观察其表现后,向腹腔内注入 0.1%氰化钾溶液 0.15 ml/10g。

（2）其中一只再立即向腹腔内注入 10%硫代硫酸钠溶液和 1%亚硝酸钠溶液各 0.4 ml/10g,另一只再注入等量的生理盐水。

（3）待小白鼠死亡后,记录其时间,取出小白鼠,断尾取血 2 滴滴入 5ml 试管内。用 2ml 生理盐水稀释,并解剖小白鼠,观察内脏和血液颜色。。

【实验报告】

1.书写严肃认真、独立完成。

2.分析结果,得出结论。

实验 12 失血性休克

【实验目标】

通过复制失血性休克的动物模型,观察补充血容量、应用血管活性药物对失血性休克的疗效,分析休克的发生机制。

【实验内容】

（一）实验动物

家兔,体重 2.5kg。

（二）药品和器材

1.实验药品 肝素（500U/ml）,1%普鲁卡因溶液,生理盐水,低分子右旋糖酐,山莨菪碱（654-2）,去甲肾上腺素等。

2.实验器材 动物手术器械 1 套,呼吸血压描记装置,静脉输液装置 1 套,三通开关,50ml、20ml、10ml 注射器各 1 副,手术刀,眼科剪。

（三）方法与步骤

1.取家兔 3 只,分为对照组、去甲肾上腺素组和山莨菪碱组;称重,麻醉,分别剪去实验兔颈部、股部的体毛。

2.在 1%普鲁卡因溶液局部麻醉下,沿颈部正中切开皮肤,分离气管,分离左侧颈总动脉及右侧颈静脉,穿线备用,分离一侧股动脉穿线备用。

3.耳缘静脉注入肝素（2.0ml/kg）。

4.气管插管 于气管前壁作一倒"T"形切口,插入"Y"形气管插管并用粗线固定。

5.颈总动脉插管 将分离的颈总动脉远心端结扎,近心端用动脉夹夹闭。在结扎处的近心端用眼科剪剪一斜口,向心脏方向插入已注满肝素的生理盐水的动脉插管约 1cm,将血管及插管结扎牢固,并在结扎线的上方打结固定,以防滑脱,保持动脉插管与动脉在同一直线上,然后用胶布将动脉插管固定在手术台上,与压力换能器相连描记血压。

6.描记一段正常血压后,打开连接股动脉的三通开关,一次快速放血 50ml 注射器内,待血压降到 40mmHg,停止放血,维持 30 分钟。

7.休克抢救

（1）对照组:动脉血压降至 40mmHg 后维持 1 小时,然后将放出的血液自颈静脉全部快速点滴输回,另加低分子右旋糖酐 30ml 输入,观察输液过程中各项指标（呼吸、血压等）的变化。

（2）去甲肾上腺素组:放血后血压降至 40mmHg 后,维持 30 分钟,然后自颈静脉缓慢滴入去甲肾腺素生理盐水 25ml（含去甲肾上腺素 1.0mg）,在 20～30 分钟内滴完,将放出的血液快速自颈静脉输回,观察各项指标 20 分钟。

（3）山莨菪碱组：在动脉血压降至 40mmHg 约 30 分钟后，自颈静脉缓慢滴入山莨菪碱生理盐水 25ml（含山莨菪碱 2.0mg），在 30 分钟内滴完，再将放出的血液自颈静脉快速输回，观察各项指标。

【注意事项】

1. 本实验手术操作较为复杂，认真、仔细地做好手术操作对实验能否成功至关重要。手术操作过程中要避免损伤动脉、静脉，严防出血。

2. 从耳缘静脉注入肝素时，速度要慢，以防动物死亡。

3. 观察各项指标时要认真，并做好详细记录。

【思考题】

1. 本实验动物休克模型处于休克的哪一期？为什么？

2. 该期血流动力学改变怎样？

3. 三组休克抢救措施的效果有何不同？为什么？

实验 13　淤血性水肿

【实验目标】

观察静脉及淋巴回流受阻在水肿发生中的意义，学习和掌握水肿发生机制。

【实验内容】

（一）实验动物

大白鼠。

（二）药品和器材

乙醚，手术刀，止血钳，普通小剪刀，玻璃钩，大白鼠固定器，纱布，棉球，真空干燥器，缝合针，粗线绳等。

（四）方法与步骤

1. 取大白鼠 1 只，放入干燥器内用乙醚棉球使其麻醉。

2. 将麻醉的大白鼠仰卧并固定于大白鼠固定器上（两后肢无须固定）。用乙醚棉球维持其麻醉。测量两后肢腿围和好记录。

3. 剪去一侧腹股沟及大腿内侧区的体毛，纵行切开股部皮肤，钝性分离筋膜和肌肉，可显露伴行的股神经、股动脉和股静脉。一般从外侧向内侧依次为股神经、股动脉和股静脉。分离出股静脉，在其上端用细线结扎之。然后缝合皮肤。

4. 用粗线绳将另一侧后肢根部扎紧。

5. 待 1～2 小时后，观察两后肢有何不同（颜色、温度、张力等），测量两侧腿围，并对实验结果进行分析。

【注意事项】

1. 麻醉大白鼠时，一定要密切注意观察大白鼠的呼吸状况。一般大白鼠呼吸频率达到 60 次/分即可。

2. 在测量大白鼠腿围时，实验前后的测量部位一定要在同一位置。

3. 实验过程中要随时注意大白鼠的麻醉状况。

【思考题】

1. 股静脉结扎侧和腿根部全部结扎侧后肢的腿围、颜色、温度、组织张力有何改变？两后肢的变化有何差别？为什么？

2. 说出水肿发生的原因和机制。

实验 14　酸碱平衡紊乱

【实验目标】

1. 掌握各型酸碱平衡紊乱时血液酸碱参数和呼吸的变化。

2. 了解酸碱平衡紊乱的发生机制。

3. 熟悉对急性代谢性酸中毒的实验性治疗

【实验内容】

1. 观看酸碱平衡紊乱的教学录像。

2. 学生分实验小组进行酸碱平衡紊乱的病例讨论。

3. 教师对学生病例讨论的结论进行分析总结。

【实验报告】

1. 书写严肃认真、独立完成。

2. 分析结果，得出结论。

实验 15　心力衰竭

【实验目标】

1. 探讨心力衰竭原因、诱因。

2. 了解心力衰竭的表现，探讨其发生病理生理机制。

【实验内容】

1. 学生观看心力衰竭示教多媒体课件（或录像）。

2. 教师给出讨论心力衰竭经典案例并提出问题。

3. 学生分组讨论心力衰竭经典案例并分析解释教师提出的问题。

4. 心力衰竭示教多媒体课件和经典案例由任课教师自选。

【实验报告】

1. 书写严肃认真、独立完成。

2. 分析结果，得出结论。

实验 16　呼吸衰竭

【实验目标】

1. 掌握呼吸衰竭的病因和发病机制。

2.了解呼吸衰竭时机体的功能代谢变化。

3.了解呼吸衰竭的防治原则。

【实验内容】

1.观看呼吸衰竭的教学录像。

2.学生分实验小组进行呼吸衰竭的病例讨论。

3.教师对学生病例讨论的结论进行分析总结。

【实验报告】

1.书写严肃认真、独立完成。

2.分析结果,得出结论。

实验 17　氨中毒性肝性脑病

【实验目标】

1.论证氨在肝性脑病发生机制中的作用。

2.了解谷氨酸钠的解氨毒作用。

【实验内容】

(一)药品和器材

1%普鲁卡因溶液,复方氯化钠溶液,复方氯化钠溶液,手术器材一套,注射器二个(5ml、l0ml),十二指肠插管一个。

(二)方法与步骤

1.甲兔作肝大部切除,十二指肠内注入氯化氨溶液。

(1)剪去腹部正中毛,1%的普鲁卡因溶液局部麻醉后,从剑突起作腹部正中切口,长约8cm;剪断肝与横膈间的镰状韧带,再将肝叶上翻;分离肝胃韧带,使肝叶完全游离;然后以右手食、中两指夹持粗棉线,沿肝左外叶、肝左中叶、右中叶和方形叶之根部结扎;待上述肝叶变成暗褐色时,逐叶剪除,将剩余肝叶轻轻送回腹腔,观察肝有无出血。

(2)找到胃幽门部后,再找到十二指肠,距幽门部2cm处用粗棉线结扎;纵行剪开肠壁,将插管插入十二指肠,作荷包缝合固定;将十二指肠送回腹腔,并把插管的另一端留在腹外,关闭腹腔。

(3)每隔5分钟,向十二指肠腔内注入氯化氨溶液5ml,记录用药量、动物抽搐出现的时间、死亡时间,并注意观察动物的各种表现。

2.乙兔作假肝手术,十二指肠内注入氯化氨溶液。

(1)肝脏手术同前,但不作肝脏结扎和切除,只把肝脏游离。

(2)每隔5分钟,向十二指肠内注入氯化氨溶液5ml。

(3)当注入药量达甲兔抽搐药量时,观察动物变化。然后继续注射氯化氨溶液直至动物出现抽搐,记录用药量及实验开始到抽搐出现的时间。

3.丙兔作肝大部切除,十二指肠内注入氯化钠溶液。

手术方法同甲兔。每隔5分钟,向十二指肠内注入氯化钠溶液5ml,观察动物的变化。

【注意事项】

1.游离镰状韧带时,慎防刺破肝和膈肌,以免造成出血和气胸。

2.淤离肝时,动作应轻柔,以免肝破裂出血,结扎线应位于肝叶根部,以免勒破肝叶,注意保留残留的肝叶根部要长一点,以免结扎线脱落。

3.肝结扎要牢固,以免出血。在实验中经常检查肝残端及腹腔有无出血,如有出血应及时结扎。

4.经常检查十二指肠插管是否脱落,以免药液不能注入肠腔。

【实验结果】

十二指肠内	甲兔	乙兔	丙兔
第一次注入	氯化氨	氯化氨	氯化钠
第二次注入	氯化氨	氯化氨	氯化钠
角膜反射			
出现抽搐时间及强度			
死亡时间			

【思考题】

1.本次实验结果如何?三组有何差异?为什么?

2.氨在肝性脑病发生机制中的作用如何?

3.从肠道注入 NH_4Cl 为什么会引起家兔抽搐?

4.结扎肝叶与未结扎肝叶家兔出现抽搐时间和 NH_4Cl 用量有何不同? 为什么?

参 考 文 献

步宏. 2006. 病理学与病理生理学. 第2版. 北京:人民卫生出版社

陈命家,李惠兰,丁运良. 2007. 病理学. 北京:人民卫生出版社

陈命家. 2004. 病理学. 北京. 人民卫生出版社

陈主初. 2006. 病理生理学. 北京:人民卫生出版社

崔进,张雅洁. 2007. 病理学. 北京:科学出版社

丁运良. 2004. 病理学基础. 北京:高等教育出版社

丁运良. 2006. 病理学. 北京:高等教育出版社

丁运良. 2010. 病理学. 第2版. 北京:人民卫生出版社

丁运良.2010. 病理学学习指导. 北京:人民卫生出版社

丁运良. 2011. 病理学与病理生理学. 第2版. 北京:高等教育出版社

范玫. 2003. 病理与病理生理学. 北京:科学出版社

宫恩聪,吴立玲. 2006. 病理学. 北京:北京大学医学出版社

郭家林,齐贵胜. 2007. 病理学. 第7版. 北京:科学出版社

和瑞芝. 2004. 病理学. 第5版. 北京:人民卫生出版社

金惠铭,王建枝. 2008. 病理生理学. 第7版.北京:人民卫生出版社

金惠铭,王建枝. 2010. 病理生理学. 第8版. 北京:人民卫生出版社

冷静,冯一中. 2002. 病理学. 第2版. 北京:科学出版社

李甘地. 病理学. 2001. 北京:人民卫生出版社

李玉林. 2005. 病理学. 第6版. 北京:人民卫生出版社

李玉林. 2008. 病理学. 第7版. 北京:人民卫生出版社

梁晓俐. 2004. 病理学. 第5版. 北京:人民卫生出版社

刘立新. 2006. 病理学与病理生理学. 北京:人民卫生出版社

裴素霞. 2008. 病理生理学. 第2版. 北京:科学出版社

裴素霞. 2008. 病理学. 第2版. 北京:科学出版社

任玉波,茅幼霞. 2008. 病理学. 第2版. 北京:科学出版社

石增立,张建龙.2011.病理生理学.北京:科学出版社

苏敏. 2008. 病理学. 第7版. 北京:人民卫生出版社

王斌,陈命家. 2009. 病理学. 第6版. 北京:人民卫生出版社

王斌. 2010. 病理学与病理生理学. 第7版. 北京:人民卫生出版社

王迪浔,金惠铭. 2002. 人体病理生理学. 第2版. 北京:人民卫生出版社

王建中. 2003. 病理学基础. 北京:科学出版社

王万铁. 2009. 病理生理学. 杭州:浙江大学出版社

王绪洲. 2009. 病理学与病理生理学实验指导. 北京:科学出版社

王志敏,王见遐. 2008. 病理学基础. 北京:人民卫生出版社

吴继锋. 2007. 病理学. 第2版. 北京:人民卫生出版社

吴立玲. 2010. 病理生理学. 第3版. 北京:北京大学医学出版社

杨光华. 2002. 病理学. 第5版. 北京:人民卫生出版社

杨惠玲. 2006. 高级病理生理学. 第2版. 北京:科学出版社

杨美玲,张麦秀. 2010. 病理学. 西安:世界图书出版公司

余丽君,姜亚芳. 2001. 病理生理学. 北京:协和医科大学出版社

曾祥麒. 2010. 病理学基础. 第2版. 北京:高等教育出版社

张建中. 2010. 病理学. 北京:高等教育出版社

张敏吉. 2003. 病理学. 安徽科学出版社

张薇. 2010. 病理学与病理生理学. 第6版. 北京:人民卫生出版社

张学军. 2001. 皮肤性病学. 第5版. 北京:人民卫生出版社

张玉华. 2010. 病理学与病理生理学. 北京:人民军医出版社

张玉华. 病理学. 2006. 西安:第四军医大学出版社

赵国胜. 2010. 病理学. 第2版. 北京:人民卫生出版社

病理学（高专、高职）教学基本要求

一、课程性质和任务

病理学是研究人体疾病的发生原因、发病机制、病理变化、经过和转归的科学,属医学基础学科,也是基础医学与临床医学之间的联系桥梁。

病理学的内容包括基本病理过程及其发生发展的基本规律和各系统常见病、多发病的特殊规律。其主要任务是根据培养目标的要求,使学生获得本学科的基本知识、基本理论和基本技能,为后续专业课的学习和临床疾病的诊治提供必要的理论基础。

病理学根据研究的侧重不同,可分为病理解剖学和病理生理学两门分支学科。前者着重研究疾病过程中机体在形态结构方面的变化,并进一步分为总论（共性）和各论（个性）两部分;后者则主要研究疾病过程中机体在功能、代谢方面的变化。

二、课程教学目标

(一)知识教学目标

1. 熟练掌握疾病过程中共同的基本病理变化。
2. 熟练掌握各系统、器官疾病的病理变化。
3. 熟练掌握疾病过程中机体的功能、代谢变化。

4. 掌握临床病理联系。
5. 熟悉疾病发生的原因。
6. 了解疾病发生的机制与结局。

(二)能力培养目标

1. 能辨认常见疾病的肉眼病理变化。
2. 能初步辨认疾病的镜下病理变化。
3. 初步掌握病理学的基本操作技能。
4. 具有运用病理学的理论知识分析、解释和解决临床问题的能力。

(三)思想教育目标

1. 通过正确认识疾病过程中细胞、组织和器官形态结构、功能和代谢的变化,培养辩证唯物主义世界观。
2. 通过对疾病现象的认识,树立珍视生命、关爱病人、爱岗敬业的职业观。
3. 具有良好的职业道德修养、人际沟通能力和团结协作精神。
4. 具有严谨的学习态度、实事求是的科学态度和敢于创新的精神。

三、教学内容与要求

教学内容	了解	理解	掌握	教学内容	了解	理解	掌握
绪论				三、增生		√	
一、病理学的教学内容	√			四、化生	√		
二、病理学在医学中的地位		√		第2节　细胞、组织的损伤			
三、病理学的主要研究方法			√	一、变性		√	
四、病理学的观察方法和新技术的应用		√		二、细胞死亡			√
第1章　疾病概论				第3节　损伤的修复			
一、健康、亚健康和疾病		√		一、再生		√	
二、病因学	√			二、肉芽组织			√
三、发病学		√		三、创伤愈合		√	
四、疾病的经过			√	第3章　局部血液循环障碍			
第2章　细胞、组织的适应、损伤与修复				第1节　充血和淤血			
第1节　细胞、组织的适应				一、充血		√	
一、萎缩		√		二、淤血			√
二、肥大		√		第2节　血栓形成			

教学内容	了解	理解	掌握	教学内容	了解	理解	掌握
一、血栓形成的条件和机制	✓			第7章 酸碱平衡紊乱			
二、血栓形成的过程、类型及血栓的形态		✓		一、反映酸碱平衡的常用指标及其意义	✓		
三、血栓的结局		✓		二、单纯型酸碱平衡紊乱			✓
四、血栓对机体的影响			✓	三、混合型酸碱平衡紊乱		✓	
第3节 栓塞				第8章 发热			
一、栓子的运行途径		✓		一、发热的原因和发生机制		✓	
二、栓塞的类型及对机体的影响			✓	二、机体功能和代谢变化			✓
第4节 梗死				第9章 缺氧			
一、梗死形成的原因和条件	✓			一、常用的血氧指标	✓		
二、梗死的类型及病变		✓		二、缺氧类型、原因及特点		✓	
三、梗死对机体的影响和结局			✓	三、机体功能和代谢变化			✓
第4章 水、电解质代谢紊乱				四、氧疗与氧中毒		✓	
第1节 水、钠代谢紊乱				第10章 休克			
一、脱水			✓	一、休克的原因与分类		✓	
二、高容量性低钠血症(水中毒)		✓		二、休克的发展过程及其发生机制			✓
三、高容量性高钠血症(盐中毒)	✓			三、休克时细胞代谢改变及器官功能障碍		✓	
第2节 钾代谢紊乱				四、病理临床联系		✓	
一、低钾血症		✓		第11章 弥散性血管内凝血			
二、高钾血症			✓	一、原因和发生机制		✓	
第3节 镁代谢紊乱				二、影响弥散性血管内凝血发生发展的因素		✓	
一、低镁血症	✓			三、分期和分型	✓		
二、高镁血症	✓			四、临床表现			✓
第5章 水肿				第12章 应激			
一、水肿的原因及发生机制		✓		一、应激反应的基本表现	✓		
二、水肿的特点及对机体的影响			✓	二、应激损伤与应激相关疾病		✓	
三、常见水肿的类型及特点		✓		第13章 缺血-再灌注损伤			
第6章 炎症	✓			一、原因和条件	✓		
第1节 炎症的原因				二、发生机制		✓	
第2节 炎症的基本病理变化				三、机体的功能及代谢变化		✓	
一、变质			✓	第14章 黄疸			
二、渗出			✓	一、类型、原因及发生机制	✓		
三、增生		✓		二、对机体的影响		✓	
第3节 炎症的类型及病理变化特点				第15章 肿瘤			
一、炎症的临床类型		✓		第1节 肿瘤的概述		✓	
二、炎症的病理学类型及其特点		✓		第2节 肿瘤的大体形态和组织结构			
第4节 炎症的局部临床表现和全身反应				一、肿瘤的大体形态			✓
一、局部临床表现			✓	二、肿瘤的组织结构		✓	
二、全身反应			✓	第3节 肿瘤的异型性			
第5节 炎症的结局和意义				一、肿瘤组织结构的异型性		✓	
一、炎症的结局			✓	二、肿瘤细胞的异型性		✓	
二、炎症的意义	✓						

教学内容	教学要求			教学内容	教学要求		
	了解	理解	掌握		了解	理解	掌握
第4节 肿瘤的生长与扩散				第5节 感染性心内膜炎			
一、肿瘤的生长			√	一、急性感染性心内膜炎		√	
二、肿瘤的扩散			√	二、亚急性感染性心内膜炎		√	
第5节 肿瘤对机体的影响				第6节 心瓣膜病			
一、局部影响		√		一、二尖瓣狭窄		√	
二、全身性影响		√		二、二尖瓣关闭不全		√	
第6节 良性肿瘤与恶性肿瘤的区别			√	三、主动脉瓣狭窄		√	
第7节 肿瘤的命名与分类				四、主动脉瓣关闭不全		√	
一、肿瘤的命名		√		第17章 心力衰竭			
二、肿瘤的分类			√	一、原因、诱因及分类	√		
三、癌与肉瘤的区别		√		二、发生过程中机体的代偿反应		√	
第8节 癌前病变、上皮内瘤变、原位癌及早期浸润癌				三、心力衰竭的发生机制		√	
一、癌前病变		√		四、机体的功能与代谢的变化			√
二、上皮内瘤变		√		五、心力衰竭预防原则	√		
三、原位癌及早期浸润癌			√	第18章 呼吸系统疾病			
第9节 肿瘤的病因与发病机制				第1节 慢性支气管炎			
一、肿瘤发生的分子生物学基础		√		一、病因及发病机制	√		
二、环境致癌因素及致癌机制	√			二、病理变化		√	
三、影响肿瘤发生发展的内在因素	√			三、病理临床联系		√	
第10节 常见肿瘤举例				四、结局及并发症			√
一、上皮组织肿瘤		√		第2节 肺气肿			
二、间叶组织肿瘤		√		一、病因及发病机制	√		
三、其他组织肿瘤	√			二、类型		√	
第16章 心血管系统疾病				三、病理变化		√	
第1节 动脉粥样硬化				四、病理临床联系			√
一、病因和发病机制		√		五、合并症			√
二、病理变化			√	第3节 肺炎			
第2节 冠状动脉粥样硬化性心脏病				一、细菌性肺炎			√
一、心绞痛			√	二、病毒性肺炎		√	
二、心肌梗死			√	三、支原体肺炎	√		
二、心肌纤维化			√	第4节 肺硅沉着病			
第3节 原发性高血压				一、病因及发病机制	√		
一、病因及发病机制		√		二、病理变化		√	
二、类型与病理变化		√		三、分期及病变特征			√
第4节 风湿病				四、并发症		√	
一、病因及发病机制		√		第19章 呼吸衰竭			
二、基本病理变化			√	一、原因及发生机制	√		
三、风湿性心脏病			√	二、主要的代谢功能变化		√	
四、其他组织器官病变		√		第20章 消化系统疾病			
				第1节 胃炎			

续表

教学内容	了解	理解	掌握	教学内容	了解	理解	掌握
一、急性胃炎	√			一、慢性子宫颈炎		√	
二、慢性胃炎		√		二、子宫颈上皮内瘤变和原位癌		√	
第2节 消化性溃疡病				三、子宫颈鳞状细胞癌	√		
一、病因及发病机制	√			第2节 子宫内膜增生症			
二、病理变化		√		一、病因及发病机制	√		
三、病理临床联系			√	二、病理变化		√	
四、结局及并发症			√	三、病理临床联系		√	
第3节 病毒性肝炎				第3节 子宫内膜异位症		√	
一、病因及发病机制		√		第4节 妊娠滋养层细胞疾病			
二、基本病变		√		一、葡萄胎		√	
三、临床病理类型			√	二、侵蚀性葡萄胎		√	
第4节 肝硬化				三、绒毛膜上皮癌		√	
一、门脉性肝硬化			√	第5节 乳腺疾病			
二、坏死后性肝硬化		√		一、乳腺增生病	√		
三、胆汁性肝硬化	√			二、乳腺癌		√	
第21章 肝性脑病				第6节 前列腺疾病			
一、原因及分类		√		一、前列腺增生症	√		
二、发生机制			√	二、前列腺癌		√	
三、肝性脑病的诱因	√			第25章 传染病			
第22章 泌尿系统疾病				第1节 结核病			
第1节 肾小球肾炎				一、病因及发病机制	√		
一、病因及发病机制	√			二、基本病理变化		√	
二、基本病变		√		三、结核病基本病变的转化规律			√
三、病理临床联系			√	四、肺结核病		√	
四、肾小球肾炎的分类		√		五、肺外结核病		√	
第2节 肾盂肾炎				第2节 伤寒			
一、病因及发病机制	√			一、病因及发病机制	√		
二、类型		√		二、病理变化		√	
第23章 肾功能不全				三、病理临床联系			√
第1节 急性肾功能不全				四、结局及并发症		√	
一、原因及分类		√		第3节 细菌性痢疾		√	
二、发生机制		√		第4节 肠阿米巴病		√	
三、机体的功能代谢变化			√	第5节 血吸虫病		√	
第2节 慢性肾功能不全				第6节 流行性脑脊髓膜炎		√	
一、原因	√			第7节 流行性乙型脑炎		√	
二、发展过程及机制		√		第8节 流行性出血热		√	
三、机体的功能代谢变化			√	第9节 常见性传播疾病			
第3节 尿毒症				一、尖锐湿疣		√	
一、病理临床联系		√		二、淋病			√
二、尿毒症毒素		√		三、梅毒		√	
第24章 生殖系统疾病与乳腺疾病				四、艾滋病			√
第1节 子宫颈疾病							

四、教学大纲说明

(一)适用对象与参考学时

本教学大纲主要供护理、助产等专业使用,也可供药学、医学检验技术、口腔工艺技术、医学影像技术等专业使用,总学时为72个,其中理论教学54学时,实践教学18学时。

(二)教学要求

1. 本课程对理论教学部分要求有熟练掌握、掌握、熟悉、了解四个层次。熟练掌握是指能灵活地综合运用知识和解决临床实际问题。掌握是指能深刻认识、分析知识的联系和区别。熟悉是指能够解释、领会概念的基本含义和理解知识的内容。了解是指能够简单理解、记忆的知识。

2. 本课程突出以培养能力为本位的教学理念,在实践技能方面分为熟练掌握和学会两个层次。熟练掌握是指能够独立娴熟地进行正确的实践技能操作。学会是指能够在教师指导下进行实践技能操作。

(三)教学建议

1. 在教学过程中要积极采用现代化教学手段和标本等,加强直观教学,充分发挥教师的主导作用和学生的主体作用。注重理论联系实际,并组织学生开展必要的临床案例讨论,以培养学生的思维能力,提高分析问题和解决问题的能力,同时加深学生对教学内容的理解和掌握。

2. 实践教学要充分利用教学资源,结合标本、切片、幻灯片、多媒体等,采用讲授、标本观察、案例讨论等教学形式,充分调动学生学习的积极性和主观能动性,强化学生动手能力和专业实践技能操作的训练。

3. 教学评价应通过课堂提问、实验报告、单元测试、案例讨论、实践考核、期末考试等多种形式,对学生进行学习能力、思维能力、实践能力和应用知识能力的综合考核,以期达到教学目标提出的各项要求。

4. 课时数按18×4(教学周×周学时)计算为72学时,各章的课时分配见下表。各校可根据实际情况对教学内容进行取舍,学时分配也可做相应的调整。

学时分配建议(82学时)

序号	教学内容	学时数		
		理论	实践	合计
	绪论	1		1
1	疾病概论	2		2
2	细胞、组织的适应、损伤与修复	3	2	5
3	局部血液循环障碍	3	2	5
4	水、电解质代谢紊乱	2	1	3
5	水肿	2		2
6	炎症	4	2	6
7	酸碱平衡紊乱	2		2
8	发热	2		2
9	缺氧	2		2
10	休克	2	1	3
11	弥散性血管内凝血	1		1
12	应激	1		1
13	缺血-再灌注损伤	1		1
14	黄疸	1		1
15	肿瘤	4	2	6
16	心血管系统疾病	4	2	6
17	心力衰竭	2		2
18	呼吸系统疾病	3	2	5
19	呼吸衰竭	2		2
20	消化系统疾病	4	2	6
21	肝性脑病	1		1
22	泌尿系统疾病	3	2	5
23	肾功能不全	2		2
24	生殖系统疾病与乳腺疾病	2	2	4
25	传染病	4	2	6
	总计	60	22	82

目标检测参考答案

绪论

1. C 2. D 3. A 4. A 5. B

第1章

1. E 2. B 3. D 4. C 5. E 6. B 7. C 8. D

第2章

1. E 2. B 3. D 4. B 5. C 6. C 7. A 8. D
9. E 10. A 11. C 12. B 13. A 14. A 15. A
16. A 17. A 18. E 19. C 20. A 21. A 22. A
23. C 24. D

第3章

1. D 2. A 3. C 4. B 5. B 6. A 7. C 8. C
9. A 10. C 11. D 12. B 13. D 14. D 15. D

第4章

1. C 2. B 3. A 4. C 5. A 6. A 7. E 8. A
9. D 10. C 11. A 12. B 13. D 14. A 15. A
16. B 17. A 18. A

第5章

1. D 2. B 3. D 4. A 5. A 6. C 7. E

第6章

1. B 2. E 3. D 4. A 5. E 6. E 7. E 8. C
9. E 10. B 11. C 12. C 13. B 14. D 15. C
16. A 17. D 18. E 19. E 20. B 21. C 22. E
23. C 24. C 25. B

第7章

1. C 2. A 3. A 4. C 5. E 6. A 7. C 8. A
9. D 10. B 11. C 12. D 13. D 14. E 15. B
16. A 17. A

第8章

1. B 2. B 3. C 4. C 5. B 6. E 7. A 8. A

第9章

1. E 2. C 3. D 4. C 5. D 6. D 7. B 8. C
9. A 10. B 11. E 12. B 13. A 14. D

第10章

1. D 2. B 3. D 4. E 5. C 6. B 7. A 8. D
9. B 10. B 11. A 12. D 13. A 14. E

第11章

1. D 2. E 3. B 4. D 5. E 6. C 7. D 8. E
9. B 10. B 11. E 12. B 13. D 14. D

第12章

1. C 2. A 3. A 4. D 5. E 6. B 7. B 8. B
9. C 10. E 11. B 12. C

第13章

1. A 2. A 3. B 4. E 5. E 6. D 7. B 8. B
9. D 10. D

第14章

1. C 2. C 3. A 4. A 5. C

第15章

1. E 2. D 3. C 4. B 5. B 6. D 7. C 8. C
9. E 10. B 11. C 12. D 13. D 14. A 15. D
16. D 17. E 18. D 19. C 20. E 21. A 22. D
23. E 24. E 25. A 26. D 27. C 28. A

第16章

1. D 2. D 3. B 4. B 5. B 6. E 7. A 8. D
9. B 10. A 11. A 12. A 13. B 14. B 15. C
16. B 17. E 18. E 19. D 20. A 21. C 22. D
23. C 24. E 25. A

第17章

1. D 2. C 3. A 4. B 5. D 6. B 7. A 8. C
9. E 10. B 11. C 12. C 13. B 14. E 15. C
16. B

第18章

1. B 2. D 3. A 4. E 5. D 6. A 7. E 8. E
9. B 10. C 11. A 12. A 13. D 14. C 15. A
16. B 17. B 18. A 19. B 20. A

第19章

1. C 2. C 3. C 4. E 5. E 6. C 7. C 8. A
9. A 10. E 11. E 12. C 13. D 14. B 15. B

第20章

1. E 2. A 3. D 4. E 5. C 6. D 7. C 8. A
9. D 10. B 11. B 12. A 13. D 14. E 15. A
16. D 17. C 18. B 19. C 20. C 21. A

第21章

1. D 2. B 3. A 4. A 5. E

第22章

1. C 2. D 3. E 4. E 5. D 6. A 7. D 8. C
9. D 10. B 11. C 12. B 13. D 14. C 15. C
16. B 17. B 18. C 19. D 20. E

第23章

1. C 2. C 3. A 4. D 5. A 6. C 7. C
8. D

第24章

1. A 2. B 3. C 4. E 5. A 6. D 7. A 8. A
9. A 10. A 11. C 12. B 13. C 14. E 15. D
16. A 17. A 18. A

第25章

1. A 2. C 3. C 4. A 5. E 6. C 7. E 8. A
9. C 10. C 11. A 12. B 13. C 14. B 15. C
16. D 17. D 18. D 19. B 20. C